超級大腦
飲食計畫

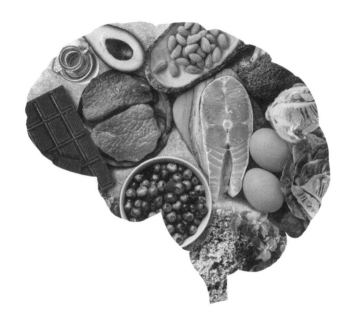

擊敗失智、調校大腦，
讓你更聰明、更快樂、更有創造力

麥克斯‧盧加維爾 著　保羅‧葛雷沃醫師 合著　李寧怡 譯
Max Lugavere　　　　Paul Grewal M.D.

獻給我人生中遇見的第一位天才：我的媽媽

目次

序言　　　　　　　　　　　　　　　　　　　　　　　　　11

如何使用這本書　　　　　　　　　　　　　　　　　　　16

Part I · 人如其食

Chapter 1　看不見的問題　　　　　　　　　　　20

我的調查　　　　　　　　　　　　　　　　　　　　　22

找回天賦的認知能力　　　　　　　　　　　　　　　　24

基因主要控制者——你自己　　　　　　　　　　　　　26

• 超級大腦食物 No. 1：冷壓初榨橄欖油　　　　　　　32

Chapter 2　好油與壞油　　　　　　　　　　　34

多元不飽和脂肪是兩面刃　　　　　　　　　　　　　　39

單元不飽和脂肪：大腦最好的朋友　　　　　　　　　　53

飽和脂：穩定又能幹　　　　　　　　　　　　　　　　54

脂肪被栽贓了？　　　　　　　　　　　　　　　　　　55

反式脂肪：你應該懼而遠之的脂肪　　　　　　　　　　58

脂肪：運送營養的渡船　　　　　　　　　　　　　　　59

• 超級大腦食物 No. 2：酪梨　　　　　　　　　　　　63

Chapter 3　進食過量，身體卻還在挨餓　　65

能量密集，卻營養貧乏　　67
糖與碳水化合物入門　　69
體內黏著的糖有增無減　　71
• 超級大腦食物 No. 3：藍莓　　89

Chapter 4　（大腦的）冬天來了　　91

迷思的起源　　92
「長期吃碳水化合物」帶來的問題　　94
優先順序已經不同　　95
你會隨著胰素分泌的速度老化　　97
阻塞大腦運作　　99
大腦的糖尿病　　101
升糖謊言　　104
進行能持之以恆的改變　　108
結語　　111
• 超級大腦食物 No. 4：黑巧克力　　113

Part II · 身體系統的運作是互相連結的，你的大腦會有所反應

Chapter 5　心臟健康，大腦就健康　　116

「飲食—心臟病假說」的潰敗　　117
膽固醇與大腦　　120
心臟病可能源於腸道嗎？　　130

史他汀類藥物：導致腦力流失　　　　　　　　　　　　　　*133*

● 超級大腦食物 No. 5：雞蛋　　　　　　　　　　　　　　*139*

Chapter 6　為大腦添加燃料　　　　　　　　　　　*141*

因為添加燃料而受懲罰　　　　　　　　　　　　　　　　*142*

開啟酮體消防水帶　　　　　　　　　　　　　　　　　　*143*

污染的解決之道？　　　　　　　　　　　　　　　　　　*145*

超級大腦飲食計畫　　　　　　　　　　　　　　　　　　*152*

回復我們的「原廠設定值」　　　　　　　　　　　　　　*154*

酮：老化大腦的救生艇　　　　　　　　　　　　　　　　*157*

難道不能直接吃我身體的酮體嗎？　　　　　　　　　　　*160*

● 超級大腦食物 No. 6：草飼牛肉　　　　　　　　　　　*168*

Chapter 7　跟著消化道走　　　　　　　　　　　*172*

MTV《名人巢》：人體微生物群版　　　　　　　　　　　*175*

青春之泉　　　　　　　　　　　　　　　　　　　　　　*178*

免疫調節器　　　　　　　　　　　　　　　　　　　　　*181*

保護大腦不受腸道內容物影響　　　　　　　　　　　　　*185*

不可思議的黏膜　　　　　　　　　　　　　　　　　　　*190*

吃什麼就養出什麼　　　　　　　　　　　　　　　　　　*192*

多樣性是王道　　　　　　　　　　　　　　　　　　　　*196*

光明的未來　　　　　　　　　　　　　　　　　　　　　*197*

● 超級大腦食物 No. 7：綠葉色葉菜　　　　　　　　　　*200*

Chapter 8　大腦的化學物質機房　　　　　　　　　　*202*

麩胺酸／GABA：神經傳導物質的陰與陽　　　　　　*204*

乙醯膽鹼：攸關學習與記憶的神經傳導物質　　　　　*208*

血清素：攸關情緒的神經傳導物質　　　　　　　　　*211*

多巴胺：攸關獎勵與強化作用的神經傳導物質　　　　*217*

去甲基腎上腺素：攸關專注力的神經傳導物質　　　　*222*

優化整套機制　　　　　　　　　　　　　　　　　　*225*

• 超級大腦食物 No. 8：青花菜　　　　　　　　　　　*231*

Part III · 自己掌控方向盤

Chapter 9　神聖的睡眠（與好幫手荷爾蒙）　　　*234*

膠淋巴系統：大腦的夜間清潔隊　　　　　　　　　　*236*

荷爾蒙好幫手　　　　　　　　　　　　　　　　　　*239*

• 超級大腦食物 No. 9：野生鮭魚　　　　　　　　　　*253*

Chapter 10　壓力的好處（如何讓自己更強韌）　*255*

運動　　　　　　　　　　　　　　　　　　　　　　*257*

高熱環境　　　　　　　　　　　　　　　　　　　　*269*

間歇性斷食　　　　　　　　　　　　　　　　　　　*273*

「有壓力」的食物　　　　　　　　　　　　　　　　*275*

• 超級大腦食物 No. 10：杏仁果　　　　　　　　　　　*281*

Chapter 11　超級大腦飲食計畫　283

廚房大清理　285
必備食物：要多儲糧備用　286
進食計畫　289
清理藥櫃　297
第一天—第十四天：清理體內貯藏物　299
第十五天後：在飲食中策略性加回碳水化合物　301
結語　305

Chapter 12　食譜與保健品建議　306

致謝　326
參考資源　330
研究資源　330
產品資源　331

序言

「彈奏兩個音符以前，要先學好如何彈奏一個音符。除非有充分理由，否則連一個音符都別彈奏。」

——馬克・賀立斯（Mark Hollis，英國音樂家）

幾年前，如果你告訴我，將來我會寫一本關於如何優化大腦運作的書，我肯定會以為你把我誤認成別人了。

大學時代我曾主修醫學預科，後來改為主修電影與心理學。當時看來，我幾乎不可能從事健康醫療領域的工作。更何況，畢業後我立刻全心投入夢寐以求的工作，成為電視台與新聞網站的記者與節目主持人。我專注於報導那些我認為沒受到足夠重視，但對世界會有正面影響的新聞。那時我住在洛杉磯（在紐約長大的我，因為青少年時期愛看 MTV 音樂台，所以很崇拜這個城市），剛離開關注社會議題的潮流電視台（Current TV）。我在這家電視台當主持人與內容製作人五年了，工作輕鬆愉快，日子其實過得很不錯，離職只是想讓自己有點改變。

我雖然很享受在好萊塢的生活，但也常回到東岸探望媽媽和兩個弟弟。2010 年某次回家時，我和弟弟們都注意到，媽媽凱西走路的方式有點不一樣。當時她五十八歲，原本總是神采奕奕，但突然之間，她卻像穿著太空衣在水中行走一樣，每個步伐、每個姿勢，都像是下定決心才刻意做出來的動作。現在的我已深知原委，但當時我完全無法料想到，她的動作遲緩竟然和大腦健康有關。

媽媽也開始隨口抱怨腦袋「霧霧的」，對此我也一樣毫無頭緒。我的家族中，從來沒人有過記憶力方面的健康問題。外婆活到九十六歲，直到過世前，記憶力都好得不得了。但媽媽卻不然，她整個人的運作速度似乎都變慢了，像是瀏覽器開了太多網頁一樣。我們開始注意到，晚餐時請她把鹽遞過來時，她會停頓一下才聽懂。我嘴巴上說這些狀況是「正常老化」，但在內心深處，懷疑媽媽健康出問題的念頭讓我不寒而慄。

2011 年夏天，我們一家人到邁阿密旅行，我心中的疑慮終於得到證實。父母親在我十八歲時離異，這趟邁阿密之旅，是他們離婚後，我們兄弟三人難得和父母同處一個屋簷下，一起住在爸爸的公寓裡避暑。有一天早上，母親站在廚房吧台前，當著全家人的面遲疑了一會兒後，宣布自己的記憶力出了問題，而且不久前已去看過神經內科。

爸爸用一種不敢置信但帶點調侃的語氣問媽媽：「這樣喔，那今年是西元幾年？」

她茫然地看著我們，停頓了好久。

我和兩個弟弟笑著插話，打破令人尷尬的沉默：「拜託，妳怎麼可能連今年是哪一年都不知道？」

媽媽回答：「我不知道。」然後哭了。

當時的情景，深深烙印在我腦海中。媽媽在最脆弱的時刻，鼓起勇氣嘗試向我們訴說她內心的痛苦。她覺察到自己的腦部有了缺陷，她既沮喪又害怕，我們卻如此輕忽，全然不顧她的感受。那一刻，我學到人生中最沉痛的教訓：「當你深愛的人病了，其他一切都微不足道。」

之後，我們開始了看醫生、諮詢專家、聽取暫定診斷結果等一連串慌張的過程。當我們在克里夫蘭醫學中心（Cleveland Clinic）的就診結束時，那種心慌意亂達到頂點。當時我和媽媽走出一位知名神經內科醫生的診間，我試著想理解手裡那幾個藥瓶上的標籤寫些什麼。它們看起來簡直是象形文字。

在醫院的停車場，我瞪著那些標籤，默默對自己唸出那些藥名。愛—憶—

欣（Aricept）。心一寧一美（Sinemet）。這些藥是治什麼的？一手拿著幾個藥瓶，一手拿著可以上網吃到飽的手機，我開始向數位時代的安全感來源 Google 大神求助。短短 0.42 秒後出現的搜尋結果，讓我的人生天翻地覆。

以愛憶欣治療阿茲海默症的相關資訊。

阿茲海默症？根本沒人提到阿茲海默症啊！我開始焦慮了。那個神經內科醫生為什麼沒講？有那麼一刻，我周遭的世界完全不存在，只剩自己腦中的聲音在迴盪。

媽媽有阿茲海默症？那不是只有老年人才會得的病嗎？

她才這個年紀，怎麼就得了這種病？

外婆都已經九十四歲了，也好好的啊！

為什麼媽媽這麼鎮定？她懂自己的病意謂著什麼嗎？我呢？我懂嗎？

她罹患阿茲海默症多久了？接下來會怎麼樣？

接下來，到底會怎麼樣？

那位神經內科醫生提到「帕金森附加症」（Parkinson's Plus）。附加什麼？附加（plus），原本聽起來像是增加了額外的好處。「Economy Plus」是客機的舒適經濟艙，表示雙腿可伸展的空間增加了，通常是好處。「Pert Plus」是飛柔洗髮精，洗髮潤髮二合一，也是好處增加了。不對。醫生開給我媽的處方藥，是治療帕金森氏症「加上」阿茲海默症。她「額外」得到的，是一種附加疾病的種種症狀。

我讀著手中藥物的相關資訊，不斷重覆那些特別引起我注意的字句。

「沒有治療的效果。」

「作用有限。」

「就像 OK 繃。」

醫生們似乎也束手無策。（後來我聽說了一個流傳在醫學院學生之間殘酷的神經學笑話：「神經內科醫生不會治療疾病，只會欣賞疾病。」）

當晚，我獨自坐在離醫院只有兩條街的假日大飯店（Holiday Inn）套房裡。媽媽在另一個房間，我則坐在電腦前，瘋狂讀著所有網路上找到的帕金森氏症與阿茲海默症相關資訊，雖然媽媽的症狀並不完全符合這兩種疾病的描述。我惶恐不安，相關知識不足，覺得非常無力。在那個當下，我體驗到一種前所未有的感覺。我的視線變黑、變狹窄，整個人的意識被恐懼包圍。即便當時所知有限，我也可以判斷自己是怎麼回事。我的心跳加速，呼吸困難，覺得大難臨頭——我是恐慌症發作了。我無法確定自己恐慌了幾分鐘還是幾小時，而且即使在恐慌的生理跡象消失後，慌亂的情緒仍然揮之不去。

之後一段時日，我不斷反覆咀嚼那樣的情緒衝擊。一開始的風暴平息後，我回到洛杉磯，覺得自己好像站在一片殘破景觀中，摸索著前方的路，手裡沒有地圖或指南針。媽媽開始服用化學OK繃了，但我一直覺得心神不寧。很顯然，我們沒有失智症家族病史，這表示一定有環境因素誘發了媽媽的疾病。從外婆那一代到母親那一代，飲食和生活方式到底有了怎樣的改變？**我的媽媽，是被她周遭的世界毒害了嗎？**

這些問題在我腦中揮之不去，我幾乎無法思考其他的事，包括自己的職涯規劃。我覺得自己像電影《駭客任務》（*The Matrix*）的主角尼歐（Neo）一樣，心不甘情不願地被白兔徵召前去拯救我的母親。但是，要怎麼救？現實生活裡，可沒有莫菲斯（Morpheus）這等人物能指引我。

我決定要做的第一件事，是結束在西岸的生活，搬回紐約，住在媽媽身邊。搬回去以後，我花了一年的時間，盡可能閱讀一切關於阿茲海默症與帕金森氏症的資訊。剛開始的幾個月，晚餐後我坐在媽媽的沙發上埋頭研究那些疾病時，就發現她會拿著餐桌上收拾起的碗盤，不往廚房走，反而朝臥室移動。我靜靜看著，默數要過幾秒她才會發現自己走錯方向了，我的胃揪成一團。每目睹一次這樣的情景，我想透過研究找出答案的毅力就增加一分。

　　我研究了一年，然後變成兩年，又延長為三年，因為我深深執著於了解媽媽疾病的成因，已無法他顧。有一天，我突然驚覺自己擁有一樣大多數人沒有的優勢，那就是我的媒體經歷。我開始以新聞工作者的身分，聯繫全球各地的頂尖科學家與臨床醫師，而每位科學家都提供了一條線索，幫助我獵尋真相。時至今日，我已讀了數百份、甚至數千份在主要醫學期刊發表的跨領域研究論文，也訪問了數十位世界各地的頂尖學者以及備受尊敬的臨床醫師。我更有幸親自造訪多間最具聲望的神經醫學中心的實驗室，例如哈佛大學、布朗大學、瑞典卡羅林醫學院（Karolinska Institutet）等等。

　　怎樣的外在環境可以讓我們的身體與大腦茁壯成長，而非退化失能？這個問題是我展開調查的出發點。而調查結果讓我對大腦這個人體最脆弱的器官全然改觀。大多數神經內科醫師與專家說，一切只能聽天由命，我的調查結果與這種觀點截然不同。讀完這本書，你會很驚訝（甚至震撼）地了解到，如果你像全球數百萬人一樣，帶有易罹患失智症或其他神經退化性疾病的基因（機率約為四分之一），你執行本書提出的對策，效果會比一般人更好。只要遵循本書提出的原則，你應該立刻就會更有活力、睡得更好、腦霧（brain fog）現象減少、心情也更愉快。

　　在這趟旅程中，我發現醫學是一個廣大的領域，這個領域裡有很多資訊貯藏在高塔中。要了解如何照顧如此錯綜複雜的人體，尤其是腦部，必須打破所有高塔，自行串連其中的資訊。很多資訊彼此相關的程度大到令人無法想像，而要將它們連結在一起，需要一定程度的創意思維。在這本書中，你會讀到很多這類的關聯性。例如，我會分享一種脂肪燃燒法，它的效果強大到部分學者稱之為「生化抽脂」，而且可能是幫助大腦對抗退化的最佳武器。我還會談到，某些特定的食物和體能訓練真的能讓腦細胞更有效率地運作。

　　我不但努力向一般大眾傳達有關營養的複雜知識，也熱衷於向醫界直接傳達理念，因為在大腦相關議題上受過足夠訓練的醫生，少得令人訝異。我受邀在多間聲譽卓著的學術機構，如康乃爾大學威爾醫學院（Weill Cornell Medical School），教導醫學院學生與神經內科實習醫生。我也有幸和本書中引述的多位學者一樣，在紐約科學院（New York Academy of Sciences）演講。我協助研發各種工具，用來教導世界各地的醫生及其他醫療工作者，讓他們知道如何在臨床上預防阿茲海默症。我也參與撰寫一本神經心理學教科書中有關預防失智症的章節。我甚至還協助康乃爾大學威爾醫學院的阿茲海默症預防診所與紐約長老會皇后醫院（New York-Presbyterian Hospital）進行研究。

為了搞懂媽媽到底為何生病，也想知道如何預防我自己與其他人生病，我這無止境的龐大研究工程終於有了成果。我希望讀者立刻閱讀這本書，了解如何讓大腦運作得更好，藉此預防自己的大腦退化，讓認知能力的健康延長到人體的自然極限。

如何使用這本書

這是一本指南，依據最新的科學研究，指引讀者如何將大腦的健康與運作機能提升至最佳境界，還能獲得令人高興的附帶好處——讓失智風險降至最低。

你可能想為自己的心智敏捷度按下重開機鍵，以清除快取記憶體；也或許你很想提升自己的生產力，在競爭環境中增加優勢。你可能和全世界數百萬人一樣，深受腦霧、憂鬱症或抗壓性不足所苦；也或許你深愛的親友罹患失智症或認知衰退，你為他們憂慮，或擔心自己步上後塵。無論你打開《超級大腦飲食計畫》這本書的原因是什麼，你找對地方了。

這本書就是要揭露事實，為對抗現代人的集體頑疾，提出全新的一致性準則。你將會讀到，有哪些食物在現代世界淪為受害者。那些本來能為你建構健康大腦的優良原料，被生物學上相當於塑合板的廉價食品取代。本書的每一章,都從大腦健康的角度出發,深入探究各項能讓大腦運作最佳化的要素(從珍貴的細胞膜、到血管系統、到腸道健康)。每一章之後,我都會接著介紹一種「超級大腦食物」(Genius Foods),它包含許多在該章提到的有益元素。這些食物會是你對抗認知功能不彰與退化的武器——你要吃這些食物,而且要常吃。在本書後面的章節,我也會詳盡說明對提升大腦運作最有幫助的「超級大腦生活方式」(Genius Lifestyle),最後並提出「超級大腦飲食計畫」(Genius Plan)。

我將這本書分為三部分,希望讀者能從頭讀到尾,不過你也可將本書當作參考書,挑選部分章節閱讀。請自由在空白處作筆記,或在重點處劃線。(我看書時常這麼做!)

整本書中,也不時會出現「醫師小提醒」(Doctor's Notes)。這些洞見是我的好友兼同事保羅‧葛瑞瓦醫師(Dr. Paul Grewal)根據他的臨床及個人經驗所撰寫,涵蓋了本書所討論的許多主題。保羅醫師有他自己的人生難題,他就讀醫學院時,深受當代西方世界普遍熟悉的肥胖問題所苦。因為極想減重,他竭盡所能地探索一切關於營養與運動的知識——很不幸的,這兩大領域在醫學院課程中都備受忽視。他發現的事實,幫助他在不到一年內減重多達一百磅(四十五公斤),而且沒有復胖。在本書中,他會分享他在運動與營養方面的心得。

科學永無完成之日,它是一種探究事物的方法,不是絕不會出錯的事實衡量標準。在這本書裡,我們會針對目前能取得的最佳證據提出詮釋,但也會同時考慮到,不是一切事物都能用科學實驗來衡量。有時候,我們能取得的最佳證據只是觀察所得與臨床診療結果;而某一種改變會不會對健康產生影響,最終還是取決於你個人對這種改變的反應。我們從演化的角度切入:認定一種食品、藥物或保健品愈晚出現,就愈需要證據來證明它應該被納入健康的飲食與生活方式裡。我們稱這種原則是「證明無罪前,一概有罪」(例子可參見第二章多元不飽和種籽油)。

我自己是在一無所知的狀態下展開這趟探索旅程的，證據指向哪裡，就往哪裡走。我善用自己沒有預設立場的優勢，與我探究的主題保持客觀距離，並確保自己不會見樹不見林。因此你會看到，某些在本書中建立起關聯的領域，是其他同類書籍不會連結在一起的，例如：基礎代謝與心臟健康、心臟健康與大腦健康、大腦健康與你實際的感覺。我們相信，將這些不同的領域串連在一起，能構成通往認知能力王國的鑰匙。

最後要說的是，我們深知每個人的基因都不一樣，健康與體能狀況也有差別，這些都決定了每個人的醣耐量（carbohydrate tolerance）和身體對運動的反應等等。我們找出了能普遍應用的共同準則，讓每個人都能從中獲益。在專欄中，我們也指引讀者如何依個人的身體運作規律，將我們的建議量身打造成適合自己的做法。

我盼望的是，你在讀完《超級大腦飲食計畫》這本書後，會以全新的方式理解自己的大腦，知道它就像一輛單車一樣，可以「調校」。你會以全新的方式看待食物，知道它就像軟體一樣，能讓你的大腦重新「上線」，指揮你永不退化的心智。你會知道能強化記憶力、增加活力的營養素該從哪些食物攝取。你會知道，要減緩老化過程（包括認知能力的老化），避免吃哪些食物，跟選擇吃下哪些食物一樣重要；在什麼時候吃、怎麼吃，也很重要。我還要告訴你，有哪些食物能讓你大腦的生理年齡降低十歲以上。

坦白說，你能和我一起展開這趟旅程，讓我興奮不已。你不僅會在兩星期內就開始感覺自己處於最佳狀態，還能達到我設定的隱藏目標（可能是我私心最希望你達到的目標）：好好利用目前最新、最好的證據，讓自己避免遭遇我或我媽媽的慘痛經歷。我們值得擁有更健康的大腦——而祕訣就在我們吃的食物裡。

在那些超級大腦食物裡。

Part I

人如其食

Chapter 1

看不見的問題

> 凡人應知，所有快意、喜悅、歡聲笑語，所有悲傷、痛苦、哀慟淚水，種種感受皆源於大腦。我們透過大腦思考、觀看、聆聽；透過大腦分辨美醜、善惡、好惡。大腦也讓我們陷入迷亂痴狂，讓我們被恐懼左右，讓我們夜不成眠、焦慮無緒……凡此種種緣故，我認定大腦是人體影響力最強大的器官。
>
> ──希波克拉底（460BC-370BC，古希臘醫師，有「醫藥之父」之稱）

想聽聽好消息嗎？

在你的頭蓋骨中，距離雙眼僅僅幾寸的地方，安住著八六〇億個在已知宇宙中效率最高的電晶體。這個神經網絡就是你，操控著「生命」這個作業系統。到目前為止，沒有一台人類設計的電腦擁有近似於這個神經網絡的強大能力。地球上的生命經過數十億年的演進，你的大腦可以承載將近八千台 iPhone 儲存的資訊量。你的一切作為、愛好、感受、關懷、渴望、抱負，都要經過神經系統一連串繁複且看不見的處理程序才能產生。這些程序優美流暢，而且非常迅速。科學家曾試圖模擬人腦一秒鐘的處理能力，結果超級電腦花了四十分鐘才完成。

不過，現在要講壞消息了：現代世界就像電影《飢餓遊戲》（The Hunger Games）一樣，你的大腦已在不知不覺中成為遊戲參賽者，遭到各方無止盡地冷酷追殺。我們現在的生活方式，讓我們與生俱來的絕佳認知能力受到破壞、陷入重圍，讓我們處於罹患可怕病痛的危險之中。

食品產業踐踏我們的飲食，讓我們吃進廉價且高熱量的食物，它們既缺乏營養又飽含有害的添加物。我們的職業迫使人不斷重覆同樣的工作，但大腦需要持續接受改變與刺激才會茁壯健康。我們飽受壓力、缺少與大自然的接觸、睡眠不符合自然規律、看太多新聞與慘劇，而且真正的社交網路已經被虛擬的「社交網路」取代，凡此種種都導致人們提早老化衰退。原來的那個世界能讓我們的大腦進化，但現在被我們改變成大腦必須掙扎求生的世界。我們打造了一個全新的世界，它與人類大腦演化時置身的環境差異實在太大，於是大腦在這個新環境中只能掙扎求生。

現代生活的架構，讓我們一舉一動都在加重對大腦的傷害。我們說服自己，一晚只要睡六小時就算睡飽了。我們吃垃圾食品、喝能量飲料讓自己保持清醒，然後再吃藥讓自己入睡，到了週末又為了逃離現實讓自己體力透支，這一切都只是為了短暫緩解現代生活壓力的無力嘗試。這導致我們的抑制控制系統（inhibitory control system，大腦的內在理性聲音）短路，於是我們成了實驗室裡的大鼠，焦急尋找下一劑多巴胺（dopamine）的刺激。這個循環會不斷自我延續，長期下來使得惡習加深，造成的改變不僅讓我們感覺自己狀況很差，最終還會導致認知能力衰退。

無論大家是否意識到這件事，我們都已經身陷交戰各方的攻擊砲火中。食品公司在市場「看不見的手」操控下，被股東催逼著要拚命提高利潤，唯恐自己淪為市場上無足輕重的角色。因此，他們推銷給我們的食品，明顯是刻意設計成要讓人上癮，想一吃再吃。在戰場的另一端，則是經費短缺的醫療體系與科學研究機構在落後狀態下苦苦追趕。他們提出的建議與政策雖然用意良善，卻經常充斥數不清的偏見——從無傷大雅的錯誤觀念，到毫不掩飾的利益糾葛，例如接受食品業的資助進行研究，還有科學家的學術生涯必須仰賴民間利益團體的資助才能持續。

難怪，即使是高學歷的民眾，對於營養知識也常常一頭霧水。科學家一下告訴我們別碰奶油，一下又建議不妨把奶油拿來喝。星期一我們聽說運動是最好的減重方式，到了星期五又得知運動對於縮小腰圍的效果有限，不如控制飲食。科學家一再告訴我們，吃全穀類食物是維持心臟健康的關鍵，但人們會罹患心臟病，真的是因為早餐燕麥片吃太少嗎？或者是有更邪惡的原因？網路部落格與傳統新聞媒體都會報導最新的科學研究成果，但這些報導（與煽動人心的標題）似乎常常只為吸引更高的點閱率，而不是要讓大眾獲取正確資訊。

醫師、營養學家、甚至政府，都會發布營養方面的資訊，但他們經常有意無意地受看不見的支配力量所影響。有這麼多風險存在，大家怎麼可能知道要相信誰？要相信什麼？

我的調查

母親診斷自己記憶力出問題後的那幾個月，我做了所有孝順兒子會做的事：陪她看醫生。我手裡拿著寫了一堆問題的筆記，心急如焚地想得到明確答案，哪怕只有一點點也好，以紓緩我們的憂慮心情。在一座城市找不到答案，我們就飛到下一座城市。從紐約到俄亥俄州克里夫蘭市，再到馬里蘭州巴爾的摩市。儘管我們有幸能到美國排名最高的幾家神經內科醫療機構就診，但每次都得到「診斷後就說再見」的結果：醫生為母親做了一長串身體與認知能力檢查後，就叫我們離開，通常只給我們一張處方箋，上頭除了開立幾種新的生化OK繃藥物之外，幾乎沒別的了。每次看診後，我就更執著地想找出更好的治療方法。無數個晚上我熬夜做研究，因此睡眠不足。我就是想盡所能地弄清楚，那個奪走媽媽腦力的模糊疾病到底是怎麼來的。

由於她開始出現症狀時正值盛年，我無法把她的種種狀況歸咎於年紀大了。當時她才五十多歲，朝氣蓬勃、打扮時髦、充滿魅力，完全不像（直到現在也不像）一個已經被老化過程摧殘的人。我們家族過去沒有任何神經退化性疾病的病史，所以媽媽生病的原因不會只是基因問題，一定有外部原因觸發她的病。我的直覺是，一定和她的飲食有關。

我跟隨著這個直覺，過去十年間，大半時間都在探究食物（還有運動、睡眠、壓力等生活方式的因素）在腦部運作上扮演的角色。我發現，有幾位先鋒臨床醫生已開始專門研究新陳代謝與大腦健康的關係。所謂新陳代謝，就是人體透過食物、氧氣等生存基本要素產生能量的過程。

即使母親沒得過糖尿病，我還是深入研究了第二型糖尿病，以及胰島素和瘦體素等荷爾蒙。瘦體素是控制身體新陳代謝主要開關的訊號，但鮮為人知。我開始關注飲食與心血管健康的最新相關研究，希望找到新資訊，好幫助維持並供應提供大腦氧氣與其他營養物質的微血管網。我發現，我們腸道裡充滿古老的細菌，一直默默守護著我們的大腦，而現代飲食真的會把這些細菌餓死。

我發現有愈來愈多證據顯示，我們吃的食物可能提高罹患阿茲海默症等疾病的風險。我無法不把這些發現一一融入我的生活裡，然後很快就發覺自己的精神變好了，而且一整天都精力充沛。我的思考運作更加順暢，也更常帶著好心情。我也注意到，我更容易投入並專注做一件事，排除令我分心的事物。我甚至減掉了頑固的脂肪，身材達到畢生最佳狀態，這不是我最初的目標，但可確實是令人開心的附加好處！我原本是因為母親生病才開始進行研究，到頭來我自己卻迷上了有益腦部健康的新飲食方式。

我無意間發現了一個不為人知的洞見：那些能幫助大腦預防未來失智與老化的食物，也能在當下就讓大腦運作得更好。[1] 當我們為了未來的自己而吃這些食物時，也能讓自己**現在**就活得更好。

找回天賦的認知能力

自現代醫學問世以來，醫師都認為，人的大腦構造自發育成熟後就固定不變。無論是天生有學習障礙、或腦部曾受傷、或是失智、或只想改善大腦功能的人，都被醫界認定大腦構造不可能改變。根據當時的科學理論，人的認知生命是這樣演變的：大腦，也就是攸關神智清明的器官，會在二十五歲以前激烈成長與建構組織；心智硬體在二十五歲處於巔峰狀態，之後就會在漫長人生中逐漸衰退，直到生命告終。這當然是假設你沒有做任何會加速認知生命進程的事（例如念大學）。

不過，九〇年代中期的一項發現，徹底改變了科學家與醫生對大腦的看法。這項發現就是：成年人一輩子都可能產生新的腦細胞。對於繼承了達爾文進化論重要產物──「人腦」的人類來說，這絕對是天大的好消息。在此之前，科學家一直認為，人類在發育過程中才會產生新的腦細胞，這個過程稱為「神經生成」（neurogenesis）。[2] 新的發現將神經學的虛無主義（neurological nihilism）時代一舉推翻（這個名詞由神經科學家諾曼・多吉〔Norman Doidge〕創造）。人類終生都具備「神經可塑性」，也就是大腦構造在死亡之前都能改變的觀念，就此誕生。這帶來難得的機會，讓我們能探究這項重大發現，找出讓大腦更健康、運作得更好的方法。

如果快轉回顧過去短短二十年間大腦研究的發展，你可能會目不暇給到脖子受傷，因為從如何保護大腦到如何增強大腦的功能，科學家都有極為可觀的重要發現。就以阿茲海默症研究領域的發展來說，這種摧殘身心的神經退化性疾病影響全美國超過五百萬人（預計未來幾年還會增加兩倍），但直到最近，科學家才開始認為飲食會影響罹患阿茲海默症的風險。雖然早在 1906 年，德國醫生阿茲海默（Alois Alzheimer）就提出這種病症，但我們對於它的了解，有90％是在過去十五年當中發現的。

用 FINGER 預防阿茲海默症

我有幸拜訪了瑞典神經生物學家米雅・奇維培爾托（Miia Kivipelto），她任職於斯德哥爾摩知名的卡羅林醫學院，是率先研究飲食與生活方式如何影響失智症的科學家之一。她領導的突破性研究「芬蘭老年醫學介入研究：認知損傷與失能的預防」（Finnish Geriatric Intervention Study to Prevent Cognitive Impairment and Disability，簡稱 FINGER），是全世界第一個評估飲食與生活方式如何影響認知健康的長期持續性大規模隨機對照試驗。

超過一千兩百位有失智風險的年長成人參與這項研究，其中有半數加入營養諮詢與運動的計畫，也獲得社交上的支持，以降低孤單、憂鬱與壓力等可能導致失智症的重要心理風險因素。另一半受試者則是對照組，只接受一般照護。

試驗進行兩年後，研究人員發表的初步成果報告相當驚人。介入組的整體認知能力平均比對照組提升了 25%，執行功能（executive function）更改善了 83%。要過健康的生活，我們的執行功能在很多層面都非常重要。做計畫、下決定，甚至與別人社交互動，都得仰賴健康的執行功能（若執行功能不佳，你可能會出現無法清晰思考，或無法「把事情完成」等等狀況）。受試者的認知處理速度則增進了 150%。認知處理速度就是接收訊息並做出回應的速度，通常會隨著年齡而衰退。

這項試驗的成功，突顯了生活方式「全面改造」能大幅增進大腦的運作表現，即使對年長者也有效。這也是迄今最有效的證據，證明年紀大了不必然會認知衰退。

在醫界對於大腦的理解有了這番轉變後，探究飲食如何影響大腦功能的機構如雨後春筍般成立（如伊利諾大學香檳分校的營養、學習與記憶研究中心〔University of Illinois Urbana-Champaign's Center for Nutrition, Learning, and Memory〕），致力於填補人類集體的神經科學知識缺口。其他相關的專科也紛紛出現，急於探索我們的環境（包括飲食）與大腦功能各種層面之間的關聯。以澳洲迪肯大學食物與情緒研究中心（Deakin University's Food and mood Center）為例，這所機構專注於研究飲食與情緒疾病之間的關係。2017 年，該中心披露了即使是嚴重的憂鬱症也可能藉由食物治療。在接下來的章節中，我會詳述這些研究成果，並告訴你有哪些食物能改善情緒。

　　然而，很多人仍對這些快速進展的巨大研究成果一無所知。美國退休人員協會（AARP）所做的一項研究顯示，雖然有多達 90% 的美國民眾認為大腦健康非常重要，但懂得怎麼維持或增進大腦健康的人卻少之又少。即使是我們會在害怕、困惑時求助的好醫生，似乎也沒跟上最新的大腦科學進展腳步。就連《美國醫學會期刊》（*Journal of the American Medical Association, JAMA*）都曾報導，新的科學發現要平均十七年後才會融入醫界的日常臨床診療中。[3] 於是，舊有觀點繼續大行其道，大家就跟著應付了事——但其實不必如此。

基因主要控制者——你自己！

「如果沒有缺陷，你我都不會存在於宇宙之間。」

——史蒂芬‧霍金（Stephen Hawking）

「你羞於使用『錯誤』一詞，其實不必。你只是上兆物種中的一員。地球上有意識的生命皆因演化而產生，其間只憑藉一種工具，那就是錯誤。」

——語出 HBO 影集《西方極樂園》（*Westworld*）劇中角色羅伯‧福特（Robert Ford），由安東尼‧霍普金斯（Anthony Hopkins）飾演

科學家曾認為，基因就是我們生理運作的劇本，也就是操控我們的生命（包括大腦如何運作）的程式碼。2002 年完成的「人類基因體計畫」（Human Genome Project），目的就是要了解這套程式碼，希望最終能讓治療人類疾病（包括癌症、基因疾病）的秘密展現在世人眼前。儘管這項計畫是了不起的科學成就，但結果卻讓人幻滅。

原來，要比較人與人的不同之處，基因扮演的角色其實微不足道，差異還不到 1%。那麼，到底為什麼有些人能活過九十歲甚至更長壽，大腦和身體依然強健，而其他人卻不能？這樣的問題，在「人類基因體計畫」完成後依然困擾著科學家，也讓人開始思考，全球各地人口的健康與老化狀況差異這麼大，當中必然有基因之外的其他因素。

於是，從人類基因體計畫的灰燼中，表觀遺傳學（epigenetics）如鳳凰般浴火重生。我們的基因就像平台式鋼琴的琴鍵，有兩萬三千個音符可以彈奏，現在我們知道，我們的選擇能影響樂曲如何演奏。因為，我們的選擇雖然無法改變體內與生俱來的基因，但卻能影響 DNA 表層的化學物質，告訴它該怎麼做。這層化學物質稱為「表觀基因組」（epigenome），取希臘字源「*epi*」，意為「在……之上」。表觀基因組不僅影響我們罹患各種高風險疾病的可能性，也影響基因時時刻刻的表現；這些基因表現不斷反映著我們向它們輸入的無數訊號（更神秘莫測的或許是這架平台鋼琴要彈奏的樂譜，也就是每一種生物生長時，每個基因的規則、排序與啟動頻率。不過這得另外寫本書才能解釋）。

然而，儘管一篇表觀遺傳學論文的份量可能多到要分冊印行，但內容卻完全不會觸及到我們的基因鋼琴演奏時最重要的指揮家之一：飲食。你的基因指揮家會是大師雷納德‧伯恩斯坦（Leonard Bernstein）嗎？還是第一次彈鋼琴的五年級小學生？很大程度上取決於你選擇的飲食。你吃的食物會決定你是否能調節身體發炎、「訓練」出能得獎的優良免疫系統，並產生能增進大腦功能的有效化合物——這只要仰賴幾種在現代世界被埋沒忽視的營養素（與生活方式的小祕訣）。

　　在繼續讀下去以前，請記住：沒有人是完美的樣本。我絕對不是，保羅醫師也不是（雖然他不這麼認為）。每個人都有一些基因特徵，會在與現代世界格格不入時，提高罹患心血管疾病、癌症和失智症的風險。過去，這些與環境不合的歧異可能推進物種演化，在我們祖先生活的神祕世界裡是一種優勢。然而現在，任何一個四十歲以上的人會死於這三種疾病之一的比率高達 80%，這些歧異之處就是原因。不過還是有好消息的：這幾年的研究發現告訴我們，基因並不掌控你的命運——它們只是能預測「標準美式飲食」（Standard American Diet）會對你造成的影響。這本書將讓你成為 80% 之外的人口之一，讓你學會如何保持大腦和血管系統的健康，還能順便達到預防癌症與減重的效果。

　　在接下來的章節中，我會提供一套經過實證的解方，能對抗會讓大腦縮小的「標準美式飲食」與生活方式。這套方法能讓你餓慘了的大腦獲得充足營養，也包含一些技巧，能讓你的身體與心智達到該有的強健狀態。要奪回你天賦的最佳認知能力，你主要的對手包括身體發炎、吃得太多、營養不足、吃進有害物質、慢性壓力、缺乏運動、睡眠不足（如果聽起來有點多的話，別擔心——它們是彼此重疊的，對付了其中一個，通常就能更容易改善其它部分）。

　　以下是對每一個「壞傢伙」的簡要概述。

身體發炎

　　在完美的世界裡，發炎只是一種免疫系統的能力，用來「局部清理」各種外傷，防止偶爾上門的細菌訪客引發全面感染。如今，我們的免疫系統卻處於長期啟動狀態，以因應我們的飲食與生活方式。過去幾年，科學家已認定，現代社會充斥的許多慢性、退化性疾病，發炎都在其中扮演了驅使或引發疾病的關鍵角色。身體廣泛發炎最終會損害你的 DNA，助長胰島素抗性（此一機制可能引發第二型糖尿病），還會使體重增加。全身發炎與腰圍較粗有明顯的相關性，可能就是這個原因。[4] 在接下來的章節中，我們也會闡述這些因素與腦部疾病、腦霧及憂鬱症的明確關聯。

吃得太多

滑幾下手機就有食物外送到我們眼前，這種事可不是自古以來就存在。人類為了解決糧食稀缺問題而發動農業革命，卻也製造出新的問題：進食過量。有史以來，地球上第一次出現過重的人比過輕的人還多的情況。[5] 我們的身體持續處在「飽食」狀態，喪失了古代的平衡狀態，大腦因此缺乏活力，而且整個人加速老化並逐漸衰退。導致這種現象的其中一個原因是，現在許多食物是經過刻意設計，要讓我們吃了以後腦部達到人造的「極樂點」（bliss point）的，因此無法自制（我們會在第三章深入探討這件事）。

營養不足

在我最愛的電影之一《香草天空》（Vanilla Sky）中，編劇兼導演卡麥隆·克羅（Cameron Crowe）寫道：「當下的每一分鐘，都是一個扭轉乾坤的機會。」如果我們想讓身體擁有修復能力，能復原老化帶來的傷害，這句話也同樣好用，但僅僅在我們能提供身體正確養分的情況下才適用。當今 90% 的美國人都有維生素或礦物質攝取量不足的問題，而且是沒有一種的攝取量是足夠的，等於自己提供了加速老化與衰退的條件。[6]

吃進有害物質

我們現在的飲食中，充斥「像食物一樣」的產品。這些產品直接促成了前面提到的三種要素：在製造過程中讓營養流失、導致人們吃得過量、促使身體發炎。不過，暗中為害最深的可能是「額外附加」的有害添加劑──糖漿、工業化生產的油、乳化劑。這些添加物直接和間接促使免疫系統啟動，導致焦慮、憂鬱、認知能力變差，並升高罹病的長期風險。

慢性壓力

慢性心理壓力是西方社會的重大問題。身體對壓力的反應，原本像發炎一樣，是人類進化時特別設計來保護我們的，但這種機制卻被現代世界劫持了。慢性壓力會直接損害我們的大腦運作（在第九章會詳述），也會讓我們想吃不健康的食物，進一步加深對身體的傷害。

缺乏運動

人體原本就是設計成要多動的，忽視這一點，會讓我們的大腦成為受害者。運動有益身心的證據已經多得可觀，在在證明它不僅有益於大腦的長期健康（讓我們能抵禦過去以為無法預防的疾病），而且還能提升思考與學習能力。

同樣的，人類的進化也仰賴另一種型態的運動：溫熱運動。我們現在很擅長為了讓自己舒適而改變環境，但天天都處在缺乏變化的溫度中，可能會讓大腦無法達到最佳狀態，也有損對疾病的抵抗力。

睡眠不足

最後要提的也是件重要的事：要讓大腦功能與健康狀況達到最佳狀態，前提是要有良好的睡眠品質。睡得好，才能確保你改變飲食與生活方式時，荷爾蒙能成為助力而不是阻力。良好的睡眠還能淨化大腦、增強記憶。只要付出像在一元商店購物的微小代價，就能得到像好市多（Costco）量販商品那麼豐富的好處，但大家卻仍在不斷集體累積睡眠債。

我說過，這些壞傢伙之中任何一個都會損害我們的認知能力，現在他們還組成邪惡聯盟，一起搞破壞。不過，如果讓這本書成為你的弓與箭、矛與劍，你還有機會打贏這場仗。

在接下來的章節中，我們會制定路線圖，避開不調和、高壓力生活方式的種種缺點，將演化原則與最新的臨床研究相結合。

我們將用飲食為你的大腦重開機，回復到「出廠設定」，讓你感覺到、也發揮出自己的最佳狀態。我們甚至會大膽探究人體微生物群（microbiome）這門令人興奮的新興科學。人體微生物群是我們體內的細菌群體，以驚人的方式操控著我們的健康、情緒與運作效能。這些微生物群提供了一面新的透鏡，我們可以透過它評估各種飲食與生活方式的選項。

接下來，在你開始收復自己與生俱來的認知能力時，你將會從本書得知大腦亟需哪些營養素。願你總是保有勝算。

超級大腦食物 No.1：冷壓初榨橄欖油

　　倒一匙冷壓初榨橄欖油（EVOO），然後像喝湯一樣，很沒禮貌地把它稀哩呼嚕喝下去（沒錯，我是要你喝油，不過你馬上就會知道原因）。你應該會立刻注意到喉嚨深處有辛辣的感覺：這是一種叫作「橄欖油刺激醛」（oleocanthal）的化合物。橄欖油刺激醛是一種「酚」（phenol），「酚」是一種植物化合物，通常以相連在一起的「多酚」（polyphenol）形式存在，食用後能有效激發人體的修復機制。橄欖油刺激醛的抗發炎效果非常好，相當於服用小劑量的非類固醇抗發炎藥物「伊布洛芬」（ibuprofen），但沒有吃藥的潛在副作用。[1] 身體發炎會大幅抵消「神經可塑性」（也就是大腦構造在我們一生中都可改變的能力），學界甚至開始有研究發現，發炎會讓人產生憂鬱的感覺。

　　冷壓初榨橄欖油是地中海飲食中的主要食材，吃地中海飲食的人罹患阿茲海默症的比率也較低。橄欖油刺激醛可能在其中扮演要角，它已經過證明，有幫助大腦清除類澱粉蛋白（amyloid）斑塊的潛力，阿茲海默症就是這種黏性蛋白質在腦中聚集，達到有害程度的結果。[2] 橄欖油刺激醛可能讓清除類澱粉蛋白斑塊的酵素活性增加。多項大型長期試驗都顯示，若每週食用不超過一公升的冷壓初榨橄欖油，可以保護大腦，防止衰退（甚至改善認知功能）。[3] 如果能保護大腦還覺得不夠，冷壓初榨橄欖油還證實可以阻斷脂肪組織中的脂肪酸合成酶（fatty acid synthase）作用。這種酵素會將我們吃過量的碳水化合物變成脂肪。[4]

　　除了橄欖油刺激醛之外，冷壓初榨橄欖油也富含單元不飽和脂肪酸，這是一種健康的脂肪，可以維持血管與肝臟的健康，甚至幫助減重。一湯匙冷壓初榨橄欖油中，維生素 E 的含量達每日建議攝取量的 10%。維生素 E 是一種抗氧化物，可保護體內富含脂肪的構造（例如大腦），讓這些構造不受老化傷害。

尼可拉斯‧柯曼（Nicholas Coleman）是舉世少有的「橄欖油專家」之一，專門鑽研冷壓初榨橄欖油。他告訴我幾個找到好橄欖油的祕訣。首先，油的顏色與品質無關。要判斷一種油的好壞，唯一的最佳方法就是品嚐它。好的冷壓初榨橄欖油，嚐起來應該有青草味，絕不能有油膩的感覺。初榨橄欖油的辛辣味來自橄欖油刺激醛，因此油裡面是否富含橄欖油刺激醛，可以從辛辣程度判斷。比較辛辣的油，甚至會辣到讓你咳嗽──但這其實是橄欖油品質的一種分級方式！下次你喝到「咳三下」等級的油，就知道找到守護者了，你的大腦會感謝你的。

怎麼吃：冷壓初榨橄欖油應該成為你飲食中的主要用油，可以大方運用在沙拉、蛋等料理中，或者當作醬料。務必把油保存在可以避光的瓶子裡（深色玻璃瓶或鐵罐都可以），放在陰涼乾燥處。

Chapter 2

好油與壞油

　　我在八〇年代末期與九〇年代度過童年，有幾個里程碑在我的回憶中印象特別深刻：如我會反覆播放卡通《忍者龜》（*Teenage Mutant Ninja Turtles*）主題曲且不停跟著唱；我的第一件《魔鬼剋星》（*Ghostbusters*）萬聖節服裝；還有很多個週六凌晨都在不合情理的時間起床，為了觀看現代電視文化復興的偉大作品之一：《X 戰警》動畫影集（*X-Men: The Animated Series*）。

　　對於家裡的飲食型態，我的記憶就沒那麼鮮明。家中的餐食通常是媽媽在準備，她和每一位育有三個男孩（如果把我爸算進去就是四個）的忙碌婦女一樣，很有健康意識。她看國家廣播公司（NBC）的《晚間新聞》（*Nightly News*），也讀《紐約時報》和各種雜誌，對於時下主流的健康須知大致上都很清楚。那時沒有社群媒體，但電視和雜誌都會報導最新的研究發現與政府的官方建議。很多民眾的營養觀念就是這樣來的，包括我媽媽在內。

　　我家主要的烹飪用油是芥花油和玉米油，因為它們零膽固醇又不含飽和脂肪。很多個夜晚，我們吃的晚餐都是用人造奶油（乳瑪琳）拌炒的小麥麵條或義大利麵，當時據稱乳瑪琳比「會阻塞血管」的奶油要健康。在一九九〇年代初期，這樣的餐點能讓任何一位營養師都滿意。

　　不幸的是，我母親當時的「飲食」觀念（你家很可能也是），其實是以下這些因素綜合影響的結果：被誤導的營養科學、有偏見的官方政策，以及食品業最擅長的降低成本、政府遊說、行銷宣傳。但這一切全都是胡說八道。

　　一切要從一九五〇年代說起。當時美國人渴望找到方法，解決愈來愈急迫的公共衛生問題——心臟病。我媽媽生於 1952 年，在她的成長過程中，心臟病看來是可怕的國病。當時人們認為心臟病是「伴隨老化無可避免」的，醫師也幾乎束手無策。[1] 在《令人大感意外的脂肪：為什麼奶油、肉類、乳酪應該是健康飲食》（*The Big Fat Surprise*）一書中，食品記者妮娜・泰柯茲（Nina Teicholz）描述了心臟病在當時引起的騷動：「正值盛年的男性，會在高爾夫球場或辦公室突然胸口發悶，醫生也不知原因何在。這看似不知從何而起的病，很快就成為國民的主要死因。」這樣的情況一直持續，直到在伸手不見五指的學術殿堂中，一位敢言科學家帶著一盞燭光現身。

他是安塞爾・吉斯（Ancel Keys），明尼蘇達大學病理學家。雖然他不是醫生，但在二次大戰期間建立了一點點營養學領域的「江湖名聲」，因為他研發出作戰士兵專用的盒裝餐點「K－口糧」（K-ration）。戰後，他接受明尼蘇達州衛生部委託，為美國突然面臨心血管病例激增的窘境，苦思解決之道。吉斯提出的假設是，飲食中的油脂是心臟病的主要成因。為了將他的論點圖像化，他還利用多國數據畫出圖表，呈現出從脂肪攝取的總熱量與心臟病死亡率之間的完美關聯。這份圖表涵蓋六個國家。

許多人相信是吉斯啟動了骨牌效應，形塑了接下來六十年的營養政策，但他的主張卻建立在不公正，甚至是被曲解的數據上。他的圖表只突顯兩個變項之間的相關性，但在研究大量人口的飲食習慣時會有無窮盡的變項，他卻只精挑細選出這兩個。兩個變項間有相關性，不能證明它們有因果關係，只能顯示兩者之間有關聯，可作為進一步研究的方向。但是，吉斯卻假設從油脂攝取的熱量與心臟病之間有因果關係，他還因此成為國家英雄，在 1961 年登上《時代》雜誌封面。

吉斯的主張在全國輿論中逐漸站穩腳跟，但是看穿他研究結果的科學界，一致質疑的聲浪卻日漸高漲。很多學者認為，就連吉斯提出的相關性，可信度都令人質疑，因為他排除了當時可取得的另外十六國數據。如果將這些國家的數據納入統計，根本不會呈現出這種相關性。例如，心臟病在法國並未成為流行病，但法國人民熱愛乳酪和奶油——這就是所謂的「法國悖論」。有人懷疑，油脂攝取量和心臟病之間根本沒有關係。

倫敦伊莉莎白女王學院（Queen Elizabeth College）營養系創始教授約翰‧亞德金（John Yudkin）就是大力反對吉斯的人之一。早在 1964 年，亞德金就認為糖才是導致心臟病的罪魁禍首，而不是脂肪。他曾寫道：「在富裕國家，有證據顯示糖和含糖食物導致多種疾病，包括肥胖、齲齒（蛀牙）、（第二型）糖尿病與心肌梗塞（心臟病發）。」多年後，科學家重新分析吉斯的數據，證實了糖的攝取量與心臟病風險之間的關聯性，一直都高於其他任何一種營養素。畢竟，在一八五○年代之前，精製糖對大多數人來說都是稀有珍品（通常是當作禮物餽贈的奢侈品），但人類食用奶油卻有數千年的歷史。

另一位學者彼特‧阿倫斯（Pete Ahrens）也對吉斯的主張表示不解。阿倫斯的研究認為，穀片、穀物、麵粉與糖所含的碳水化合物，可能才是直接導致肥胖與心臟病的主因（數十年後的研究發現，這些營養素也與大腦疾病有關）。但亞德金、阿倫斯及他們的同儕，都無法讓他們的聲音凌駕於「頗具群眾魅力且好辯」的吉斯之上，而且吉斯還恰好有一位權力很大的祕密盟友。[2]

1967 年，聲譽卓著的《新英格蘭醫學期刊》（*New England Journal of Medicine*）刊登了一份報告，分析心臟病的飲食成因。這份吸引很多人閱讀的報告毫無顧忌，直指飲食中的脂肪（和膽固醇）是導致心臟病的單一主因，淡化了糖在其中扮演的角色，讓所有試圖和吉斯爭辯的學者都洩了氣。這種分析報告（以及整體的科學研究）都應該是客觀的，且不應受到金錢左右。研究人員經常仰賴外部資金做研究，但必須揭露資金來源，讓同儕知道他們的研究結果可能有偏見。不幸的是，《新英格蘭醫學期刊》刊登的這篇分析報告並沒有這麼做。撰寫這篇報告的科學家，每個人都收受相當於現今五萬美元的資金，付錢的是一個名為「糖研究基金會」（Sugar Research Foundation）的同業公會，也就是現在的「糖業協會」（Sugar Association），而原始報告中並沒有揭露這件事。更糟的是，「糖研究基金會」還左右科學家選擇哪些研究來分析。「他們讓關於糖的討論偏離軌道長達幾十年。」加州大學舊金山分校醫學教授史坦頓·葛蘭茲（Stanton Glantz）接受《紐約時報》訪問時說。葛蘭茲博士 2016 年在《美國醫學會期刊》發表了他的發現。[3]（如果你想把這種邪惡招數當作是過去式，請三思。製糖產業仍持續在科學領域混淆視聽，他們資助的研究都輕易做出結論，聲稱那些不利於糖的觀點都過份誇大）。[4]

科學怪物食品（FRANKEN-FOOD）

食物要加工處理到什麼程度，才不能再稱為食物？曾經有很多年，在美國不符合基本食物嚴格定義的產品，必須加上「仿真食品」（imitation）的標示。但一旦加上這個標示，就等於會滯銷，因此食品業積極遊說政府取消這項規範。1973 年，他們如願以償。在《食物無罪》（*In Defense of Food*）一書中，作者麥可·波倫（Michael Pollan）寫道：

「……規範的大門一夕間敞開，各式偽低脂產品蜂湧而出：酸奶油和優格裡的脂肪可能換成氫化油、關華豆膠或鹿角菜膠，碎培根可能換成大豆蛋白，「發泡奶油」與「咖啡奶精」中的鮮奶油可能換成玉米澱粉，液態蛋中的蛋黃可能換成食品科學家能憑空想到的任何成分，因為他們現在已完全不受限制。這些新的偽食品，只要設計成與真食品的營養成分相當，就可以不再被認定是偽食品。」

突然間，「科學怪物食品」的水門大開，市面上供應的食物充斥著偽食品。當時的情況就像 1987 年電影《開錯鬼門關》（*The Gate*）裡的地獄之門遭破壞而大開一樣，只是召喚出的不是攻擊人類的恐怖地獄軍團，而是一批真食物的分身，還加上低脂或無脂的光環。

　　一九九〇年代末，市場上湧出一批更荒唐的產品，包括使用「蔗糖聚酯分子」（olestra）的洋芋片。一切原本像是美夢成真──這種實驗室製造出來的油脂替代物，吃下肚後可以神奇地不被消化道吸收。唯一的缺點呢？它會導致痙攣、脹氣和「肛門滲漏」。後者讓許多人在毫無戒心的情況下，內褲裡發生相當於埃克森石油公司瓦迪茲（Exxon-Valdez）油輪漏油的事故。

　　這年頭去超市採買，有如穿梭在滿佈地雷的田野中，要怎麼防範才不會買到科學怪物食品？只沿著超市的邊牆採買就對了，那些易腐壞的生鮮食物通常會在這裡；一排排的走道則是科學怪物食品陳列的地方。還有，一定要選擇「超級大腦食物」，以及第十一章的「超級大腦飲食計畫」中列出的一長串採買清單（可以到 http://maxl.ug/supermarkets 查看在現代超市購物的完整求生指南）。

　　吉斯最後還是發表了他的「七國研究」（*Seven Countries Study*），雖然和他先前的研究報告有相似的各種缺失，但還是影響重大。在這份研究中，吉斯把焦點從脂肪攝取總量轉移到飽和脂肪。飽和脂肪在室溫中呈現固態，存在於牛肉、豬肉、乳製品等食物中。曾把油倒進排水口的人都知道，這類油脂會塞住水管。對於才剛開始發展營養科學的美國人來說，這種脂肪吃進體內會塞住血管，完全說得過去（劇透：其實不會）。

　　吉斯把重點轉移到這些「會塞血管」的油脂上，因而影響了一個（當時）沒沒無名的機構──「美國心臟協會」。這個機構接受大型製造集團「寶僑家品」（Proctor and Gamble，又譯「寶潔」）的投資，而寶僑家品的各種產品中，包含了多元不飽和植物油（這種油經過高度加工，而且在室溫中呈現液態，與飽和脂肪不同）。終於，「美國心臟協會」成為在全美極具影響力的機構，它買下大量的電視與雜誌廣告，警告美國民眾奶油裡藏著有害的妖怪。1977 年，美國政府正式採納飽和脂肪會堵塞血管的觀念，「低脂」成為民眾奉行的真理。

食品廠商立刻逮住機會，粗製濫造出一大堆號稱「健康」的低脂高糖食品，以及各種使用多元不飽和脂肪的抹醬（標示「零膽固醇！」），向美國民眾推銷。用化學物質與高溫萃取的油品，如芥花油與玉米油，都被提升到「健康食品」的地位，而全食物中天然存在的脂肪（甚至包括酪梨），人們都避之唯恐不及。一夕之間，乳瑪琳這種東西（富含一種名為「反式脂肪」的人造脂肪），竟然可以標榜成「有益心臟健康的奶油狀抹醬」。

在食品業抄捷徑、科學界傲慢與政府無能的狀況下，我們犧牲了天然的真食物，把它們塞進充滿化學「營養素」的地雷區之中。在這場脂肪慘敗的戰役中，誰第一個受害？就是我們幾乎全由脂肪構成的大腦。脆弱而容易受損的人腦有 60% 都是由脂肪酸組成。後面幾頁我們會看到，你吃下去的油脂種類決定了大腦分分秒秒運作的品質，也決定了它是否容易患病。

脂肪在你生活的每個層面都扮演重要的角色──從你做決定的過程、到你減重的能力、到罹患癌症等疾病的風險，甚至是你老化的速度。當你讀完這一章後，就會懂得該怎麼選擇含脂肪的食物，這些食物不僅可優化你的認知能力、執行功能、情緒及長期腦部健康，也會大幅提升你的整體健康。如果你要擷取這一章的精華，那就記得這件事吧：你吃下多少脂肪不是重點，重點是你吃的脂肪種類。

多元不飽和脂肪是兩面刃

多元不飽和脂肪是一種食用脂肪，遍布於我們的腦部乃至全身。最為人熟知的多元不飽和脂肪就是 Omega-3 與 Omega-6，這些脂肪人體無法自行生成卻又不可或缺，因此必須經由飲食攝取。

最重要的兩種 Omega-3 脂肪酸，是有助於建構腦部的二十碳五烯酸（eicosapentaenoic acid，EPA）與二十二碳六烯酸（docosahexaenoic acid，DHA）。野生鮭魚、鯖魚、沙丁魚、磷蝦和某些藻類都富含這兩種「好」脂肪，草飼牛肉與放牧雞蛋裡也含有少量。EPA 在全身各部位都有抗發炎作用，DHA 則是健康腦細胞中最重要且豐富的組成要素。另一種 Omega-3 脂肪酸則是存在於植物中的 α- 亞麻油酸（α-linolenic acid，ALA)，須轉換為 EPA 與 DHA 之後，人體細胞才能利用，但人體進行這種轉換的能力非常有限，且轉換效果因人而異（稍後會再談及此事）。

多元不飽和脂肪這把兩面刃的另一面，則是 Omega-6 脂肪酸。雖然 Omega-6 和 Omega-3 一樣，是維持大腦健康不可或缺的重要脂肪，但現今的美式飲食中，實在含有太多亞麻油酸（linolenic acid）這種 Omega-6 脂肪酸了。我們飲食裡的 Omega-6 脂肪酸，原本只來自全食物，含量很少，但在短短數十年間它卻成了美式飲食中主要的熱量來源。在我們過度攝取的穀類和種籽類油脂（如紅花油、葵花油、芥花油、玉米油、大豆油）中，多元不飽和脂肪是佔比最高的脂肪酸。

死亡脂肪之夜

多元不飽和脂肪對大腦健康極為重要，但它也非常脆弱，容易遭到「氧化作用」的摧殘。當氧氣與某些分子產生化學反應後，就會發生氧化作用，製造出新的、具破壞性的「殭屍」分子，稱為「自由基」，這種分子會帶有一個極活潑的不成對電子。所謂「極活潑」到底是多活潑？打個比方，自由基能讓影集《冰與火之歌：權力遊戲》（*Game of Thrones*）裡的「異鬼」銳氣盡失，變得像一群抱持反戰主義的嬉皮。

這個不成對的電子會與鄰近的另一個分子發生反應，將它變成第二個自由基，接著引發一連串無止盡的連鎖反應，造成巨大破壞。這是一種類似殭屍末日的生化反應，一個分子噬咬並感染旁邊另一個分子，連帶讓一大群分子成為殭屍分子。奧地利有機生化領域的先鋒專家傑哈德‧史匹泰勒（Gerhard Spiteller）曾研究多元不飽和脂肪氧化後會帶來的危害，結果讓人大感驚異。他說：

自由基分子的活性比非自由基分子的活性高出一萬倍，它們的行為不受基因控制，會攻擊幾乎所有的生物分子，摧毀脂質、蛋白質、去氧核糖核酸（DNA）、荷爾蒙與酵素，一直到被自由基清除分子消滅才停止。

凡是有機物質都會經歷這種化學性破壞，就像鐵會生鏽、切片蘋果會變褐色一樣。事實上，鐵質就是人體內氧化作用的觸媒，男性罹患心臟病風險高於女性、罹患年齡也較早，部分原因就是男性含有較多紅血球，血液中含有較多鐵質。把一片削好的蘋果放在空氣中幾分鐘，就能觀察到讓蘋果褐變的化學反應發生得有多快。在人體內，過度的氧化作用等於發炎，而且會對細胞結構與DNA造成破壞。氧化也被認為是造成人體老化的主要機制之一。

抵抗氧化作用對所有動物都是一場持續不斷的拔河比賽。人體健康時，有內建的抗氧化防禦能力，在理想情況下會大量生成抗氧化物（即前述的自由基清除分子），生成速度和自由基一樣，甚至更快（許多超級大腦食物有益的部分原因，就是能讓人體產生更多的自由基清除分子）。慢性發炎或罹患第二型糖尿病之類的疾病，會損害身體抵抗氧化壓力堆積的能力，如果我們從食物中攝取過量的促氧化物（pro-oxidant），情況會更加惡化。於是，只要一點點氧化壓力，就會引發一連串核連鎖生化反應，造成嚴重破壞，氧化與抗氧化之間的平衡非常脆弱易損。

這使得大腦處於獨特的險境之中。大腦的耗氧基礎代謝佔全身的 20% 至 25%；而大腦的組成成分中，容易受氧化作用影響的多元不飽和脂肪又佔了很大比例；再加上，這些多元不飽和脂肪全部擠在一個只有葡萄柚大小的容器裡，這種種條件實在太容易引發氧化反應。一旦氧化壓力征服我們體內天然的抗氧化機制，接踵而至的就是腦霧、記憶力衰退、DNA 受損，甚至引發阿茲海默症、帕金森氏症、多發性硬化症、路易氏體失智症（Lewy body dementia）與自閉症，或導致這些疾病症狀加劇。

完好（或可說是「新鮮」）的多元不飽和脂肪極易受氧化作用影響，但當它們天然存在於全食物當中時，會與維生素 E 等能保護脂肪的抗氧化物結合。至於那些經過高溫及化學加工製成的油品，其中的多元不飽和脂肪就不是這麼一回事了。這些油脂經過提煉，並用於製造加工食品時，就成為我們飲食中主要的有害物質來源之一。[5]

這些油會存在的地方有時眾所皆知，如市售沙拉醬與人造奶油（乳瑪琳）都是；有時卻神不知鬼不覺，如由穀物製成的點心如餅乾、蛋糕、穀物棒、洋芋片，乃至披薩、義大利麵、麵包、甚至冰淇淋，這些都是人們飲食中氧化油脂的主要來源。[6] 它們包覆在早餐穀片上，也包覆在「烘焙」堅果上（除非包裝特別註明是「乾燥烘焙」〔dry-roasted〕），餐廳也經常使用這些油來烹調，而加工及存放不當（如置於高溫廚房中長達數月），以及不斷反覆高溫加熱，都會讓這些很容易變質的油脂劣化。大多數餐館將這些油用於炸或炒，並且一再重覆使用，這又更加破壞它們的品質，同時也對你造成傷害。薯條？炸蝦？美味的啤酒雞翅？它們統統都會把這些已產生化學反應的變質油送進你體內，其中飽含大量危險的化合物，稱為「醛」（aldehydes）。

「醛」是油脂氧化後的衍生物，科學家發現，阿茲海默症患者的大腦中有較多醛類物質。醛類可能使大腦中的蛋白質變得容易互相黏結，形成斑塊，然後堆積在大腦組織內，這是阿茲海默症的典型特質。[7] 醛類還會嚴重損害大腦與脊髓中製造能量的粒線體。[8] 人體暴露於（因食用變質油品而產生的）醛類中，會直接損害細胞產生能量的能力，這對你的大腦是很糟糕的事，因為大腦是全身上下消耗最多能量的部位。

研究顯示，吃完一頓含大量多元不飽和脂肪的餐點後，年輕受試者血液中的脂肪氧化含量標記會激增 50%，而年長受試者體內變質油品的含量標記更會飆升十五倍。[9] 另一項研究則發現，受試者吃完富含多元不飽和脂肪的餐點後，血管會立刻變得比較硬，也較難應付運動帶來的身體負荷。這些脫離原有型態的脂肪，會引發慢性病、損害 DNA、導致血管發炎、增加罹患數種癌症的風險。

務必小心以下這些可能危害健康的油：

- 芥花油
- 玉米油
- 大豆油
- 植物油
- 花生油
- 紅花油
- 葵花油
- 菜籽油
- 葡萄籽油
- 玄米油

長久以來，食品業不斷開發便宜的食用油來推銷給美國民眾，導致市場像警方的罪犯檔案般充斥著品質低劣的貨色。雖然現在大家已經知道，反式脂肪對人體健康的傷害遠超過真正的奶油，但人們對油品的無知仍持續遭到不肖商人利用。於是，色澤如奶油般黃澄澄的市售罐裝油品上，常會標註著「不含氫化油」、「非基改」，當然還有「有機」等字樣，但實際上，這些代表健康的流行詞彙只是用來掩飾那些油品的劣質，廠商把經高溫破壞而變質的怪物油裝進罐子裡，這些東西只值幾毛錢，卻陳列在超市優質健康食品的區域，標上 4.99 美元的價格販售。

棉籽油、芥花油、紅花油、葵花油、大豆油，都是不好的東西，但只要是食品製造商能包裝販售的產品中，幾乎都隱藏著這些油。雖然 1965 年至 2011 年間，美國成人的脂肪總攝取量減少了 11%，但過去一百年以來，我們對這些油品的用量卻是大幅增加了二百至一千倍（一千倍是指大豆油）。[10] 這些油品從一百年前幾乎完全沒人用，到現在佔美國人每日攝取熱量的 8% 至 10%。吃一小把葵花籽或花生，或直接啃玉米，都非常健康，但這些油一旦脫離了原始自然狀態，經過工業化提煉及高溫加熱後，就根本沒有安全攝取量可言，即使只吃一點都有害人體。

【常見問題】
我以為芥花油應該很健康，因為它富含 Omega-3 脂肪酸？
答：芥花油是經過高度加工的油。雖然它確實比其他食用油含有相對較多的 Omega-3，但 Omega-3 又比 Omega-6 更容易氧化。加工過程會使芥花油產生許多氧化作用的副產品，包括反式脂肪，會傷害你的血管和腦細胞。[11] 我們之後會再談。

失火的大腦

我們往往以為大腦不受身體其他部位的影響，但發炎造成的問題，不會只停留在頸部以下。我們很少深思大腦發炎的問題，或許因為它是無形的。因為大腦若是發炎，不會像膝關節發炎或胃不舒服一樣讓我們明確無誤地感覺到。但冷酷的事實擺在眼前：我們的大腦，就是免疫系統持續啟動的直接受害者。阿茲海默症、帕金森氏症、血管型失智症、多發性硬化症、慢性疲勞症候群（Chronic Fatigue syndrome），這些疾病在某種程度上都可比擬為大腦失火了，燎原之火經常起於身體其他部位的星星之火。就算還沒到發病的程度，發炎也會剝奪我們的認知潛力。思考清晰時就像沿著所有車道都暢行無阻的多線道公路行駛，而發炎則會導致車道關閉、交通出現瓶頸。

我們的免疫系統經過千年演化之後，已非常強大，而且很能適應環境。如果沒有這麼厲害的免疫系統，最輕微的感染都可能置我們於死地。免疫系統能對抗感染，它的機制也會讓身體受傷的部位充血（例如扭傷的腳踝）好幫助傷勢痊癒。在這種情況下產生的發熱紅腫，就是發炎作用中的「炎」，這完全是有利於健康的，甚至是我們期望發生的事。不幸的是，如今我們的免疫系統持續處於啟動的狀態，這不是因為受到感染的威脅，而是因為我們吃的東西。

Omega-3 脂肪酸如 DHA、EPA 可以抗發炎，而 Omega-6 脂肪酸卻是我們身體發炎過程中必須使用的原料。在身體遭受感染攻擊時，會啟動的就是這條途徑。根據推測，在我們祖先的飲食中，這兩種必需脂肪酸的比例大約是 1：1，但現在我們攝取的 Omega-6 脂肪酸和 Omega-3 脂肪酸的比例卻達到 25：1。[12]這表示，我們每攝取一公克 Omega-3 脂肪酸，就會被二十五公克（或更多）的 Omega-6 脂肪酸稀釋。這等於把老化過程排入高速檔，加速退化，導致多種折磨著當今社會的慢性病，同時也讓你覺得自己狀況很差。

要怎麼讓脂肪對你的身體有好處呢？除了杜絕攝取多元不飽和油脂（如常常藏在沙拉醬裡的葡萄籽油，它的 Omega-6 與 Omega-3 的比例達到 700：1！）以外，也要增加攝取天然富含 Omega-3 的食物。多吃野生魚類、放牧雞蛋、草飼或放牧肉類，就可以達到多攝取 Omega-3 的目的，這些食物含有的 Omega-3 脂肪酸較多、Omega-6 較少。如果不喜歡吃魚，或無法每週吃兩到三次的魚，可以考慮補充高品質的魚油（我會在第十二章提供挑選魚油的訣竅，不過先提示你：買魚油可不要吝嗇）。俄亥俄州立大學的一項研究發現，只要每天補充含有 2085 毫克（mg）EPA 的魚油，受試學生的一項特定發炎指標就降低了14%（他們的焦慮程度也同時降低了 20%）。[13]

為了預防阿茲海默症——說聲阿里阿多？

日本人的飲食最著名的一點是含有豐富的蔬菜和魚類，魚類富含
DHA、EPA 等 Omega-3 脂肪酸，而日本國民的阿茲海默症罹患率頗低。但
是，日本人一旦遷居美國，改吃含有大量多元不飽和脂肪、工廠式大量畜
牧養殖的肉品、精緻碳水化合物等易導致發炎的西式飲食，原本受到的保
護似乎就消失了。住在美國的日本人，罹患阿茲海默症的比例與美國人相
當，高於他們住在日本的親人。[14]

細胞膜的健康

無論你是在準備上台報告、報稅，或只是在決定要看 Netflix 的哪部影集，
你的思緒都是大腦中的神經元 *1 彼此連結幾千兆次、產生無數化學（與電子）
反應的最終結果。這些流程能否順利進行，可能取決於我們認知功能中的一個
重要幕後英雄：細胞膜。

細胞膜除了形成保護壁壘，也承載神經元內部神經傳導物質的受體，讓神
經元有「耳朵」。大腦中有數十種神經傳導物質，它們是化學信差（你可能聽
說過血清素和多巴胺，它們是和正面情緒與獎賞有關的神經傳導物質）。這些
信差的受體常常停留在細胞膜的表面下，一接收到正確訊號就浮到表面上，像
水面上的浮標一樣。

功能正常的神經元，必須能夠提高或降低對外界訊號的敏感度，也就是要
能夠增加或減少浮上細胞膜表面浮標的數量。要做到這件事，細胞膜必須具備

---

*1. 也就是神經細胞。
* 本書註解標示＊1為譯註，①為原書註，1為書後參考出處。

流動性。人體大多數細胞的細胞膜都應該具備流動性，但這對神經元尤其重要。如果神經細胞膜太僵硬，會讓受體的可利用性受到傷害，可能導致接收訊號的功能失調，因此影響我們的情緒、行為和記憶。

好消息是，你的飲食會直接影響神經細胞膜的流動性，就像飲食對身體發炎的影響一樣。細胞膜是由一種名為「磷脂」的物質構成的，磷脂基本上是細胞膜中的化學架構，讓 DHA 等細胞膜的重要結構材料固定在適當位置。如果磷脂架構裡富含 DHA（例如多吃油脂豐富的魚），細胞膜會比較像流體，讓各式受體能浮上細胞膜表面，「聽到」各種來自神經傳導物質的訊號。只可惜，Omega-6 和 Omega-3 脂肪酸就像競爭激烈的足球賽對手一樣，拚命想爭奪同一座獎盃，而這獎盃就是細胞膜裡有限的房地產。

飲食中攝取的 Omega-3 和 Omega-6 脂肪酸如果數量相當，大腦就能達到理想的結構平衡狀態。但是，我們大多數人現在吃的 Omega-6 脂肪酸都超量太多，因而排擠了 Omega-3 脂肪酸，讓 Omega-6 脂肪酸充斥在細胞膜裡的磷脂架構中，這會導致細胞膜變得比較僵硬，讓重要的訊號受體難以浮上表面。[15] 這種情況一旦發生，我們的心智健康（以及智力）都會受損。

BDNF（大腦衍生神經滋養因子）：大腦最重要的建造者

Omega-3 脂肪酸，尤其是 DHA，能直接鞏固大腦，讓大腦增加分泌一種重要的蛋白質，這種蛋白質叫作「大腦衍生神經滋養因子」（brain-derived neurotrophic factor），簡稱 BDNF。它有「大腦的奇蹟肥料」（Miracle-Gro）*2 之稱，不但能促進大腦的記憶中樞製造新的神經元，還

＊2. Miracle-Gro，美國知名園藝用品品牌。

能保護你現有的腦細胞，確保它們好好活著。科學家在實驗室中看到 BDNF 的驚人效果。他們把 BDNF 撒在培養皿中的神經元上，結果發現神經元像生長快速的植物一樣長出新的結構性分支，這些分支對於我們的學習能力非常重要。

體內的 BDNF 含量高，短期內可改善記憶力、情緒與執行功能，長期下來則可有效增進大腦可塑性。[16] 神經科學家用「可塑性」（plasticity）一詞來形容大腦改變的能力。阿茲海默症、帕金森氏症這類會讓病患逐漸喪失個性的疾病，患者大腦中的 BDNF 含量都比較少。阿茲海默症患者大腦中的 BDNF 含量，可能只有健康大腦的一半，病患腦中的 BDNF 若增加，可望延緩病程。[17] 就連憂鬱症都可能是大腦 BDNF 含量較低的結果，患者腦中的 BDNF 若增加，症狀也可望獲得改善。[18]

做運動能有效促進大腦分泌保護效果極佳的 BDNF；攝取 Omega-3 脂肪酸，尤其是 DHA，則是目前已知透過飲食增進 BDNF 分泌最好的方法之一。DHA 對於打造健康大腦至關重要，學者相信早期人類就是在能夠攝取 DHA 這種特別的脂肪後，腦容量才能擴充到目前的狀態。[19] 這可以解釋，為什麼長期吃魚會與腦容量增加相關，因為吃魚能提高血液中的 DHA 等 Omega-3 脂肪酸含量。但也別小看通常是 DHA 死黨的 EPA。眾所皆知，大腦發炎會讓 BDNF 流失，EPA 則是強效的快速消炎劑。

紓解大腦壅塞——用脂肪

我整個童年時期都有容易分心的問題，無法好好坐著專心上課（現在似乎已是常見的毛病），所以很難拿到好成績。學校的輔導老師甚至一度建議我爸媽帶我去看心理醫生。（卡佩羅老師，看看現在的我吧！）

先不發牢騷，來看看當年我的這些問題，其實是屬於執行功能的領域。執行功能是指一整套包括計畫、決策、注意力、自我控制在內的認知能力,廣泛影響你日常生活的各種層面。有學者認為,人要成功,執行功能的影響勝過智商,甚至也比天生的學術能力重要。[20] 幸運的是,科學研究已發現某些食用脂肪可優化認知功能。

執行功能和所有認知功能一樣,都仰賴神經傳導物質的正常運作,因此執行功能尤其容易受到 Omega-6 與 Omega-3 攝取不均衡的影響。研究人員發現,攝取 Omega-6 脂肪酸較少的孩子,執行能力明顯較佳[21];注意力不足過動症(ADHD)①常被認為是執行功能的問題,有些研究顯示,有 ADHD 的孩子,以及一般的發育中兒童,在補充 Omega-3 後都能增進注意力。[22](我成長過程中吃的乳瑪琳和穀物油,是否直接導致我容易分心?我永遠無法確知,但這件事並非難以置信。)

改變油脂攝取,讓攝取比例比較健康,任何時候都不嫌遲;根據柏林夏綠特醫院(Charité Hospital Berlin)的研究,結果是即使只是補充魚油都好。[23] 研究人員讓認知能力正常的成人每天服用 Omega-3 保健品,其中含有 1320 毫克 EPA 與 880 毫克 DHA,二十六週後測驗他們的認知能力。結果發現,服用 Omega-3 保健品受試者的執行功能,比服用安慰劑的對照組提升了 26%,而且大腦中樞神經系統裡的灰質增加了,「白質的結構完整度也比較好」;而對照組的認知功能則略有衰退。白質就像大腦中的州際公路系統,資訊可在不同區域之間高速穿梭。在這項研究中,Omega-3 保健品就像進行基礎建設強化的團隊,可以填平公路上的坑洞,甚至拓寬公路增加線道。

增加攝取 Omega-3 可以改善一般人的認知表現,不過,對於全球四億五千萬名精神疾病患者來說,是否也有幫助呢?墨爾本大學學者就曾為此進行實

---

①在現代世界被認為是「毛病」的注意力不足過動症(ADHD),比較可能是患者的大腦結構讓他喜歡新奇和探險,因此與不斷重覆的例行工作、只用一套方法教百百款孩子的教育體制都格格不入。到了第八章,我會再談這件事。

驗，讓十多歲到二十多歲曾有精神病症狀的年輕受試者每天補充魚油（用魚油來預防或治療精神疾病很吸引人，因為它沒有抗精神疾病藥物的污名）。

每位受試者每天服用 700 毫克 EPA 和 480 毫克 DHA，三個月後，研究者發現，服用魚油的受試者出現精神症狀的次數，明顯比對照組少。[24] 更厲害的是，醫生七年後再評估受試者的心理健康狀況時，發現他們改善症狀的成效似乎仍持續維持，只有 10% 的受試者的症狀惡化成為精神病患者，相較於服用安慰劑的受試者有 40% 惡化為精神病患，風險降低了四倍。服用魚油的患者，認知功能也明顯提升，不需要服用那麼多藥物就可達到控制症狀的效果。[②]

魚油是治療精神疾病的萬靈丹嗎？很遺憾，並不是。不過這項研究確實進一步證明了我們的飲食已不符合大腦所需；只要矯正不平衡的飲食，就能獲得顯著效益。

呋喃──大腦的潛伏特工？

已故奧地利化學家傑哈德・史匹泰勒（Gerhard Spiteller）是率先敲響警鐘，指出加工多元不飽和油品有重重危險的科學家。他在研究魚油時獲得了驚人的發現。他發現，含有高濃度 Omega-3 脂肪酸的物質中，總是伴隨著一種名為「呋喃脂肪酸」（Furan fatty acid）的脂肪，簡稱「呋喃」（F-acid）。呋喃在海藻與植物中生成，魚吃下海藻後，魚油中就會出現呋喃（另一種已知的呋喃來源是有機草飼奶油）。[25] 呋喃進入我們體內以後，會隨著 Omega-3、Omega-6 及其他脂肪酸在細胞膜間遊走，清除和抵消周遭的自由基。這些自由基是由多元不飽和脂肪或其他的氧化壓力而產生的。

---

② 過去就有科學家研究 Omega-3 對成年精神病患者的影響，但結果不一。這項研究則證實，早期開始用 Omega-3 治療，可能會比較有效。

日本研究人員在研究紐西蘭綠唇貽貝的抗發炎強效時，看到了呋喃這種神祕脂肪的強大作用。紐西蘭沿海常吃貽貝的毛利人（Maori），罹患關節炎的比率遠低於住在內陸的毛利人，研究人員對此感到好奇，於是將含有呋喃的貽貝萃取物與富含 EPA 的魚油相比，結果發現呋喃減輕發炎的效果，比 EPA 強大一百倍！

　　呋喃為什麼有這麼強大的效果？因為它其中含有共振結構。共振結構，聽起來像是讓光劍或鋼鐵人盔甲能運作的水晶，但其實更酷：這些化學消防隊員能清除自由基，然後自行進入穩定狀態，終止破壞性的連鎖反應。呋喃真的很擅長此道，堪稱是大腦裡的沉默守護分子。它像首領一樣四處狙擊自由基，還把功勞歸於 Omega-3。

　　但是，先別急著用呋喃掀起下一波保健品狂熱。因為發現這些打擊自由基的善意鬥士，更證明我們不應該只想把全食物的價值分解成個別的微量營養素。我們是和食物一起進化的，想藉由精挑細選的營養素來優化我們無限複雜的身體，可能是太狂妄的極端作法。呋喃就是一個很好的例子：製藥公司一再嘗試從魚類提煉萃取出更純淨的 EPA Omega-3 脂肪酸，想製造出超高效魚油，但在臨床上，這些產品並沒有展現如預期強大的抗發炎作用。非常容易受損但效果強大的呋喃，會不會是在製造的過程中被破壞了？這就是為什麼我們向來主張全食物勝過保健品──即使是我們推薦的保健品！

ALA──植物性 Omega-3

　　我在前面曾簡短提到另一種常見的 Omega-3：植物性 α-亞麻油酸，簡稱 ALA，存在於亞麻籽、奇亞籽、核桃等種子與堅果中。ALA 在我們體內必須轉換為 DHA 和 EPA 才能有效利用，但轉換過程效率不佳，而且原本已經很有限的轉換能力，還會隨著我們的年齡增長而進一步衰退。[26]

　　健康的年輕男性經由飲食攝取的 ALA，大概只有 8% 能轉換為 EPA，只有 0% 至 4% 能轉換為 DHA。事實上，男性將 ALA 轉換為 DHA 的能力實在太有限，即使增加攝取 ALA（例如吃亞麻籽油），恐怕也完全無法增加腦中的 DHA。女性轉換 ALA 的效果則比男性高出二‧五倍，應該是雌激素為了未來要孕育胎兒而起的作用。可惜的是，這種將 ALA 轉換為 DHA 的能力，會因為更年期到來而在某種程度上衰退，這可能也是女性罹患阿茲海默症與憂鬱症的風險都比較高的部分原因。[27]

　　除了性別以外，也有別的因素會影響人體將植物性 ALA 轉換為 DHA 和 EPA 的能力。擁有「比較新」的基因的歐洲裔人口（他們現在的基因和古早時期不同），轉換能力不如非洲裔人口——很可能是因為他們越來越容易從肉、魚、蛋等更可靠的來源取得 Omega-3，所以轉換植物性 ALA 的能力降低了。[28]

　　諷刺的是，人體內將 ALA 轉換成 EPA 和 DHA 的酵素，也會把亞麻油酸（飲食中主要的 Omega-6 脂肪酸）轉換成便於人體在促進發炎時使用的形態，稱為花生油酸（arachidonic acid），為攝取多元不飽和脂肪的諸多後果再添一筆。這些親切的勞工級化學物質並不關心我們需要什麼，只是把我們提供的一切食物加以轉化，而我們現在提供給它們的大多是 Omega-6 脂肪酸。那些在飲食中幾乎沒攝取不必經過轉化的既成 EPA 和 DHA，但攝取很多 Omega-6 脂肪酸的人（例如吃大量加工食品的素食者），大腦可能因此真正陷入缺乏 Omega-3 的狀態。

　　如果不想費心猜測大腦到底有沒有獲得充足的 EPA 和 DHA 營養，我建議的方法是「設定後就忘記它」，也就是提醒自己避免攝取多元不飽和油脂，包括玉米油、大豆油、芥花油以及其他穀類或種籽油，並且確定自己從全食物來源吃到既成的 EPA 和 DHA，這些來源包括魚類（如野生鮭魚和沙丁魚是汞含量低的極佳選擇）、放養雞蛋或富含 Omega-3 的雞蛋，還有草飼牛肉。如果無法攝取到既成的 EPA 和 DHA，那麼補充魚油、磷蝦油，或植物性海藻油等保健品，也許會有幫助。這些基礎打好了，再從核桃、亞麻籽、或奇亞籽等全食物增加攝取 ALA，也不錯。

單元不飽和脂肪：大腦最好的朋友

大腦不僅含有大量多元不飽和脂肪，也含有很多單元不飽和脂肪，大腦的髓鞘就是由單元不飽和脂肪形成的。它是神經元的保護塗層，讓神經元之間能夠快速進行神經傳遞。不過，單元不飽和脂肪在化學上是穩定的，與多元不飽和脂肪不同。食用油若主要成分是單元不飽和脂肪，吃進體內不僅安全，對身體似乎也有許多好處。常見的單元不飽和脂肪來源包括酪梨、酪梨油、夏威夷豆等等，野生鮭魚和草飼牛肉的脂肪中也有近 50% 是單元不飽和脂肪。不過，單元不飽和脂肪最知名的來源，就屬冷壓初榨橄欖油。

在希臘、義大利南部、西班牙等地中海國家，帕金森氏症和阿茲海默症等神經退化疾病的發生率都比較低，當地民眾都把冷壓初榨橄欖油當作醬料基底，恣意使用在牛排、豆類、蔬菜、麵包、披薩、義大利麵、海鮮、湯品、甚至甜點中。我的朋友尼可拉斯・柯曼（Nicholas Coleman）是義大利食品連鎖店 Eataly 紐約市分店的首席橄欖油專家，他向我描繪南歐人怎麼用橄欖油：「他們的橄欖油不是灑幾滴而已，是用倒的。」地中海地區居民甚至用冷壓初榨橄欖油來烹飪食物。和一般觀念不同，冷壓初榨橄欖油即使在非常高溫的狀態下仍能保留許多營養價值。[29]（雖然如此，高溫烹調還是用化學性質最穩定的飽和脂肪比較好，接下來我們會談到這件事）。

流行病學家（也就是研究大量人口、並根據所收集的數據建立關聯性的科學家）經常以所謂「地中海飲食」作為例證，認為它是最能有效防範心血管疾病和神經退化疾病的大規模飲食方式。研究顯示，高度遵循地中海式飲食習慣，不僅能讓人長期的健康狀況更好（包括大幅降低罹患失智症的風險），也能提升腦力。[30] 不過我先前提過，流行病學研究最大的限制，就是這些研究是以觀察為主要根據，無法準確指出地中海飲食的好處是由哪些特性帶來的。為了填補這部分缺口，並且特別探究單元不飽和脂肪對認知能力的影響，巴塞隆納的科學家進行了試驗，將一種至今仍廣受推薦的標準低脂飲食，與兩種高脂肪的地中海飲食做比較。[31]

這兩種實驗性的地中海飲食，其中一種加入杏仁果、榛果和核桃之類的木本堅果，都是很好的單元不飽和脂肪來源。另一種則加入更多冷壓初榨橄欖油。在攝取大量冷壓初榨橄欖油的這一組，受試者每週要吃一公升冷壓初榨橄欖油。講得更清楚一點，一公升橄欖油的熱量達到八千大卡以上——超過成年男性一週應攝取熱量的一半！這兩組受試者分別遵循增加堅果的地中海飲食法與增加橄欖油的地中海飲食法，六年後，他們的認知能力不僅沒有衰退，甚至有所改善，橄欖油組受試者的認知表現還更好一點。採取低脂飲食的對照組，認知能力則呈現持續衰退的狀態。

要熟悉優質冷壓初榨橄欖油（最好是有機的）那種青草味和辛辣味，就要稀里呼嚕地把它吸到喉嚨深處，而且要常常這樣品嚐！廚房裡要多多存放冷壓初榨橄欖油，在低溫與中溫烹調時使用。它可以當作醬料，用在蛋、蔬菜、魚類等料理及所有沙拉裡。

飽和脂肪：穩定又能幹

飽和脂肪對於維持生命非常重要，它不僅可以支持你的細胞膜，也是多種荷爾蒙與類荷爾蒙物質的前驅物。飽和脂肪是人類母乳中含量最多的一種脂肪，而母乳也是新生兒最理想的天然食物。[32]

飽和脂肪在室溫下通常是固體，飲食中最常見的來源包括全脂乳製品，如乳酪、奶油、無水奶油（ghee），還有肉類如牛肉、豬肉、雞肉，甚至有些水果也含飽和脂肪，如椰子和橄欖（冷壓初榨橄欖油約有 15% 是飽和脂肪）。

近年來有大量關於飽和脂肪的負面報導，它甚至被誣衊成會「堵塞血管」的脂肪。的確，飽和脂肪正是媽媽會警告我們要少吃的東西。但是，飽和脂肪其實和那些被用來取代它們的有害油脂（如芥花油、玉米油、大豆油等穀物和種籽油）不同，它們是化學狀態最穩定的油，也最適合用於高溫烹調。讓飽和脂肪（如椰子油、草飼奶油、無水奶油）重新回到廚房裡，是對你的生理狀態很重要的實際作為，對你的健康會有很大的好處。

脂肪被栽贓了？

飽和脂肪是一種營養素，不能用不健康或健康來評斷它。它會如何影響你的健康，取決於幾個問題，例如：你吃很多糖嗎？你的飲食中有很多加工食品嗎？你是否把番茄醬當成蔬菜？這是因為，飽和脂肪會使高碳水化合物低營養飲食的害處放大（還有另一個問題，就是基因，我會在第五章探討）。

可惜的是，高度加工的速食大多含有很多糖分及精製碳水化合物，通常也會加入等量的飽和脂肪。想像一下，用白麵粉做的漢堡、加了很多乳酪的披薩、奶油醬汁濃稠的義大利麵、墨西哥玉米片加大量肉醬、墨西哥捲餅、甚至看似無害的貝果夾奶油。這些食物佔當今美國人攝取熱量的 60%，高度損害人們的健康。[33]

有研究顯示，一餐中同時有碳水化合物與脂肪，會引發暫時性的胰島素抗性，這是一種代謝失調，會讓身體發炎程度增加並加強儲存脂肪（接下來的章節中，我會詳述這種情況如何影響大腦）。把大量的飽和脂肪和碳水化合物一起吃下肚，會擾亂我們的身體運作，這應該不令人意外。畢竟，很難找到一種天然食物是同時含有飽和脂肪和碳水化合物的。水果大多只含碳水化合物和纖維，低糖水果如酪梨和椰子則含有豐富的脂肪，但碳水化合物極少。畜產品通常只含脂肪和蛋白質。蔬菜類，無論是富含澱粉或纖維，通常不含脂肪。乳製品是少數例外，結合了飽和脂肪與糖類——這是要符合乳品在演化上的用途，也就是幫助幼獸增加體重。除此之外，只有現代社會的食品常把飽和脂肪和碳水化合物結合在一起，目的通常是要讓人吃到過量。

血液中的飽和脂肪

血液中的飽和脂肪濃度與失智症風險增加有關，但這些脂肪到底是怎麼跑到血液裡去的呢？[34] 在一篇發表於美國期刊《公共科學圖書館：綜合》（*PLOS One*）的研究中，俄亥俄州立大學科學家說：「一般以為，一個人血液中的脂肪酸都是從飲食中吃進去的，但兩者的關聯性其實不強，尤其是飽和脂肪酸。」[35] 他們發現，硬脂酸（stearic acid）與軟脂酸（palmitic acid）是兩種與失智症有關的飽和脂肪，但受試者即使每天攝取這兩種脂肪高達八十四公克（相當於吃下近十一湯匙的奶油！），血液中這兩種脂肪的濃度也沒有增加。反倒是，吃高碳水化合物飲食的這組受試者，血液中測得的飽和脂肪濃度最高；碳水化合物若吃得較少，血液中的飽和脂肪濃度也會降低。事實證明，人體血液中的飽和脂肪濃度，大多來自肝臟將碳水化合物轉化而成的脂肪，這過程稱為「脂質生成」（lipogenesis）。其他研究也顯示出類似結果，證明我們的身體是動態的化學實驗室，不見得總是遵循簡單的邏輯——但食品、藥物或錯誤資訊，卻經常被業者用簡單邏輯來推銷。[36]

飽和脂肪與大腦：是敵是友？

在探究飽和脂肪對大腦的影響時，要找到真正的答案是很棘手的。如果仔細檢視很多動物實驗,幾乎都會發現實驗中給動物吃的所謂「高脂飲食」,其實都是糖、豬油和大豆油的有害混合物③。這或許可以追溯到一個基本的標示疏漏問題,也就是供應實驗室大鼠飼料的廠商,通常會把仿照「標準美式飲食」成分的飼料只標示為「高脂」。

別誤會我的意思:這類動物研究非常有價值。多虧有這些動物研究,我們才稍微了解為什麼飲食方式接近高糖、高脂的「標準美式飲食」的人,大腦中處理記憶的海馬迴往往比較小。[37] 這些研究也告訴我們,糖與飽和脂肪的組合(在速食中很常見)會促使身體發炎,並使腦中的大腦衍生神經滋養因子(BDNF)流失。[38]

問題是,媒體報導相關的研究結果時,經常會忽略這些細節,給出誤導觀念的標題,如「高脂飲食會如何損害你的大腦」——就有以這句話為標題的文章廣為流傳,刊登在知名媒體的網站上 [39](這篇文章報導的幼鼠研究裡,餵給幼鼠的飼料中含有 55% 飽和脂肪、5% 大豆油、20% 的糖)。除非讀者特地找出原始研究(假設他們能取得原始報告,而且沒有因為通篇學術用語而讀到眼神死),否則他們很容易會把這篇研究理解成對「高健康脂肪」飲食的攻擊。所謂高健康脂肪飲食,就是加工碳水化合物與多元不飽和脂肪的含量低,Omega-3 脂肪酸與營養豐富的蔬菜含量高,再加上正確飼養的畜產品中相對少量的飽和脂肪。

問題來了。能優化大腦的飲食中,到底應該含有多少飽和脂肪呢?雖然那些警告我們別吃飽和脂肪的說法,證據並不牢靠,但也鮮少有證據顯示拚命吃飽和脂肪對大腦有益(不像富含單元不飽和脂肪的冷壓初榨橄欖油,有充足證據顯示它有益大腦)。儘管細節還有待釐清,但可以確定的是,對身體有好處

---

③有時候,實驗中的高脂飲食甚至可能含有反式脂肪。這樣的疏忽非常不應該,因為人造反式脂肪非常有害,對認知健康有明顯的不良影響。

的飲食，也很可能對大腦有好處。我們已逐漸明瞭，缺乏營養的西式飲食，含有大量經過加工的多元不飽和油脂，以及消化快速的碳水化合物，不僅是讓人罹患心血管疾病的罪魁禍首，也會導致肥胖和第二型糖尿病。當前也有研究表明，西式飲食也會導致大腦的疾病。

基於這些原因，我決定不限制飽和脂肪的攝取，只要這些飽和脂肪是含在全食物中，或用在偶一為之的高溫烹調當中。（你飲食裡主要的食用油，應該永遠是超級大腦食物第一名——冷壓初榨橄欖油。）

反式脂肪：你應該懼而遠之的脂肪

反式脂肪是型態有點像飽和脂肪的不飽和脂肪。草飼動物的乳和肉中，有一種天然產生的反式脂肪「共軛亞麻油酸」（CLA），它是很健康的，可以加強代謝與血管健康，並降低癌症風險。但在現代人的飲食中，天然反式脂肪相對來說極為稀少。

人們攝取的反式脂肪，大部分都是食品工業製造出來的。人造的反式脂肪不只是有害而已，它們就像《星際大戰》中的大反派黑武士（Darth Vader）加上《哈利波特》裡的邪惡巫師佛地魔（Lord Voldemort），根本壞到極點。它們原本是可以可自由通過血管與大腦屏障的多元不飽和油脂，然後經過氫化。你可以在食品包裝上看到「氫化」或「部分氫化」油脂的字樣。這些過程讓反式脂肪更像飽和脂肪，在室溫下成為固體。食品製造商喜歡它有兩個原因：用廉價的油就能讓產品增加如奶油般的豐厚口感，還能延長食品的保存期限。因此，反式脂肪經常出現在加工食品、蛋糕、乳瑪琳、堅果奶油（用於避免油脂分離），甚至給純素食者吃的「乳酪醬」裡，而且還加上看似健康的包裝。

人造反式脂肪讓身體很容易發炎，也可能導致胰島素抗性與心臟疾病（它們會增加血液中的總膽固醇，卻會降低能保護血管的高密度脂蛋白）。近期一項針對多份研究的整合分析顯示，攝取反式脂肪與全死因死亡率（也就是因任何原因早死）提升 34% 有關。

對大腦來說，反式脂肪更是特別有害。記得我在前面說過細胞膜的流動性有多重要嗎？反式脂肪能自己進入你的神經細胞膜中，使細胞膜變硬，像死後硬化一樣。這使得神經傳導物質很難進行它們的工作，細胞也很難獲得營養和能量。已有許多研究找出了反式脂肪與大腦萎縮、罹患阿茲海默症風險大增之間的關聯，而你絕對不希望自己遇上這兩種狀況。[40] 但即使是健康的人，攝取反式脂肪也與記憶力明顯惡化有關。2015 年的一項研究中，受試者被要求記憶某些單字，而他們攝取的反式脂肪每增加一公克，能回想的單字就減少〇‧七六個 [41]。反式脂肪吃最多的受試者，能回想的單字比完全不吃反式脂肪者足足少了十二個。

不過，你以為只要避免吃氫化油脂就夠了嗎？光是加工製造多元不飽和油脂的過程，就會產生反式脂肪。研究人員發現，許多市面常見的烹飪用油中，都潛伏著少量反式脂肪。即使是用壓榨法製造的有機芥花油，都含有多達 5% 的反式脂肪。我們每人每天平均攝取約二十公克的芥花油或其他植物油，算起來，其中含有一公克的反式脂肪。

只要如我在前面所說的，避免吃玉米油、大豆油、芥花油等多元不飽和油以及用這些油製造的食品，也別吃所有「氫化」或「部分氫化」的油，基本上就能確保不會吃進人造反式脂肪。

脂肪：運送營養的渡船

在你的飲食中加入更多好的脂肪（例如雞蛋、酪梨、油脂豐富的魚，或冷壓初榨橄欖油），還有一個非常重要的原因，就是脂肪能幫助身體有效吸收必需的脂溶性營養素如維生素 A、E、D、K，以及 β- 胡蘿蔔素等類胡蘿蔔素。

這些營養素對身體的效用廣泛，可以保護 DNA 不受損害，也能幫助身體與大腦現有的脂肪對抗老化。

類胡蘿蔔素，就是在紅蘿蔔、甘藷、大黃，還有特別是深綠色葉菜（如羽衣甘藍和菠菜）中富含的黃色、橘色和紅色色素，已確定對促進腦力有強大效果（深綠色葉菜上看不到類胡蘿蔔素的顏色，因為它被葉綠素的綠色色素遮蔽了，但其實含量豐富）。科學家更發現，葉黃素和玉米黃素這兩種類胡蘿蔔素，與神經效率及「晶體智力」（crystallized intelligence）的提升有關。「晶體智力」是指人一生中所鍛鍊出運用技能或知識的能力。[42]

用類胡蘿蔔素為你的大腦增加馬力

人們知道類胡蘿蔔素是重要營養素已經有很長一段時間了，它能保護眼睛和大腦免於老化。不過，它們其實還可能加快你大腦的處理速度。美國喬治亞大學進行的一項臨床試驗中，將六十九名健康的年輕男女學生分為兩組，一組補充葉黃素和玉米黃素（在羽衣甘藍、菠菜、酪梨中富含的兩種類胡蘿蔔素），一組補充安慰劑。結果發現，補充葉黃素和玉米黃素的受試者，視覺處理速度加快了 20%（數據來自測量視網膜接受刺激後的自動反應）。處理速度很重要，因為這代表你接收資訊、理解資訊，然後開始反應的時間快慢。視覺處理速度較快，往往也和運動表現、閱讀速度和執行功能較佳有關；處理速度較慢則是認知能力衰退的主要及初期特徵。對於補充葉黃素和玉米黃素的受試學生視覺處理速度大增的結果，研究人員指出：「意義重大，因為一般以為年輕健康的受試者已處於效率巔峰期，難再提升。」研究人員並表示：「我們可以概括而論，改善飲食不僅能預防後天造成或營養缺乏帶來的疾病，還能優化執行功能，一直到老。」我對這個結論再同意不過了！

這些營養素都必須由脂肪幫你帶進身體的血液循環中。吃沙拉的時候，除非同時吃進脂肪，否則身體能吸收的類胡蘿蔔素微乎其微。[43] 在沙拉裡大量灑上冷壓初榨橄欖油，是非常好的選擇，或者乾脆在沙拉裡加進幾個全蛋。普渡大學（Purdue University）所做的一項研究中，受試者如果在沙拉中加入三個全蛋，所吸收的類胡蘿蔔素是不加蛋的三至八倍。[44] 如果不愛吃蛋，那就加一些酪梨。要知道，這樣你會獲得脂溶性的增強腦力營養素（如類胡蘿蔔素）所帶來的驚人好處。

好了，現在你清楚理解脂肪在身體中扮演的角色了。好幾個世代以來的家庭，都在這個對我們最重要的營養素上被引入歧途，但現在我們已了解吃對的脂肪對大腦有多重要。我一知道這件事以後，就大幅改變我的飲食。那些令人飽足又能滋養身體的安全食物，曾經是不能碰的禁區，現在已成為我飲食中不可取代的主要食物。

但是，我們還沒到透徹明白的地步。認知能力會出現災難（和受到救贖），脂肪的好壞只是開端。下一章，我們要談大腦崩壞的首要預兆。

重點整理

▶ 多元不飽和脂肪酸容易氧化，可能是你最好的朋友，也可能是最糟的敵人。避免吃玉米油、大豆油等穀物或種子油，也不要吃回收植物油炸出來的食品。

▶ 沙拉醬要自己做。你絕對不會想用熱量兩百大卡的可疑多元不飽和脂肪來搭配一天中最健康的一餐。店裡賣的或甚至餐館自製的沙拉醬料可能是最惡劣的罪犯。一般餐館的慣用手法，是以芥花油稀釋或完全取代冷壓初榨橄欖油，甚至換成更糟的東西——謎樣的「植物油」！

▶ 上餐館用餐幾乎都是賭博，所以請看著老闆的眼睛，問他們是用什麼油來料理。

▶ 如果你無法每周吃三次以上油脂豐富的魚（野生鮭魚和沙丁魚富含 Omega-3），請考慮補充魚油保健品。素食者可選擇海藻油。

▶ 冷壓初榨橄欖油應該是你的主要食用油。

▶ 來自全食物的飽和脂肪，若搭配的飲食完全無糖且是低碳水化合物，並且富含纖維、Omega-3 與來自蔬食的必需營養素，那就是健康的。

▶ 反式脂肪是飲食中的惡魔。任何食物若含有氫化油或加工過的多元不飽和油，都不要吃。加工過的多元不飽和油即使沒有經過氫化，也含有至少 5% 的反式脂肪。

▶ 蔬菜中某些特定營養素，必須伴隨油脂一起吃才能讓身體吸收，所以吃沙拉和蔬菜時，一定要加入健康的油。

超級大腦食物 No.2：酪梨

　　酪梨是全效的超級大腦食物——可以保護大腦並增強腦力。首先，酪梨是全面保護脂肪能力最強大的蔬果。這對你的大腦是好消息。大腦不僅是人體脂肪比例最高的器官，而且容易受到各種氧化壓力摧殘，氧化壓力是促使人體老化的主要來源——因為你吸入體內的氧氣，有 25% 都用來為你的大腦製造能量！酪梨也富含各種不同類型的維生素 E（能宣稱具有這種特性的保健品可不多），還含有大量的葉黃素和玉米黃素等類胡蘿蔔素。在第二章中，我們提過這些色素能增加大腦的處理速度，但需要伴隨脂肪才能讓身體完整吸收。剛好，酪梨就是健康脂肪的豐富來源。

　　血管疾病現在已成為流行病，它的型態不只是心臟病，還有血管型失智症，這是第二常見的失智症，僅次於阿茲海默症。鉀和鈉共同運作調節血壓，對血管健康至關重要，但現在的人往往沒能攝取足夠的鉀。事實上，科學家相信，我們以狩獵和採集維生的祖先，攝取的鉀是當今人們的四倍。這或許可以解釋，為什麼現在高血壓、中風和血管型失智如此常見。一整顆酪梨所含的鉀，是一根香蕉的兩倍。它是滋養大腦中長達四百哩（約六百四十公里）微血管最完美的食物。

　　最後我要說的是，如果有酪梨可吃，誰還需要吃纖維素保健品，或工業化製造的廉價早餐穀片呢？一整顆中型酪梨含有高達十二公克的纖維——能讓你餓壞了的腸道細菌飽餐一頓，最後它們會以充滿活力的健腦化合物來回報你，可以降低身體發炎、增加胰島素敏感性，並且促進大腦增加生長因子。

　　怎麼吃：我盡可能每天吃半顆酪梨。灑一點點海鹽再加些冷壓初榨橄欖油，就很好吃了。也可以切片加入沙拉、蛋、果昔，或我的「健腦碗餐」

（Better Brain Bowl，請見第十二章的食譜）。

　　專家小祕訣：酪梨要放很久才會成熟，但熟了以後再多放一、兩天就壞了。如果有多的酪梨，一成熟就要放進冰箱，準備吃的時候再取出，以避免腐敗。把成熟的酪梨吃下肚，好處滿分！

Chapter 3

進食過量，身體卻還在挨餓

一個人應該有能力為孩子換尿布、計畫侵略行動、殺豬、駕船、設計建築、寫十四行詩、平衡收支、砌牆、接骨、慰藉臨終之人、接受命令、下達命令、協同合作、單獨行動、解方程式、分析新問題、施肥、寫程式、烹飪美食、驍勇善戰、死而無畏。只有昆蟲才專業分工。

——美國科幻小說家羅伯特・海萊因（Robert A. Heinlein）

回想一下還沒有食物外送 APP，也沒有各方大師提倡各種飲食法的年代吧。當時方圓百哩之內可能只有「喬氏超市」（Trader Joe）能買到鹽；「生物駭客」（biohacking）＊[1] 則只是用磨尖的石頭現宰動物。過去幾千年，都沒有政府提出飲食指南這種事，如果生存在那個年代，你得像歷代祖先一樣，就著自己的直覺和可取得的食物活下去。作為一個獵食者，你吃的東西會遍及各種陸上動物、魚、蔬菜、野果；主要的熱量來源大部分是脂肪，其次是蛋白質。[1] 你或許也會吃到少量澱粉，包括富含纖維的塊莖類、堅果與種子，但富含可消化碳水化合物的食物極少，甚至可能沒有。

身處古代的你，唯一吃得到的甜食是野果，和幾千年後超市陳列的改良品種水果相比，外觀和滋味都非常不一樣。這些野果若與現代的同類水果放在一

＊ 1. 約於本世紀初掀起的生物學研究風潮，目的是以駭客的精神來探索生物體結構，或增強人體機能。

起，你甚至會認不出它們是同一種水果，因為兩者差異之大，就像瑪爾濟斯寵物犬和它最原始的祖先灰狼一樣，有天壤之別。這些古早的水果體積很小，吃起來只是微甜，而且只有當季才吃得到。

不過，大約一萬年前，人類演化出現了髮夾彎大轉變。眨眼間，你從一個漫遊覓食、食物來源受到季節限制的部落採獵者，變成一個種植作物、養殖禽畜的定居者。農業的發明，為你的家庭（以及整個人類）帶來先前難以想像的概念：除了當天立刻要吃的食物之外，人類還有能力生產多餘的糧食。這是人類存在的重大「奇點」之一──是一種典範轉移，標示著人類進入一種新的現實狀態，而且回不去了。在這個新的現實狀態裡，我們雖然獲得大量糧食，用低廉成本就能餵飽很多人、促進全球人口增長；但是，個人的健康卻走上了下坡路。

幾十萬年前，人類的飲食富含來自各個地域的各種營養，但是在我們三餐都只吃那些人類能夠種植畜牧的動植物以後，這些微量營養素和地域的多元性消失了。饑餓不再是近在眼前的威脅，但我們卻成為單一作物的奴隸，導致營養不良的狀況反而更普遍。由於能取得的澱粉與糖大幅增加（例如來自小麥和玉米），讓我們產生蛀牙和肥胖的問題，身高會縮水，骨質密度也會降低。我們馴化了牲畜、改良了作物，卻也在無意間馴化了我們自己。

農業時代來臨，使我們陷入行為需求的惡性循環，改變了大腦的本質。一個狩獵採集者必須自給自足，但農業出現以後的世界則講求分工。有些人種小麥、有些人收割小麥、有些人磨麥子、有些人烹煮麥子、還有些人販賣小麥。高度專業化的分工流程，引發了工業革命，也帶來 iPhone、好市多（Costco）、網際網路等等現代世界的陷阱。它們為人類生活提供便利，但也產生負面效果。把古早人類的大腦放在現代世界的環境裡，就像想把方形木樁塞進圓孔一樣格格不入。數以百萬計的美國人都吃抗憂鬱藥、依賴興奮劑或濫用藥物，就是證明。有注意力不足過動症（ADHD）的人，大腦會因為探索新事物而茁壯發展，其實是最棒的狩獵採集者，但在今天，這樣的人卻得和不斷重覆例行公事的工作搏鬥（嗯哼，兩位作者都感同身受）。

飲食習慣轉變，加上認知能力的職責不再像過去那麼繁重，導致我們的大腦容量在過去一萬年間縮減了相當於一個網球大小。五百個世代以前的祖先要是看到人類現在的生活，會哀歎我們的生存範圍受到限制，並且為了造成我們認知能力的衰亡而道歉。先別管我們會讓下一代生活水準降低、學貸高築、生活在被破壞的環境中了——我們的祖先那麼成功，留給我們的卻是大腦變小這種禍害。

人類當時不知道會有這種後果，就這樣一舉放棄了創造出人類大腦的飲食與生活方式，轉而採取會讓大腦縮小的飲食與生活方式。

能量密集，卻營養貧乏

雖然肥胖症如此盛行，而且美國和全球其他地區的人丟掉這麼多食物（超市會把外型只有一點點奇怪的新鮮蔬菜扔掉，只為了盡量讓你購物時覺得賞心悅目），但你可能會感到訝異的是，我們的身體某種程度上仍然在挨餓。

你有沒有想過，為什麼有這麼多包裝食品必須經過「維生素強化」？全世界有超過五萬種可食用植物，這些植物提供了各種獨特且有益身體的營養成分。人類還是採集者的時代，會廣泛攝取各類植物。但是今天，我們的飲食主要只由三種作物組成：小麥、稻米與玉米。這些作物佔全球民眾攝取總熱量的60%。它們提供廉價的熱量來源，但所含的營養也相對比較低。在包裝食品裡加入只值幾分錢（而且通常是人工合成的）維生素，就像幫豬塗口紅，效果微乎其微。

消失的微量營養素

鉀	維持健康血壓及神經訊號傳導
維生素 B	有助於基因表達與神經絕緣
維生素 E	保護脂肪組織（如腦細胞）避免發炎
維生素 K2	讓鈣留在骨頭與牙齒中，不要跑進皮膚、血管等軟組織裡
鎂	產生能量、幫助修復 DNA
維生素 D	抗發炎，並維持健康的免疫系統
硒	產生甲狀腺素並防止汞中毒

現代飲食裡欠缺許多必需營養素，以上列出的只是其中一部分。要維持生理運作，我們大概需要四十種礦物質、維生素及其他化學物質，這些營養素全都涵蓋在我們不再攝取的全食物裡。[2] 於是，90% 的美國人現在所有的維生素或礦物質都攝取不足。[3]

讓事情更複雜的是，官方訂定的營養攝取建議，目標只是為了防止出現身體缺陷。這表示，即使我們吃足了官方建議的每一種營養素，身體得到的營養可能還是嚴重不足。例如，官方建議的維生素 D 每日建議攝取量（RDA），標準只是要預防佝僂病；但維生素 D（皮膚暴露於太陽的 UVB 紫外線時會產生）是一種類固醇荷爾蒙，影響人體中近一千個基因的運作，其中許多基因涉及發炎、老化與認知功能。事實上，愛丁堡大學近期一項分析發現，在各項環境風險因素中，維生素 D 過低是引發失智症的首要因素[4]（有些學者主張，要達到最佳健康狀態，維生素 D 的每日建議攝取量應該比現行建議量至少多十倍）。[5]

如果身體感覺到獲得的營養太少，就會把這些營養大多只用在能確保短期生存的運作程序中，長期健康就會退居次要位置。這套理論最初是由研究老化的知名學者布魯斯・艾姆斯（Bruce Ames）提出，俗稱為老化的「情況鑑別分類理論」，有點像政府會在戰爭時選擇糧食與燃料配給的概念。此時，眼前迫切的需求如食物、棲身之所等等，可能才是首先要解決的問題，國民教育則慘遭犧牲。以我們的身體來說，在容易導致發炎的生活方式殺氣騰騰來襲時，身體只能顧及基本的求生程序，沒空去管高貴的修繕計畫。

身體缺乏鎂而產生的下游效應，是說明這種優先順序重新排列的好例子。鎂是人體內三百多種酵素反應的必需礦物質，從能量生成到 DNA 修復都是它的職責；如果它不斷被運用到短期需求中，DNA 修復就會被放在一邊。在將近 50% 人口都缺乏鎂的狀況下，它的負面效應幾乎肯定會放大。美國人缺乏鎂的比率僅次於缺乏維生素 D，但其實在葉綠素中就很容易攝取到鎂。葉綠素是產生能量的分子，也是深綠色蔬菜的顏色來源。[6]

研究證實，營養缺乏導致的發炎，與大腦加速老化、認知功能受損都密切相關。[7]《為什麼斑馬不會得胃潰瘍》（*Why Zebra's Don't Get Ulcers*）一書作者勞勃・薩波斯基（Robert Sapolsky），曾談到人體在壓力下會出現類似的優先順序重新排列，他形容得再好不過：人體會暫時停止進行長期計畫，直到確定自己會長期存活才重新開始。畢竟，DNA 受損的重大後果（例如腫瘤或失智症），在幾年甚至幾十年內都不會發生，但我們今天就需要能量。

糖與碳水化合物入門

從史前到現代的一大改變，就是碳水化合物密集來源在人類飲食中從跑龍套躍升為主角。碳水化合物最密集的來源，是如今無所不加的精製糖──它加在看似無害的果汁、餅乾、調味品當中，也加在明目張膽的犯規者如含糖飲料裡。即使我們盡可能避免這些顯而易見的碳水化合物來源，它們也可能隱藏在不起眼的地方。對抗肥胖的學者暨鬥士羅伯・魯斯提（Robert Lustig）發現，食品製造商在產品的成分表中，把糖偽裝成五十六種特別術語。除非是最勤奮的犯罪偵探，否則很難、甚至不可能發現產品中加了糖。以下所列只是其中幾種：甘蔗汁、果糖、麥芽、葡萄糖、蜂蜜、楓糖、糖蜜、蔗糖、椰子糖、糙米糖漿、果汁、乳糖、棗糖、固體葡萄糖、龍舌蘭蜜、大麥麥芽、麥芽糊精、玉米糖漿。

不過，在現代人飲食中佔重要地位的不只是型態明顯的糖。小麥、玉米、稻米等穀物，以及馬鈴薯等塊莖，還有甜度很高的現代水果，這些都是為取得最大產量的澱粉與糖而種植的。雖然這些澱粉的外表和口感不像糖，但它們就是葡萄糖鏈，儲存在植物種子中能量密集的組織裡（讀到這裡，你可能心想，這本書是否要將這些型態的食物徹底逐出你的生活，答案為「否」。在後面的章節中，我們會告訴你要怎麼吃能量密度較高的澱粉食物，讓你的身體從中獲得好處，而不是變胖和生病）。

科學家相信，在農業出現以前，人類每天攝取的纖維素達到一五〇公克。如今，我們吃的能量密集碳水化合物比以前都多，一天攝取的纖維素卻只有少得可憐的十五公克（這還是情況好的時候）。對於古早祖先飲食有所批評的人常常會說，農業出現之前的史前人類穀物吃得太少，但不管當時的飲食中穀物佔多少百分比，肯定都含有大量的纖維，而現今我們吃的則是熱量密集的精製穀物——這樣的今昔對比，呈現了明顯而且重要的差異。

要知道，人體把澱粉分解為組成它的糖分子，是非常容易的。甚至在你還沒吞下食物以前，這樣的轉換過程就開始了——澱粉在你口中就開始分解，因為唾液裡含有澱粉酶（如果你跟我一樣，那你在九年級的生物課就學過這些了。你可以把一口澱粉食物含在口中，跟著就會嚐到甜味，因為澱粉從舌頭就開始分解成糖）。事實上，甚至在你還沒開始吃（或喝）第一口食物以前，光只要看著你即將要吃的東西，就能刺激儲存熱量的荷爾蒙——胰島素的分泌，讓它準備好處理即將大量湧入的糖。

胰島素的主要工作是讓糖分子快速從血液中分離出來，然後進入脂肪和肌肉組織。當糖在你的胃裡短暫停留，然後搭十分鐘地鐵到達你的血液時，你身體的內分泌（荷爾蒙）系統的熱量儲存模式就已經完全啟動。但儲存熱量只是其中的一部分工作，這整個程序的職責還包括：在太多糖進入血液時進行損害控制。

人類的身體喜歡穩定。它經歷了很長的演化過程，才終於讓你的體溫恆定維持在一個很小的範圍內（華氏九八‧六度、攝氏三十七度上下）；你的血糖值也是如此。在你體內循環的總血漿量（約五公升），隨時都只含有一茶匙的糖。這可能會讓你用不同眼光看待你的食物。拿起那杯柳橙汁之前，或許你會先停下來想想，單是這一杯果汁所含的糖，就是你全身血液糖分總量的六倍。那個在辦公室茶水間召喚你的美味蔓越莓馬芬，它含的糖分則是血糖的十七倍——吃進嘴裡就會立刻進入你的血液。

好吧，那又怎樣？吃了糖，胰島素會讓它從血液中分離出來——沒有危害、不是壞事，對吧？錯。

體內黏著的糖有增無減

糖一旦進入體內，就會變得黏稠，跟手指沾到楓糖漿那種黏黏的感覺很像，但很重要的差異是，糖黏在體內是洗不掉的。在分子的層次來說，這叫作糖化作用。葡萄糖分子與附近的蛋白質或細胞表面結合時，就會發生糖化作用，因此造成損傷。人體所有器官和組織（從肝臟到皮膚到大腦）要好好地建構和運作，都必須仰賴蛋白質。任何會使血糖升高的食物都可能增加糖化作用，而任何接觸葡萄糖的蛋白質都很容易因此受損。[8]

【常見問題】
應該吃糙米還是白米？

答：穀物的「健康程度」通常是用名為「升糖指數」的衡量標準來評估。升糖指數是用來測量一種食物影響血糖的速度有多快，但用它來判斷食物品質的用處不大，因為它通常不計入食物的分量。此外，當糖與澱粉和其他食物混合時，升糖指數就不準了，因為脂肪、蛋白質和纖維都會延後糖被血液吸收的時間。吃一頓混合了碳水化合物、蛋白質與脂肪的餐點，會延長胰島素升高的時間，對你的身體來說，可能比只吃單純的糖更難應付。長期下來，會導致大問題（下一章會詳談）。要衡量一餐飯的好壞，用它造成的總升糖負荷來評估，會比用單一食物的升糖指數要好，因為總升糖負荷會計入餐點的份量（總胰島素負荷則是更難測量但可能會更好的工具，它會計入加工食品中的碳水化合物與脂肪相加之下，使身體更容易儲存脂肪的效果）。不用多說，請吃那些自然存在於蔬菜、低糖水果（下面幾頁我會列出一些）、根莖類、豆子與豆科植物等高纖食物中的碳水化合物，它們的升糖指數和總負荷都比較低。

至於米的問題，你喜歡哪種米就吃哪種米。糙米所含的纖維與微量營養素雖然比白米多，但並不是攝取這兩種營養素的優良來源，而且對一部分人來說很難消化。糙米和白米的升糖指數與升糖負荷幾乎一樣。我和保羅醫師做完高強度運動後，偶爾會去吃壽司，我會選糙米，保羅醫師則選白米（之後一小時他會不斷堅稱他選的比較好吃）。

　　現在你明白澱粉有多容易轉化為糖了，所以你應該知道，不管你喝一杯果汁（會導致血糖急劇上升），還是吃一碗含有纖維與糖連成的化學長鏈的糙米飯（會造成幅度較小但持續時間較長的血糖上升），定量的碳水化合物導致的血糖上升量差不多是一樣的。比率可以歸納為一個簡單的算式：

糖化＝葡萄糖接觸量 × 時間

就像氧化作用一樣，人活著就一定會發生某種程度的糖化作用，這是無可避免的。但好消息是，就如同我們可以藉由不吃氧化的油來減緩氧化作用的速度，我們也可以減緩糖化作用發生的速度。對抗糖化作用最強大的武器，就是我們的叉子[1]。我們可以用它選擇不含過多糖分（無論是否連成糖鏈）的食物，這些糖會黏在我們的蛋白質上。

含糖多	含糖少
小麥（全麥或白麵粉）	草飼牛肉
燕麥	杏仁果
馬鈴薯	酪梨
玉米	油脂豐富的魚
米飯（糙米和白米）	家禽
含糖飲料	羽衣甘藍
早餐穀片	蛋
果汁	菠菜
糖	

---

[1]吃一餐碳水化合物餐點（例如一個全穀貝果）對血糖的影響，很明顯會因人而異。有些人血糖很正常，即使吃了一整個烤馬鈴薯，血糖也很快就回到基準值，對身體的傷害微不足道。但相反地，血糖不正常（患有胰島素抗性、糖尿病前期，或第二型糖尿病）的人，可能吃了烤馬鈴薯之後好幾個小時，血糖仍在高點。但這也會受很多因素影響，包括發炎、睡眠、基因、壓力、甚至在一天當中什麼時候進食，都有關係。

糖化作用最大的害處之一，是它會讓體內形成「糖化終產物」（Advanced Glycation End Products），縮寫為 AGEs，非常貼切*2。AGEs 是一種「老化毒素」（gerontotoxins，源於希臘字 geros，意為「老年」），而且活性很強，簡直像是生理上的暴徒。它們與身體的發炎及氧化壓力高度相關，所有人類不分老幼體內都會產生，只是程度不同，但主要是受到飲食支配。[9] AGEs 的形成，與血糖值多少有成比例的相關性，因此在第二型糖尿病患者體內，AGEs 的形成過程會大幅加速，這是患者罹患退化性疾病如動脈粥樣硬化（atherosclerosis）與阿茲海默症的可能性升高，或病況惡化的主要原因。

有研究說，阿茲海默症患者的大腦滿布 AGEs 這種老化毒素，數量是正常大腦的三倍。[10]（荷蘭神經生物學家史瓦布〔D. F. Swaab〕在他的書《我即我腦：從子宮孕育到阿茲海默症，大腦決定我是誰》〔Wij Zijn Ons Brein〕中，曾形容阿茲海默症是過早、加速且嚴重型態的大腦老化。）糖化作用明顯在這樣的過程中扮演要角，某種程度上也解釋了為何血糖升高會增加失智風險，即使不是糖尿病患者也一樣。[11] 但是，即使沒有罹患失智症，你的認知能力也會受到 AGEs 損害。沒有失智也未罹患第二型糖尿病的成人，若體內的 AGEs 較多，似乎也會隨著年齡漸長而出現認知功能加速喪失、學習與記憶能力受損，讓神經可塑性與長壽的多種基因表現減弱等狀況。[12]

醫生可以做糖化血色素（hemoglobin A1C）檢驗來了解你體內的 AGEs 形成速度有多快，這種檢驗通常用於糖尿病患，是為了要測量有多少糖黏在紅血球上。人體內的血液細胞平均循環四個月，在送往脾臟退休之前，都持續接觸血液中時多時少的糖。因此，糖化血色素可用於大致了解一個人過去三個月的血糖平均值，也可以當作有效指標，用於判斷認知退化或認知功能變差的風險。

---

* 2. age 為老化之意。

2015 年末，我曾有機會拜訪柏林夏綠特醫院，這是德國最積極從事研究的醫療機構，其中一項研究是探討血糖與記憶功能之間的關係。研究的主持人艾格妮絲・芙洛爾（Agnes Flöel）是神經科學家，她曾對一四一名糖化血色素在「正常」範圍的人進行測試，發現受試者體內的糖化血色素（可用於估算過去三個多月的平均血糖值）每增加 0.6%，在口頭記憶測驗中能記住的單字就少兩個。這些受試者都不是糖尿病患，也沒有糖尿病前期（pre-diabete）症狀，就已經很令人訝異了；更嚇人的是，這項研究還發現糖化血色素值較高的人，大腦的記憶處理中樞「海馬迴」的容量也比較小。[13]（《神經學》〔Neurology〕，美國神經學學會官方期刊）刊登的研究也顯示，空腹血糖值較高但仍在「正常」範圍內的人，大腦中海馬迴的容量比較可能減少。[14]

【醫師小提醒】
糖化血色素檢驗的缺點

糖化血色素檢驗並不完美，但它再次確定了糖的害處有多大。研究顯示，血糖升高確實會縮短血液細胞的壽命。血糖正常的人，血液細胞可以存活四個月，但一個長期高血糖的人，血液細胞恐怕只能存活三個月或更短。[15] 血液細胞在體內循環的時間越長，累積的糖就越多。因此，一個血糖很正常的人，在糖化血色素升高的檢驗中可能出現「假陽性」；而一個糖尿病患的實際血糖值，可能比糖化血色素顯示的血糖值更高。

我在自己的診所偶爾會為病患進行「果糖胺」（fructosamine）檢驗，它測量的是糖化作用產生的化合物，反映過去二至三週而非過去三個月的血糖值。這項檢驗不受紅血球壽命長短的影響，可以在平均血糖值因為飲食調整而快速變化時，用來分析糖化血色素的差異。

不幸的是，糖化作用損害的不只是大腦，還會加速皮膚、肝、腎、心臟、骨頭的老化。[16] 人體沒有一處可以倖免。糖化血色素直接反映了你身體的胰島素分泌與 AGEs 的形成。在某種意義上，它甚至反映了你老化的速度。

眼睛則讓我們看到另一個糖化作用導致衰老的例子，因為眼睛含有神經元和其他易受糖化作用影響的細胞類型。白內障是眼睛水晶體混濁使得視力模糊，在世界各地都是導致失明的主因。科學家已經知道，讓實驗室裡的動物維持高血糖，只要短短九十天，加速糖化作用，就會出現白內障。[17] 這或許能解釋，為何糖化作用速度較快的糖尿病患，罹患白內障的風險比血糖正常的人高出五倍 [18]。

不過，並不是所有的 AGEs 都在體內形成，有些來自我們的環境。舉例來說，二手菸就會帶著這些老化加速劑進入我們體內。AGEs 的形成也是料理食物時常見的化學反應，尤其是高溫烹調時。雖然科學界對 AGEs 的研究還在初始階段，但已有研究顯示，大部分 AGEs 是來自身體內部，通常是吃了大量碳水化合物造成的後果。事實上，根據研究報告，素食者體內的 AGEs 比吃肉的人要多，科學家認為，這是因為他們的飲食比較依賴碳水化合物，而且水果吃得比較多。[19]

環境中的老化毒素

如果你曾把牛排放在烤架上燒烤，看著牛排表面烤出焦色的過程，你看到的就是糖化作用正在進行。牛排表面的焦色，顯示它形成了外源性（在身體外部形成的）AGEs，這叫作「梅納反應」（Maillard Reaction）。其實任何食物在烹飪過程中都會產生 AGEs，但乾燥、高溫的烹調方法，如燒烤或烘烤，特別會助長 AGEs 的形成；加工肉類（例如香腸和熱狗）又比沒有加工過的肉含有更大量的 AGEs。最安全的烹調方式是用濕熱法，例如炒或蒸（植物的 AGEs 比肉要少，無論用什麼方式烹飪）。

　　某些人可能會因此猜想：是否應該完全不吃肉？但只根據食物是否含有 AGEs 來判斷它健康與否，是不對的。例如，炙烤野生鮭魚含有相當多的 AGEs，但很多研究和試驗結果都顯示，吃野生魚類和認知能力的健康及心血管的老化速度有關。此外，許多人類學家也認為，現代人的大腦能演化到這麼大的腦容量，不只是因為我們的祖先吃肉，也正是因為他們懂得烹煮肉類，讓他們能從食物中攝取更多的卡路里和營養。把肉類融入日常飲食最安全的方法，是採用有機和草飼的生鮮肉品（至於魚類則選擇野生的魚），這樣能確保肉品中含有較多的抗氧化物，烹調時則盡量低溫（但當然還是要把食物料理得夠徹底，以避免生病）。

　　同樣重要的是，要記住，只有 10% 到 30% 的外源性 AGEs 會被你的身體吸收。植物性食物中含有多酚和纖維素等豐富的抗氧化營養成分，也可以在 AGEs 這些老化毒素進入你的循環系統之前，發揮中和作用。[20] 舉例來說，如果你想吃一頓烤雞大餐（含有大量的 AGEs），你可以選擇一大盤深綠色蔬菜來搭配，或許能幫你把負面影響降到最低，也能讓 AGEs 和你腸道裡的好幾兆個細菌發生讓人比較愉快的反應。接下來你會讀到，腸道細菌在大腦運作中扮演很重要的角色。

外加糖分：禍害大腦之源

　　外加糖分（added sugar）是現代食物裡最邪惡的壞東西之一。大自然原本讓人類只透過水果攝取少量的糖，而且水果還含有纖維、水分及其他營養素。然而，如今在無數的包裝食品及甜味飲料中，糖已成了無所不在的添加物。現在，美國政府終於強制規定食品的營養標示必須列出外加糖量——這措施絕不是靈丹妙藥，但至少已朝正確方向邁進。無論外加糖分是單一來源的有機蔗糖、是糙米糖漿，還是食品產業最愛的高果糖玉米糖漿，可以確定的是：最安全的外加糖分食用量，是零。

吃糖的危險之一，是它會綁架大腦的愉悅中樞。含有外加糖分的包裝食品，通常都是「不可思議地好吃」，使得腦內用來獎勵的神經傳導物質「多巴胺」突然大增。不幸的是，這種食品吃得愈多，就愈需要再增加食用量才能達到同樣程度的愉悅效果。聽起來有點熟悉吧？沒錯，糖刺激多巴胺分泌的機制，跟藥物濫用很類似。事實上，在動物模擬實驗中，大鼠喜歡吃糖，更甚於喜歡古柯鹼（而牠們已經很愛古柯鹼了）。

借用佛洛伊德（Sigmund Freud）的說法，齧齒動物全都只有「本我」（id）——也就是牠們只會屈從於想吃的慾望。牠們不必肩負什麼責任（至少以人類的意義來說），當然也不用擔心穿泳衣好不好看。這就是為什麼要了解食物（特別是糖）如何影響我們的行為時，大鼠研究是很重要的一部分。舉例來說，我們已經從大鼠身上發現，在各種糖當中，果糖尤其容易吃了更想再吃。大鼠攝取熱量相同的果糖或葡萄糖時，葡萄糖（如馬鈴薯澱粉）會引起飽腹感（讓大鼠覺得吃飽了）；果糖則會讓大鼠更飢餓，吃得更多。可以推斷的是，糖，特別是果糖，會讓你過度進食（下面會細談）。

這些深入的理解非常重要，因為我們吃光一整包洋芋片（或一整桶冰淇淋、一整盒餅乾）時，往往會有罪惡感。有過這種經驗吧？我也一樣。當我們穿梭在貨架上擺滿充氣包裝零食的超市走道時，沒人告訴過我們，這些食品由高薪的食品科學家在實驗室裡精心設計得超可口，就是要讓人吃到過量也無法滿足。它們混合了鹽、糖、油，通常還有小麥麵粉，目的是讓人獲得最大的愉悅感。科學家模擬管制藥品的成癮性，讓大腦的獎賞系統達到人為的「極樂點」。記得那句著名的廣告詞「一開罐就停不了」嗎？[*3] 現在，這已經成為有科學根據支持的真理。

糟蹋大腦的食品：

- 貝果
- 比司吉
- 牛奶／白巧克力
- 餅乾
- 能量棒
- 蘇打餅乾
- 甜甜圈
- 馬芬蛋糕
- 義大利麵
- 糕點
- 派
- 堅果燕麥棒
- 披薩
- 蝴蝶脆餅
- 格子鬆餅
- 蛋糕
- 玉米片
- 美式鬆餅
- 白麵包
- 優格霜淇淋
- 奶昔
- 冰淇淋
- 奶油麵糊* 4
- 肉汁
- 果醬
- 果凍
- 薯條
- 洋芋片
- 穀麥片* 5

別被果糖「惡整」了

魔王、撒旦、亞巴頓、路西法、邪魔王……都是魔鬼的名字。同樣地，糖也以很多種形式與名字現身。蔗糖、右旋糖、葡萄糖、麥芽糖、乳糖……不同之處在哪裡？為什麼你應該關心？因為它們都會讓血糖升高，並干擾控制食欲

＊ 3. 原文為 "Once you pop, you can't stop."，美國品客〔Pringles〕洋芋片的廣告詞。
＊ 4. batter，即用來做鬆餅等甜點的麵糊。
＊ 5. granola，燕麥中加了堅果、果乾與蜂蜜後再烘烤。

和儲存脂肪的荷爾蒙。不過，其中一種糖最近特別引發關注，理由頗為充分，因為它已悄悄滲入我們食物環境裡的每一處縫隙：那就是果糖。

【常見問題】
我最愛的含糖飲料，現在已經是用真正的／有機的／非基改的糖，而不是高果糖玉米糖漿了，這表示它變得比較健康了，對吧？

答：不對！蔗糖（無論有機與否）和高果糖玉米糖漿都大約含有一半葡萄糖、一半果糖。兩者都是純糖，也都會導致一樣的問題：上癮、脂肪囤積、糖化作用加速。

果糖進入人體後，吸收過程和葡萄糖不同。果糖不會進入血液，而是直接跳上開往肝臟的特快車。果糖對人體生化作用發揮的獨特效應，魯斯提博士稱之為「等熱量（isocaloric），但非等量代謝（isometabolic）」（iso 是意為「相同」的字首），意思是說，雖然果糖每公克熱量和其他種類的糖一樣，但從代謝的觀點來看，果糖發生的作用很不尋常。它不會讓血糖升高，也不會導致胰島素升高──至少一開始不會。食品公司普遍利用果糖這種特質，向頗具健康意識的消費者和糖尿病患推銷添加果糖作為甜味劑的產品。

果糖進入肝臟以後，會誘發「脂質生成」作用──正如字面上的意義，就是合成脂肪。其實任何碳水化合物若吃得過量，都會刺激脂質生成，但果糖可能是其中效率最高的。《肥胖症》（Obesity）期刊刊登的一項短期研究顯示，吃高熱量飲食的健康人士，飲食中若加了果糖，增加的肝臟脂肪會比飲食中加葡萄糖多出近一倍（分別是增加 113% 和增加 59%）。[21]

果糖使你的肝臟充滿脂肪，滿到不能再滿時，就會以三酸甘油酯的形式溢出，進入你的血液中。吃進油脂也會導致血液中的三酸甘油酯在餐後暫時上升，但吃果糖引發的脂質生成作用，會使得倒進你血液的脂肪比吃完含油量最高的一頓飯還要多——正因為如此，在你吃了高果糖零食以後，血液會很像粉紅色的奶油。這就是為什麼空腹時血液中的三酸甘油酯含量，幾乎普遍受到吃多少碳水化合物（特別是果糖）的影響。檢驗三酸甘油酯的數值可以評估身體的代謝健康和心臟病風險。

雖然果糖不會讓血糖立刻顯著上升，但經常吃果糖對肝臟形成的壓力會引起身體發炎，並且破壞細胞從血液吸收葡萄糖的能力，終究還是會導致血糖升高。這原本可能是人類適應環境的一種能力，要讓身體在水果成熟的季節儲存更多脂肪，但現在卻能用來解釋為什麼糖的攝取量大增、第二型糖尿病的病例也隨之暴增（以果糖為主的甜味劑，例如含 90% 果糖的龍舌蘭蜜，真的是具有健康意識的人或糖尿病患者的正確選擇嗎？現在應該是提出質疑的時候了）。

果糖對身體產生的種種作用，加起來可能會讓大腦中的基因表達出現變異。加州大學洛杉磯分校（UCLA）所做的一項研究中，研究人員每天餵食大鼠相當於一公升汽水所含的果糖。[22] 六週後，大鼠開始出現典型的生理紊亂狀況：血糖、三酸甘油酯及胰島素都升高，認知能力則開始衰退。與只喝水的大鼠相比，喝果糖的大鼠要花兩倍的時間才能在迷宮裡找到出路。但是讓研究人員最驚訝的是，喝果糖的大鼠大腦中有將近一千個基因改變了。這些基因並非只有那些有可愛粉紅鼻和毛茸茸鬍鬚的大鼠獨有，而是和人類的基因很相似，並與帕金森氏症、憂鬱症、躁鬱症等疾病有關聯。這些基因受破壞的程度太嚴重，領導研究的學者費南多・戈梅茲・皮尼亞（Fernando Gomez Pinilla）在UCLA 發布的新聞稿中說，以食物對大腦產生的作用而言，「食物就像是一種藥物」。不過，食物的威力也有正面效果——餵大鼠吃 Omega 3 脂肪酸當中的DHA，就能削弱果糖對認知能力和基因表達產生的不良影響。

避免腦部承受過量的糖帶來的壓力，有助於五百三十萬名腦部曾經受創的美國人修復創傷。大鼠若吃含有大量果糖的飲食，會損害大腦的可塑性，降低腦部受傷後的復元能力。雖然大鼠不是人，但腦損傷是器官受傷，在動物身上很容易複製——與鼠類不會自然罹患的那些複雜人類疾病不同。

人體肥肝

吃果糖以及所有其他的糖，是非酒精性脂肪肝疾病（non-alcoholic fatty liver disease，NAFLD）的主要成因。目前全美有七千萬人（佔總人口 30%）罹患非酒精性脂肪肝，除非能改變愛吃甜食的全民集體習慣，否則未來的患病比率還會爆炸性成長。據估計，到了 2030 年，全美將有 50% 人口會有非酒精性脂肪肝。非酒精性脂肪肝愈嚴重，罹患胰島素抗性的風險愈高，而全球胰島素抗性患者的人數已多到不可思議。不過，並不是只有人類這種動物才有脂肪肝泛濫的問題。

鴨和鵝都能把多餘的熱量以脂肪形態儲存在肝臟中，與人類近似，但儲存的規模要大得多。這是為了要適應環境，讓牠們可以長距離飛行，途中不必停下來吃東西。業者也利用這種特性生產肥肝，世界各地不少老饕都喜歡這種法國美食。

肥肝是精心養肥的鴨肝或鵝肝，因為豐腴濃郁的口感而被饕客推崇——但鵝和鴨的肝原本並不具備這種口感。要生產肥肝，業者要把管子插進健康鵝鴨的喉嚨，強迫餵食穀物（通常是玉米）。這些鵝和鴨攝取的碳水化合物，會遠多於牠們在自然進食狀態下所吃的量，牠們的肝臟會因為塞滿脂肪而膨脹，達到正常大小的近十倍。牠們的肝腫脹可能會嚴重到阻礙血液流動，使腹部受到的壓迫增加，阻礙呼吸能力。有時候牠們的肝與其他器官甚至會因為擠壓太嚴重而破裂。如此殘忍不人道的待遇，正好鮮活地（雖然有點極端）說明了我們讓自己長期吃糖產生的後果：養出塞滿脂肪的肝，就在我們自己的體內製造肥肝。

除非是和食人魔漢尼拔萊克特（Hannibal Lecter）＊5 進行晚餐約會，否則你應該不太可能成為用來抹麵包的肥肝醬。但是，讓肝臟不開心，仍然會造成許多不良後果，因為它負擔身體中數百種重要功能。非酒精性脂肪肝與認知缺陷有關，脂肪肝愈嚴重，認知缺陷也會隨之惡化。因為研究人員刻意過度餵食而罹患非酒精性脂肪肝的幼鼠，大腦會開始出現與阿茲海默症有關的變化；而已經出現阿茲海默症相關病變的幼鼠，在吃了濃縮果糖後，也出現症狀惡化、發炎加劇等情況（雖然無法讓幼鼠完全模擬人類的阿茲海默症，但這研究仍然很有意思）。[23]

有七到八成肥胖者罹患非酒精性脂肪肝，體重正常的人也有 10% 到 15% 有這種疾病，這都是由無所不在的糖和果糖「餵養」出來的。正如你所見，即使是瘦子，也無法避免不良飲食對代謝與認知造成的影響。

從腸道到大腦的恐怖份子

身體很多問題的根源，都與腸道裡的糖有關，這其實不令人意外。特別是果糖，無論來自加工甜食或水果中過多的果糖，大量攝取時都會影響它被身體吸收。這聽來彷彿是好事，但過量果糖停留在腸道裡，其實會產生很多讓人不舒服的狀況，從脹氣、痙攣到腹瀉、腸躁症候群（irritable bowel syndrome，IBS）等種種症狀。誇張的是，腸道內若有高濃度的果糖，還會阻礙色胺酸的吸收。[24] 色胺酸是我們一定要從飲食攝取的必需胺基酸，它是血清素的直接前驅物，而血清素是一種神經傳遞物質，對於維持健康的情緒和執行功能非常重要。果糖吸收不良與出現憂鬱症狀有關，這可能就是原因。[25]

＊5. 電影《沉默的羔羊》中由男星安東尼霍普金斯飾演的男主角。

腸道內壁提供維持人體運作的珍貴環境，能吸收食物中的營養，也幫助維持腸道中應有的細菌叢。你絕對不會想在你的腸壁上戳個洞，但高濃度果糖似乎就能這麼做，正式術語叫作「腸道通透性增加」（increased intestinal permeability），也就是腸道中會導致發炎的細菌成分會透過腸壁漏出，進入身體的血液循環中。這些細菌成分滲進血液，是導致整個身體發炎的主要原因，而且還會引發憂鬱與焦慮的症狀，因為大腦與身體的免疫系統處於高度警戒狀態（我們在第七章會更深入探討這個現象）。

加工食品中的高濃度果糖，已證明會增加腸道通透性，但吃新鮮水果（而非果汁）的同時攝取少量果糖，似乎就沒有這種狀況。這有一部分要歸功於水果裡與糖結合的纖維基質、水分和其他植物營養素，而且水果無法一次吃太多，因為纖維會讓人比較有飽足感。舉例來說，你很難一次吃五顆蘋果，但若把五顆蘋果打成果汁，就很容易一次喝下裡面所含的糖分。

牙齒（與大腦）上的斑塊

吃高糖飲食不僅會讓你的牙齒出現斑塊（牙菌斑），也會讓你的大腦沉積斑塊。為了解血糖是否可能導致大腦中的類澱粉蛋白增加（這是阿茲海默症的主要特徵），研究人員將幼鼠進行基因改造，讓牠們出現類阿茲海默症症狀，然後在牠們身上安裝「血糖鉗夾」（glucose clamps）。血糖鉗夾讓科學家能以注射的方式提高或降低幼鼠的血糖（這些幼鼠是清醒且可自由移動的），並觀察牠們的身體、大腦與行為會如何受影響，之後再測量這些幼鼠脊髓液中的類澱粉蛋白前驅蛋白。

研究人員發現的結果非常驚人：只是暫時調高幼鼠的血糖，類澱粉蛋白的量就會大幅增加。[26] 在四小時「挑戰」期間血糖增加一倍的幼鼠（相當於一個血糖調節不佳的人吃一餐高碳水化合物的餐點），脊髓液中測得

的 β - 類澱粉蛋白產量增加了 25%。年紀較大的幼鼠更容易受影響，在同樣的血糖挑戰中，β - 類澱粉蛋白產量增加了 40%。

研究人員指出，血糖反覆升高，例如第二型糖尿病患常見的狀況，「可能引發和加速類澱粉蛋白斑塊的堆積」。他們的結論是，大腦海馬迴裡的斑塊，「很可能因為血糖值而改變」。當然，很重要的分別是，鼠類罹病的模式與人類不見得完全相同，但無論如何，在科學家探究高血糖值與失智風險增加為何密切相關（即使非糖尿病患也是如此）時，這樣的研究是解開謎團的重要線索。[27]

甜蜜水果的苦澀真相

水果裡的糖是天然的，為何現代人對它們的耐受度卻這麼差？憑直覺無法理解，但這樣想你會明白：有史以來水果的產量一直都很稀少，而且與時令密切相關，直到幾十年前，這種狀況才改變。

現代龐大的食物生產體系喪失了時間、產地和季節感，就像拉斯維加斯的賭場一樣。過去這一個世代，人們能取得的甜水果前所未有地多。來自熱帶的鳳梨、在墨西哥種植的莓果、摩洛哥產的蜜棗，全都空運到我們所住的城鎮，才能一年三百六十五天都陳列在超市裡。這些水果經過特別育種，個頭是史上最大，含糖量也是史上最多。

我們常聽說水果可以無限量地吃（甚至以為這樣有益健康），但是從演化的角度來看，水果（尤其是當今精心栽培的高糖水果）特別容易欺騙身體的新陳代謝。[28] 有人提出理論說這是人類適應環境的短期特質，幫助我們快速儲存脂肪以度過寒冬。還有人認為我們的祖先發展出能分辨紅綠的辨色力，唯一目的是在一片綠色背景中辨別出成熟的紅色果實——為了證明水果在人類的演化中深具價值，能拯救飢餓獵食者的性命。然而到了今天，我們一年三百六十五天天都在吃高糖水果，讓身體準備好迎接那似乎永遠不會來臨的冬天。

大吃特吃葡萄之類很甜的水果，對我們的大腦可能產生什麼後果？有幾項大規模研究可以提供一些線索。其中一項研究顯示，認知功能健全的年長成人食用高糖水果，與海馬迴容量變小有關。[29] 這項發現很不尋常，因為水果吃得比較多的人，通常會展現出飲食比較健康的好處。但在這項研究中，學者將研究對象飲食中的眾多成分獨立出來，結果發現水果對海馬迴這個記憶中樞似乎完全沒好處。另一項梅約診所的研究也顯示，水果的攝取量與皮質（面積很大的大腦外層）多寡呈現類似的相反關係。[30] 在這項研究中，學者也發現吃過多高糖水果（如無花果、椰棗、芒果、香蕉、鳳梨）會引發代謝與認知異常，等同於吃很多加工碳水化合物的後果。

【醫師小提醒】
什麼時候絕對必須限制水果

一般人對碳水化合物的耐受度很高，但糖尿病患則沒得商量，就是要嚴格限制吃糖，即使是水果含的糖也一樣。我要求我的糖尿病病患一次只能吃半份水果——但即使只吃一顆柳橙，之後幾小時的血糖都會處於高到無法接受的程度。可是並不是這樣就沒救了！只要病患的胰島素敏感度恢復了，並且養成運動的習慣，身體有時間恢復能量平衡與代謝靈活度，就又可以吃未加工的碳水化合物了。

不過，水果確實含有多種重要營養素。幸運的是，低糖水果也大多是營養密度最高的水果。請吃那些天然抗氧化物多、糖分（尤其是果糖）少的水果。例如椰子、酪梨、橄欖、可可果（這不代表巧克力是一種水果——不過黑巧克力對大腦確實好處多多，它也是超級大腦食物之一）。莓果也很不錯，果糖含量低，又富含能增強記憶力、抗老化的抗氧化物。「護士健康研究」（*The Nurses' Health Study*）長期調查美國十二萬名女護士的飲食攝取，其中發現，莓果吃得最多的人，大腦掃描結果顯示比其他人年輕二・五歲。[31] 近期的文獻分析也發現，吃多少水果和降低失智風險之間並沒有關聯，但是吃莓果是唯一的例外。[32] 真「莓」好！！

請立刻採取行動

大型食品集團每年都花數十億美元推銷垃圾食物給美國民眾。他們不只是在雜誌或電視買廣告，還經常資助研究，淡化垃圾食品在大眾肥胖危機中扮演的角色。《紐約時報》近日就披露，有多名科學家參與一家知名汽水大廠的倡議計畫，要把全球盛行肥胖與第二型糖尿病的問題焦點從飲食轉向人們太懶惰、缺乏運動。[33] 報導引述這家汽水大廠的一名主管說：

「大眾媒體和科學新聞大多把焦點放在『噢，他們吃太多、吃太多、吃太多』，怪罪速食、怪罪含糖飲料等等。但真的沒有強而有力的證據證明這些東西就是問題的起因。」

雖然運動對大腦與身體的健康都非常重要，但眾多研究一再顯示，比起飲食，運動對於體重的影響其實很小。健身狂都知道「腹肌是在廚房練成的」，但前述那個汽水公司主管說的話，只會讓很多過重或肥胖的人繼續觀念錯亂，也為社會上最弱勢的一群人設下通往認知障礙和早死的陷阱。以下的事實一點都不誇張：美國因飲食習慣不良而死的人數，即將首度超越因吸菸習慣而死的人數。[34] 刊登在《循環》（*Circulation*）期刊的最新統計數據更顯示，單是含糖飲料所引發的疾病，每年就導致將近二十萬人喪生。這是 2015 年全球死於恐怖主義人數的七倍。[35]

　　說到吸菸，我們來回顧一下人們開始注意到吸菸與肺癌相關的歷史。醫學文獻中，肺癌與吸菸有關的「證據」累積了長達數十年，才足以讓醫師相信吸菸是肺癌罹患比率大增的主因，儘管在二十世紀中葉在到處都有人吸菸的現象開始之前，肺癌其實是「非常罕見」的疾病。誰能忘記一九四〇年代那些令人難堪的廣告（很容易 Google 得到），竟然找醫生來公然為香菸掛保證？直到一九六〇年代，全美國都還有三分之二的醫生認為沒有足夠論據能支持反菸；儘管此前二十年，醫界就已發現吸菸是肺癌的主要成因。[36]

　　我們還要等待醫界形成「科學共識」後，再來反思要不要吃某些被商業利益綁架的東西嗎？這些東西非但不是人體必需的營養，還有數據證明它們幾乎肯定是有害的。記住你的答案，下一章我們要涉險進入這個時代最大的騙局。

重點整理

▶ 所有蛋白質接觸糖之後都會發生糖化作用（也就是糖與蛋白質結合）。所有碳水化合物，除了纖維素之外，也都可能發生糖化作用。

▶ 我們可能在食物裡吃到糖化作用產生的「糖化終產物」（AGEs），但大多數的 AGEs 是我們長期攝取碳水化合物後，在體內自行生成的。

▶ 純果糖會對肝臟形成壓力，因而促使身體發炎、產生胰島素抗性。

▶ 糖會與大腦的基因發生作用，因而降低神經可塑性，並損害認知功能。

▶ 某些食物是刻意設計得超可口，目的就是要讓人吃到過量也無法滿足食慾。這些食物基本上都藏著讓人發炎與肥胖的陷阱，最好完全別碰。

▶ 食品產業不會在乎你的健康的。別等到「科學共識」形成，現在就讓那些非必需且可能有害的東西從你的飲食裡消失吧。

超級大腦食物 No.3：藍莓

在我們常吃的水果和蔬菜中，藍莓的抗氧化能力最強，因為富含一種名為「類黃酮」（flavonoids）的化合物。類黃酮是多酚化合物中的一大類，存在於許多「超級大腦食物」裡（你可能記得冷壓初榨橄欖油裡的「橄欖油刺激醛」，它就是一種酚類）。

藍莓中最豐富的類黃酮是花青素，經證實可以穿過血腦障壁，使大腦中處理記憶部位的訊號增強。[1] 很厲害的是，這些好處多多的花青素會累積在大腦的海馬迴裡。我的朋友羅伯·奇立柯里安（Robert Krikorian）是辛辛那提大學學術醫療中心（University of Cincinnati Academic Health Center）認知老化研究計畫主任，在研究藍莓如何影響人類記憶功能的領域中，他是首屈一指的學者。奇立柯里安博士曾發表研究，證實吃藍莓對於認知功能極有好處，其中一個例子是，有失智風險的年長成人補充藍莓十二週以後，記憶功能、情緒與空腹血糖值都獲得改善。[2]

其他的觀察研究結果也同樣令人矚目。一項長達六年，以一萬六千零一十名成人為對象的研究發現，吃藍莓（還有草莓），與最多延緩認知老化二·五年的結果有關。[3] 雖然近日一項文獻分析顯示，人類的水果總攝取量與失智風險沒有關聯，但吃莓果卻與失智風險有關：可以保護大腦的認知能力不受損。[4]

怎麼買、怎麼吃：新鮮藍莓很不錯，冷凍藍莓也可放心購買，通常比新鮮藍莓便宜得多，也更容易買到。要永遠選擇有機藍莓。把藍莓做成冰沙（看食譜可以找到靈感）、加進沙拉裡，或當作零嘴吃都很棒。

專家小祕訣：所有莓果應該都對大腦有好處，但因為每一種莓果含有不同的有益化合物，因此好處也不同。如果想把莓果混合著吃，那麼黑莓、山桑子、覆盆子、草莓都可以用來替代藍莓。

Chapter 4

（大腦的）冬天來了

騙人比讓人相信自己被騙容易。

——佚名

　　這是關於一個戀人被拋棄的故事。讀完上一章後，你可能很難相信，我曾經深愛碳水化合物，愛了半輩子。真心不騙：如果要我閉上雙眼，回想人生的至樂時刻，我腦中浮現的畫面會是大啖一個剛出爐的紅絲絨杯子蛋糕。不過，人總要面對現實——我們熱愛的事物，不一定對我們有好處。

　　不需要有營養學學位，也能明白那些糖果糕點通常都含有大量的糖與精製白麵粉。即使是年幼的我，都知道要遠離那些明顯對健康不利的白麵粉製品，選擇「健康」的穀物，尤其是味如堅果又有嚼勁的全穀類。雖然我是吃白麵粉製品長大的，如貝果、義大利麵、一半香草一半巧克力口味的黑白餅乾（我童年時的最愛），但我很小的時候就知道，穀物的精製程度愈低，對我的健康愈好。孩童時期我就成為家裡的說客，跟著媽媽買日常用品與食材時，我會大力主張要買包裝上印著「有益心臟健康」紅色標章的產品。這些產品（例如麥麩）精製程度比較低，含有比較多「好東西」，我認為它們一定比較營養。成長過程中，我甚至最愛一個名為「健康狂」（Health Nut）的麵包品牌，這個品牌名稱讓我深信，我和家人每吃下一片麵包，就像是為通往健康之路多鋪了一塊磚。

穀物有益健康的觀念，隨著我邁入成年後的生活。我像很多人一樣更積極地追求健康飲食，也更加深信「吃愈多穀物就愈健康」。一天當中我通常這樣吃：早餐吃一大碗穀麥片加無脂牛奶，或一個全麥貝果加一點水果。午餐我通常很餓，會吃一個三明治或捲餅（只吃全麥的），或是我最愛的什錦糙米飯。午餐後經常會陷入昏昏欲睡的「昏迷」狀態，因此必須在午餐到晚餐中間吃一些點心，維持血糖不過低。通常我會吃一兩片甜餅乾、或是幾片全麥蘇打餅、或是吃些果乾。當時我不像現在那麼清楚血糖的動態模式（你也即將搞懂），但我確實注意到，吃碳水化合物能消除我的那種昏沉狀態。晚餐我通常會再吃糙米，有時候也會換成全麥義大利麵。我飲食中唯一必然遵循的規則，就是每餐必定包含穀類製品。

即使我一天當中的精神好壞和想吃東西的慾望像坐雲霄飛車一樣劇烈起伏，但我從沒質疑過問題出在我的飲食。有什麼好質疑的？我是穀物食用者中1% 最頂尖的好寶寶，幾乎只吃全穀、原態的穀類。然而，真相是殘酷的：當時我是因為受到誤導而相信穀物的健康價值。你也一樣。

迷思的起源

地中海飲食是具有保護心臟和神經系統效果的知名飲食方式，以抹黑脂肪聞名的學者安塞爾・吉斯曾率先大力推行（你可能記得本書第二章曾提及他過去非常受歡迎）。吉斯很喜歡他在希臘克里特島度假的時光，當地人民普遍特別長壽，他們的飲食成為吉斯研究人類營養學的骨幹。如果吉斯去過東方，他可能會轉而推崇極為健康的日式飲食，其中富含魚卵、發酵黃豆（納豆）、還有海藻麵。但在當時，希臘和義大利是很流行的度假地點，離美國比較近，氣候也比較溫暖，當然還有更好的葡萄酒。

在吉斯看來，地中海一帶民眾的飲食以蔬食與海鮮為主——蔬菜、豆類、魚、橄欖油、穀物與堅果。但希臘小島上的居民也很愛吃肉，常吃羊肉油脂豐富的部位。只是吉斯可能錯過了這一點，他造訪克里特島時，是二次大戰結束後當地特別拮据的時期，不僅窮困，而且正值嚴格限制肉食的天主教大齋期。

儘管如此，吉斯的觀察結果仍然成為「以穀物為主」的地中海飲食模式的基礎，營養學家甚至還以它為主軸，發展出極具影響力的食物金字塔（Food Pyramid），建議民眾少吃脂肪，多吃穀物製品——每天最多十一份穀物（美國農業部已用「我的餐盤」（MyPlate）取代「食物金字塔」，但這項新的飲食指南仍建議消費者每餐都要吃穀物）。當然食品製造商也不反對這樣的飲食準則，他們利用政府的高額穀物補貼大發利市。但吉斯會不會是把地中海飲食對健康的好處，歸功給錯誤的食物類別了？

從整體人口數據來看，吃全穀類食物，確實和罹患糖尿病、大腸癌、心臟與大腦疾病的比率較低有關。但常吃糙米、全麥麵包和聽起來浮誇的穀物如藜麥的人，往往在其他飲食上也會做出比較好的選擇。[1] 他們可能會吃比較多的野生魚類（富含 Omega-3 脂肪酸）、冷壓初榨橄欖油、蔬菜，而且很少吃西式飲食裡特別常見的精製碳水化合物和人造脂肪。他們的整體生活方式也比較健康，而且往往做比較多的運動。[2] 不過，用這種鳥瞰式綜觀一切的觀點，其實無法判斷在整體上很健康的飲食中，單是穀物發揮了多大的健康效果。只是，由於找不到更好的用語，所以全穀類食品能增進健康的觀念就此根深柢固（這樣的觀念甚至衍生出地中海飲食的現代「副產品」，例如政府支持的「得舒」（DASH）降血壓飲食法）。

在這一章裡，我們要探究「胰島素」這種古老荷爾蒙對大腦功能發揮的作用。在此同時，希望你戴上懷疑論者的帽子（就像任何優秀的科學家一樣），別以為地中海飲食是「因為穀物所以有益健康」，而是把它想成「即使有穀物但還是有益健康」。

「長期吃碳水化合物」帶來的問題

人們常因為穀物含有少量的維生素與纖維素，就認為它很健康。但大家最常吃的穀物製品，升高血糖的效果就和蔗糖差不多強，這是因為穀物所含的澱粉就是單純的葡萄糖分子鏈接而成，只要一咀嚼就會開始分解。葡萄糖是人體內主要的能量前驅物，能在我們爬樓梯時提供腿部肌肉能量、在我們為考試 K 書時提供大腦能量、或者在我們對抗感冒時為免疫系統提供能量。但葡萄糖分子（比方說它是來自一片全麥麵包）沒辦法輕鬆進入細胞——而是需要其它物質護送。

那就是：胰島素。

胰島素是一種荷爾蒙，胰臟偵測到血糖升高時，會分泌胰島素進入血管。胰島素會啟動細胞膜表面的受體，這些受體的職責就是鋪上紅毯，歡迎糖分子進入它們可以儲存的地方，或者轉化為能量。

在我們健康的時候，肌肉、脂肪、肝細胞只需要一點點胰島素就能反應。但胰島素受體如果受到反覆持續的刺激，長期下來細胞膜表面的受體就會減少，迫使細胞變得遲鈍。在日常生活中，忍耐是美德，但忍耐胰島素則絕不是好事。一旦對胰島素產生耐受性，胰臟就必須分泌更多胰島素，才能達到同樣的效果。同時，血糖會持續上升，兩餐之間維持在高血糖的時間也會變長，加速血糖與蛋白質結合（也就是糖化作用）的過程。

受胰島素耐受性（或抗性）影響的人口極為龐大。新聞插播：你可能也是其中之一。在美國，大約每兩人中就有一人患有血糖相關疾病，包括糖尿病前期或第二型糖尿病。單是在美國，就有高達八千六百萬人是糖尿病前期患者。胰島素抗性發展到最嚴重的階段，就成為第二型糖尿病，患者的身體需要大量胰島素才能達到以往只需相對少量胰島素就能達成的效果。到最後，胰臟筋疲力盡到「停機」，無法再應付身體無止盡地需索胰島素，而且即使胰島素分泌到最大量，血糖仍然居高不下。

　　至於另外半數沒有糖尿病前期或糖尿病的人口，又是什麼狀況呢？只要血糖正常，就一切都沒事了吧？很不幸地，即使是血糖正常的人，有胰島素抗性的人也多得驚人。病理學家約瑟夫·克拉夫特（Joseph R. Kraft）的研究，讓我們了解血糖異常其實是胰島素長期偏高的後期特徵。原來，患者即使胰島素長期偏高，例行臨床檢驗數據（如空腹血糖和上一章提到的糖化血色素檢驗）也要到很多年、甚至數十年後才會出現異常，而這段期間，胰島素長期偏高已開始損害患者的記憶力，並且在體內創造出未來會使腦部發生問題的環境。[3]

【醫師小提醒】
通往糖尿病的迢迢長路

　　先說一個基本概念：一般健康成人每天會分泌二十五個單位的胰島素以控制血糖。而我的糖尿病患裡，有些人一天會分泌高達一〇〇至一五〇個單位的胰島素，也就是生理常模的五倍以上。這表示，在他們確診罹患糖尿病之前，胰臟已工作超時兩倍或三倍很多年了，之後血糖就開始逐漸上升。

優先順序已經不同

　　胰島素是人體主要的合成代謝荷爾蒙，意思就是，它會在體內創造出有利於生長和儲存能量的環境。如果你在田間拔草或從遠處水井挑水長達十二小時以後，這樣的環境對把能量（形態是糖）和胺基酸運送到你的肌肉組織是有利的——但是，最後這些能量通常會堆積在我們的腰部和臀部。

對你的脂肪細胞來說，胰島素升高通常代表一件事：「派對時間到了！」在過去比較刻苦的時代，這很有幫助，甚至能救命，但是今天它卻只會導致我們的身體囤積脂肪，準備迎接那似乎永遠不會到來的饑荒。不過，雖然胰島素抗性很可能潛伏在超重的人身上，但是胰島素在瘦子身上長期偏高也很常見。這種情況通常不會被發現，因為大多數人以為瘦就等於代謝正常——這是大錯特錯。其實，體重正常但有代謝症候群的狀況，有一個特定的醫學名詞「正常體重代謝性肥胖」（metabolically obese, normal weight），俗稱「泡芙人」或「瘦胖子」（skinny fat）。這突顯了一個很重要但常被人們誤解的觀念：胰島素抗性與肥胖是各自獨立的狀況。沒錯，你可能穿得下 S 號的衣服，身體卻仍然處於「肥胖」狀態。

無論是瘦子或超重的人，胰島素偏高都會出現一個相似的後果：已儲存在體內的脂肪會被阻止釋出燃燒，也就是「脂肪分解」（lipolysis）的過程會受到阻撓。這是怎麼回事？原來胰島素就像脂肪細胞上的單向閥門，只要分泌量升高，熱量就會進入脂肪細胞，但進去就出不來了。你身上的脂肪細胞成了蟑螂屋，但原本的用意是讓身體能趁著食物充足時多儲存能量。

試想一個普通人，每天吃超過三百公克碳水化合物，大多是精製食品，例如酥皮點心、大量生產的麵包、含糖飲料與麵粉製糕點，這個人的身體就會持續不斷分泌胰島素。這成了一個大問題，因為有些器官演化成會用（甚至偏好用）脂肪作為燃料，這些器官包括眼睛和心肌的神經細胞。但是它們卻被阻撓，不能燃燒脂肪。

新的研究結果顯示，脂肪可以是眼睛感光細胞的能量來源，這與過去的認知相反。[4] 這項研究發表在《自然－醫學》（*Nature Medicine*）＊1。研究人員證

＊1 為《自然》期刊旗下的生物醫學期刊。

明，眼睛感光細胞無法取得脂肪酸，可能導致老年性黃斑部病變（age-related macular degeneration，AMD），顯示老年性黃斑部病變其實可能是一種眼睛的糖尿病！根據胰島素會抑制脂肪酸釋出的特性，少吃碳水化合物（並藉此減少胰島素分泌）可以讓大量高危人口的生活方式獲得重要且安全的改善[5]（老年性黃斑部病變一直是西方國家五十歲以上民眾出現視力障礙的主要原因）。

即使是大腦也可以把脂肪用作燃料，只要脂肪分解成「酮體」（ketone bodies）這種化學物質。酮體，或稱「酮」，會在斷食期間、吃低碳水化合物飲食、吃某些生酮食物時升高，也會在劇烈運動耗盡體內儲存的葡萄糖時產生。但是，酮不僅僅是燃料，也是訊號分子，能打開大腦的開關，產生許多好處。其中一種好處是增加大腦衍生神經滋養因子，也就是大腦中首要保護神經的蛋白質。然而，胰島素長期偏高會限制身體生酮，使我們的代謝不靈活。研究酮與阿茲海默症的知名學者山姆・韓德森（Sam Henderson）就指出：「高碳水化合物飲食抑制脂肪代謝，可能是現代飲食特徵中害處最大的。」（有關酮對於治療與提升認知表現的潛力，請見第六章）。

讓這些脂肪酸釋出並發揮功能的關鍵，很簡單，就是減少胰島素分泌。曾研究生酮對於偏頭痛療效的義大利學者切魯比諾・迪・羅倫佐（Cherubino Di Lorenzo）也許說得最好：「你可以把這個（動員脂肪的）過程想成身體自己在進行生化抽脂。」

你會隨著胰島素分泌的速度老化

幾乎所有節食者一開始大幅減少攝取碳水化合物時，都能享受到好處。平均而言，只吃一天極低碳水化合物飲食，就會使胰臟分泌的胰島素減少一半，同時提升對胰島素的敏感度。[6] 這不僅有助於消除我們身上的啤酒肚、游泳圈、馬鞍肉，也是減緩老化過程的關鍵。

胰島素長期偏高不僅會導致肥胖症（肥胖的科學用語），也會加速潛在的老化過程。任教於麻省理工學院（MIT）和哈佛大學的學者喬許·米特朵夫（Josh Mitteldorf）在他撰寫的《破解老化密碼》（*Cracking the Aging Code*，暫譯）中直言：「每吃一盤義大利麵都在向身體傳達一個訊息：增加身體脂肪、加速老化進程。」大吃超美味的碳水化合物很容易導致身體的熱量過剩，在這種情況下，長期目標會從視野淡出，細胞修復計畫也會中斷。[7] 反正，身體可以用唾手可得的大把能量製造新細胞，何必費力修復老舊細胞呢？

另一方面，當身體感覺到食物供應不足，涉及修補、復原的基因路徑就會開始運作，讓身體在饑荒未結束時還是健康的。這些路徑就像直接寫在我們基因組裡的小型生理「應用軟體」（apps）一樣，在胰島素低的環境裡就會啟動。

其中一個這種長壽路徑就是 Fox03 基因，它能在我們年齡增長時，幫助維持體內的幹細胞池。[8] 幹細胞很厲害，因為它們可以分化成很多不同的幹細胞（包括神經元），並且能幫助修復老化時出現的損害。[9] 有科學家相信，如果可以把隨著年齡增長而逐漸縮小的幹細胞池「補好補滿」，或者至少減緩消耗量，就更能抵抗老化對身體的蹂躪，延長青春與健康。啟動 Fox03 基因，可能是目前最容易做到的方法之一。有一種基因能讓 Fox03 更活躍，體內有一個這種基因的人，活過一百歲的機會增加了一倍。（有兩個這種基因的話，機會可以增加兩倍！）[10]

讓我們更有掌控權的好消息是，我們能藉由嚴格控制身體分泌胰島素，仿造出很多這類好處。達成的方法包括實行短期斷食（第六章會介紹方法）、不吃會快速消化的糖、還有把澱粉密集的食物（根莖類與穀類）從必吃的主食改為偶爾放縱一下才吃[11]（超級大腦食物第九名——野生鮭魚，也含有一種能刺激 Fox03 的化合物）。

阻塞大腦運作

經常讓胰島素激增會對認知能力產生什麼後果，你大概已相當熟悉（我是非常清楚）。最明顯的症狀就是吃了一頓高碳水化合物餐點後，很快就覺得昏昏欲睡。這是因為胰臟並非精準的器官，比較像是一個粗率的工具，目的是要幫助我們在糧食充足（例如夏天樹上結滿果子）時儲存脂肪，確保自己能撐過食物短缺的時期（如冬天或乾旱期）。對於把「碳水垃圾」趕出血液循環系統的工作，胰臟做得特別隨便，常導致血糖降到最低，引發飢餓、疲累、腦霧等問題。這時候，我們往往會吃更多碳水化合物與甜食，這些食物能對付血糖降低引發的症狀，讓人誤以為它們是好朋友。

不過胰島素長期偏高造成的問題，其實遠不只是發生在午餐後那段時間。現在有部分學者認為，高胰島素血症是慢性病背後的「一致性原理」，它對大腦的影響尤其令人憂慮。[12] 最能說明這種情況的，是胰島素如何影響大腦製造的神祕蛋白質「β- 類澱粉蛋白」（amyloid beta）。

如果你覺得這種黏性蛋白質聽起來有點耳熟，那是因為數十年來醫學界一直認為它是導致阿茲海默症的成因。科學家將阿茲海默症患者的大腦解剖檢驗後，發現腦中密布斑塊，由很多「摺疊不當」的類澱粉蛋白組成。去除斑塊可以治癒阿茲海默症的概念，是所謂「類澱粉蛋白假說」的基礎，但到目前為止，能減少斑塊的實驗藥物都沒能成功阻止阿茲海默症患者的病程進展，也沒能改善他們的認知能力。科學家愈來愈懷疑，類澱粉蛋白斑塊可能只是潛在的身體機能失調導致的後果，而不是阿茲海默症的確切成因（至少初步看來是如此）。他們後退一步，自問：要如何預防大腦成為類澱粉蛋白的垃圾掩埋場？

胰島素升高時（因為常吃高碳水化合物餐點、或者攝取過多熱量），我們分解類澱粉蛋白的能力就出現障礙。部分原因出在一種最近很受關注的蛋白質「胰島素分解酶」（IDE）。正如其名，胰島素分解酶會分解胰島素這種荷爾蒙，但它還有一項副業（這年頭誰沒副業？）：擔任酶催化清潔隊員，工作包括分解 β-類澱粉蛋白。如果大腦有源源不絕的胰島素分解酶，那麼它兩種工作都能做得很好。可惜的是，胰島素分解酶的產量有限，它喜歡分解胰島素，遠勝過分解類澱粉蛋白。即使體內只出現少量的胰島素，也會導致胰島素分解酶完全不去分解類澱粉蛋白。[13]

大腦多半在我們神遊夢鄉時進行清潔工作。多虧科學家新發現的淋巴系統，大腦在你睡覺的時候就像洗碗機一樣，用腦脊髓液四處沖洗，把類澱粉蛋白和其他副產品沖掉。我說過胰島素會干擾身體的清潔工作，其中也包括在你睡覺時發生的清潔程序。要讓這個重要的大腦清潔工作達到最佳效果，方法之一是在睡前二到三小時禁食，以減少血液循環中的胰島素。

如果你曾經把一碗放了一天已經乾掉的燕麥片放進洗碗機，然後發現洗過以後麥片還是像漿糊一樣黏在碗上，你就會明白「溶解度」這個基本化學概念的重要。類澱粉蛋白就像大腦中的燕麥片，要讓它沖得掉，它必須維持在易溶的狀態，才能溶解在大腦裡四處流動的腦脊髓液中。那麼，是什麼讓類澱粉蛋白變得像乾掉的燕麥片一樣無法溶解呢？

血糖升高帶來的不良影響，無所不在。糖會放肆地和周遭的蛋白質結合，β-類澱粉蛋白也無法倖免。類澱粉蛋白被糖化後，會變得黏稠而不好溶解，因此不容易被切碎沖掉。[14]這可以解釋 2015 年一項研究的結果。這項研究刊登在《阿茲海默症與失智》（*Alzheimer's & Dementia*）期刊，證實了認知正常的受試者體內胰島素抗性愈嚴重（顯示血糖長期偏高），大腦中的斑塊愈多。[15]更出人意料的是，即使是在非糖尿病患身上，也存在這樣的關聯——這表示即使只有輕微的胰島素抗性，也足以增加大腦中類澱粉蛋白的沉積。

胰島素控制良好，表示大腦也會被好好維護，這個重要關聯突顯了我們必須要維持飽食與斷食之間的平衡。我們的身體在這兩種狀態中都會自我調適，並分別執行重要的維護項目。應該沒人會反對，現代生活使得飽食與斷食的天平朝向飽食一端大幅傾斜,這種狀態會增加斑塊沉積對大腦帶來的負擔,還會阻止大腦取得酮類等重要的燃料。相信你像我和保羅醫師一樣,想在腦中沉積的斑塊還沒有多到會導致失智之前,盡一切努力減少斑塊,以免它阻礙大腦運作。

大腦的糖尿病

在我母親確診前,失智症對我來說只是個遙遠模糊的概念,腦中浮現的畫面是一群可愛的安養院居民,在打了螢光燈的農場風景粉彩畫之間緩步拖行、打橋牌、抱怨食物有多難吃,消磨著人生最後的時光。媽媽才五十多歲就診斷出罹患失智症,我已經難以置信;讓我更震驚的是,後來我在研究工作中發現,失智症的病程其實可能在出現症狀前三十年就開始了(有些資料顯示可能更早)。醫生向我宣布媽媽失智的壞消息時,可能也在對我指派同樣的命運。不過,就算我最後可能成為我媽媽正在變成的心智怪物,那應該也是三十年後的事,並不是眼前的當務之急吧?

其實不見得。早在失智症發病前,引發失智症的那些因素很可能已經開始影響認知運作。我已解釋過胰島素如何使血糖進入肌肉、脂肪和肝細胞。在大腦中,胰島素則是訊號分子,影響突觸的可塑性與長期記憶的儲存,也影響多巴胺、血清素等神經傳導物質的運作。[16] 胰島素也會幫助腦細胞處理葡萄糖,尤其是對能量特別飢渴的大腦區域,譬如海馬迴。

生化訊號太強烈的時候,細胞為了自我保護,會降低訊號受體的接收能力。在大腦中,「聽見」胰島素的能力如果降低,會損害認知能力的各種層面,包括執行功能,還有儲存記憶、專注、感受獎勵、享受正向情緒的能力。

在醫學文獻中,第二型糖尿病患者的認知功能可能降低已不是秘密,但有其他研究表明,即使在一個非糖尿病患身上,胰島素抗性也和執行功能與陳述性記憶惡化有關——陳述性記憶*2。正是大多數人想到一個記性好的人時腦中會浮現的圖像（而且我們都想成為那個人）。[17] 南卡羅萊納醫藥大學學者研究了未罹患糖尿病、認知「健康」者的認知功能，結果發現體內胰島素濃度較高的受試者，不僅初始檢驗的認知表現就比較差，六年後再檢驗時的認知退化也更嚴重。[18]

要怎麼評估自己的胰島素敏感度（或抗性），並藉此掌握大腦的認知表現呢？你要知道的最重要的數據之一，稱為 HOMA-IR 值。它的全名是「胰島素抗性評估恆定模型」（Homeostatic Model Assessment for Insulin Resistance），可以簡單用於回答以下這個問題：「要把空腹血糖維持在現狀，我的胰臟要分泌多少胰島素？」只要做兩種你的家庭醫師就能做的簡單檢驗：空腹血糖、空腹胰島素，就能計算出 HOMA-IR 值。計算公式如下：

空腹血糖值 (mg/dl) × 空腹胰島素濃度／405

以一般參考值來說，HOMA-IR 值在二以下就屬正常，不過實際上數值愈低愈好，小於一是最佳狀態。只要高於二・七五就是有胰島素抗性。這項研究明白指出，HOMA-IR 值愈高，與當下和未來的認知表現愈差有關。

胰島素抗性在阿茲海默症患者身上也極為常見：高達 80% 的阿茲海默症患者有胰島素抗性，可能還伴隨有第二型糖尿病，但也可能沒有。[19] 許多觀察性研究證實，一旦患有第二型糖尿病，罹患阿茲海默症的風險就會提高二至四倍。所有的阿茲海默症病例中，有五成可單獨歸因於高胰島素血症。現在也有愈來愈多學者和臨床醫生把阿茲海默症稱作「第三型糖尿病」。但要說清楚的是，第二型糖尿病不會導致阿茲海默症——如果是的話，那麼每一個第二型糖

---

* 2. 能用語言說出來的記憶。

尿病患都會罹患阿茲海默症、每一個阿茲海默症病患也都患有第二型糖尿病，但事實上這兩種情況都不成立。不過，愈來愈明確的是，這兩種病是近親繁殖的表兄弟姐妹。

這裡的重點是，如果胰島素長期偏高，即使沒有嚴重到罹患糖尿病、或糖尿病前期的地步，仍然會帶來巨大傷害，不僅損害大腦運作，也會創造出環境，等著數十年後發生神經功能障礙。

驗血就能預測阿茲海默症？

有一種與胰島素訊號有關的蛋白質，名為 IRS-1，全稱是「胰島素受體基質 1」（insulin receptor substrate 1）。科學家認為，要測出大腦對胰島素的敏感度是否降低，IRS-1 是非常靈敏的標記。阿茲海默症患者血液中，通常含有比較多的非活性 IRS-1（活性 IRS-1 的含量則比較少），因此美國國家老化研究所的研究人員想知道，是否能在症狀出現前，以簡單的驗血測出人們是否罹患阿茲海默症。他們的發現非常驚人：以非活性 IRS-1 含量較高（表示大腦接收胰島素訊號的能力受損）來預測受試者是否罹患阿茲海默症，準確度達到百分之百。[20] 更讓人震撼的是，早在患者出現症狀之前十年，他們血液中的 IRS-1 標記就已經有明顯變化。這表示，一輩子維持大腦的胰島素敏感度，會是預防阿茲海默症很重要的一步。

要怎麼做到呢？就是從身體開始。只要及早採取手段介入改善身體代謝狀況，似乎就能延緩失智症狀發生或惡化。雖然影響代謝健康的因素不計其數（舉幾個例子：睡眠、壓力、營養不良等等），但現在已有超過五十個隨機對照試驗都證實，低碳水化合物飲食可以安全又有效地改善整體的代謝健康。

升糖謊言

　　如果目標是盡量減少一天當中胰島素升高的頻率和持續時間，那就該想想我們總共吃下多少高密度碳水化合物。其中當然包括明顯的糖分來源，例如含糖飲料、加工食品、糖漿、甜點等等。不過，其實就連大家都說是「低升糖」的全穀碳水化合物，例如糙米，都會導致血糖急遽上升，必須藉由胰島素幫忙才能從血液中送走。你聽了可能會不太開心，不過，曾經被我當作主食很多年的全麥麵包，升糖指數（用來衡量對血糖的影響）和升糖負荷（把食物份量也計算進去）都比蔗糖還高！專家常說這些全穀類食物和精製過的碳水化合物相比「好處比較多」，但更精確的說法應該是，如果長期攝取，全穀類食物「害處比較少」。

【常見問題】

這是否表示，我再也不能吃穀類／地瓜／香蕉／我最愛的碳水化合物了？

答：並非如此。雖然你應該永遠把營養密集的低升糖食物當作飲食的主要基礎，但胰島素傳遞訊號的功能非常重要，因此胰島素長期偏低也一樣不利於健康，只是原因不同於胰島素長期偏高。偶爾吃一餐碳水化合物比較多的餐點，可能有助於將多種荷爾蒙的效果發揮到極致，並且強化運動表現。一般來說，剛運動完的時間是吃碳水化合物（例如地瓜或米飯）最安全的時候。為什麼是運動後？因為激烈健身後，肌肉會把血液裡的糖分拉進去。我們會在第六章進一步探索運動後吃碳水化合物的概念。

另一個問題是，升糖指數指的是單獨吃某種食物時對血糖的影響——但是，舉個例子，單獨吃一片麵包，和吃加了脂肪與蛋白質的三明治，對血糖的影響會非常不一樣。早在 1983 年，科學家就已經知道，在碳水化合物食物裡加入脂肪，可以降低血糖上升值，但卻同時會增加胰島素的分泌量。[21] 簡單講，脂肪會導致胰臟反應過度，血液裡的糖沒那麼多，但卻分泌了更多的胰島素（實際上，脂肪只是會延後葡萄糖進入血液的時間，但也會延長血糖升高的時間）。也就是說，想降低食物對血糖影響的人經常會得到的建議（在碳水化合物食物中加入多一點脂肪，以降低血糖升高值）[22]，其實是受到誤導。

因此，在討論吃碳水化合物對荷爾蒙和代謝的影響時，我們需要其他的衡量標準。科學家目前在研究的兩種指標是：一餐飯吃完以後的升糖負荷與胰島素 AUC（曲線下面積）。升糖負荷是衡量吃下一份特定的食物後會釋出多少糖進入你的血液，而胰島素 AUC 則是估計一種食物（或一餐飯）總共會刺激分泌多少胰島素。一餐飯對血糖（還有肝臟處理血糖能力）的影響，比單一食物會使血糖升高多少或多快更有意義。甚至有研究指出，會快速釋放糖分到血液裡的碳水化合物（特別是不和脂肪一起吃的時候），身體可以更快處理完畢，胰島素升高得很快但持續時間很短；而吃一餐混合油脂的碳水化合物，例如一個奶油烤馬鈴薯，餐後胰島素升高的時間會持續好幾個小時，身體處理的速度就比較慢。

好的碳水化合物，為什麼會變壞呢？

到底是低碳水化合物還是低脂肪飲食比較好，醫界已激烈討論至少十年。兩邊的狂熱支持者都主張自己這一邊才是唯一的真理，但事實是，雙方都常常把不符合他們世界觀的真憑實據丟掉。有些地方的人全都奉行高碳水化合物、低脂肪的飲食（例如日本沖繩的百姓），也有族群全都吃高脂肪、低碳水化合物的飲食（例如非洲馬賽人）。要怎麼調和這兩種飲食呢？遺傳的醣耐量就足以解釋嗎？一個好的人類生理運作科學模型，應該要能解釋為何兩種飲食都可以很健康。我們現在確定知道的是，全世界的原住民族群，只要接觸「西式」飲食，疾病就會隨之而來。所以，到底是什麼讓高碳水化合物飲食突然變得有害？仔細檢視「健康的」高澱粉飲食與有害的西式飲食之間的差異，會發現有幾個重點：

- 傳統的高碳水化合物飲食，糖分還是比較低。
- 傳統飲食中，「無細胞狀態的」碳水化合物（也就是自原本細胞中脫離出來的糖和澱粉）遠比西式少得多。想想果汁與原態水果的差別，還有發芽穀類麵包與用小麥磨成細粒或細粉做的「全麥」麵包的不同。近期一項研究中，研究人員餵不同的幼鼠吃同樣份量的同一種食物，但分成用磨成粉的原料製作的，以及用原態食材製作的。你猜哪一群幼鼠增加最多體重？結果是磨成粉的。加工（無論是碳水化合物或脂肪都一樣）讓食物立刻變得對身體有害。

在令人上癮的加工食品中，很難梳理出只有糖本身，以及糖與脂肪結合後的有害影響。也許糖在單獨食用的情況下並沒有害處，甚至也不會讓人吃得過量，但是在加工的過程中就變得有害。事實上，你的身體要把少量的糖轉化為脂肪非常困難，但一旦你把碳水化合物吃進體內，跟著一起吃下去的脂肪分子也會立刻被儲存，直到這些碳水化合物全部被身體細胞利用完畢。更糟的是，隨之而來的胰島素大幅升高，會讓你的身體在兩餐之間需要能量時，也無法耗用這些脂肪。於是飢餓感像滾雪球一樣大幅增加，代謝靈活度也開始喪失（我們在第六章會更深入討論代謝靈活度）。

繼續談下去之前，必須要先明白，除了「長期吃碳水化合物」以外，還有數不清的因素可能導致身體對胰島素的敏感度降低，使得體內胰島素濃度升高，破壞血糖平衡。這些因素包括睡眠不足、基因、接觸有害的工業化學物質，還有攝取不飽和脂肪引起的身體發炎。研究顯示，健康的人只要一個晚上睡眠不足，就會破壞胰島素敏感度，使他們第二天暫時處於糖尿病前期，而且還沒吃任何碳水化合物就會變成這樣！

慢性壓力是另一個壞蛋，會讓你的胰島素機制失靈。慢性壓力的來源有很多，有些很明顯，有些則沒那麼明顯。就連噪音污染這種損害程度極低的東西，在已開發國家也是重大問題，可能導致慢性的低度壓力，進而影響代謝健康。丹麥一項研究發現，一個人住處附近的交通噪音每增加十分貝，罹患糖尿病的風險就升高 8%；[23] 這種狀態如果維持五年，風險更會升高 11%。在第九章，我們會再回來談睡眠和壓力這兩種因素。

麩質與代謝——是敵是友？

麩質是小麥、大麥和裸麥裡面的黏性蛋白質，不只存在於大多數麵包、蛋糕、義大利麵、披薩，和啤酒中，還被添加到很多其他的食品裡，因為它能增加食物的嚼勁，討好人們的嘴巴——但是，嘴巴大概是麩質唯一能取悅的器官。近來的研究顯示，無論是和哪一種碳水化合物結合的麩質，都會使我們的身體面臨獨特的發炎挑戰，還會損害胰島素敏感性，並且導致體質容易發胖。舉個好例子：幼鼠的飲食中如果加了麩質，和吃同樣飲食但不含麩質的幼鼠相比，體重增加較多，代謝活動較少，且體內的發炎標記較高。[24] 牠們和對照組幼鼠的飲食熱量相同、碳水化合物與脂肪的份量也相同——唯一的區別只是牠們吃了麩質。你可能會因為這只是幼鼠實驗而不願接受事實，但別再逃避了。在《疾病模型與機制》（*Disease Models & Mechanisms*）期刊中，研究人員針對小鼠模型在腸道研究中的效用問題表示:「整體而言,哺乳動物的消化道在演化過程中都高度保留原貌,物種之間的主要差異應該是由飲食造成的。人類和幼鼠天生都是雜食動物,因此有很多相似之處。」[25] 除此之外,愈來愈多證據顯示,身體受到麩質影響的部分遠不只是消化道——我會在第七章深入探究。

進行能持之以恆的改變

做出積極的改變,通常看似是只需要意志力的簡單行為,譬如減少穀物攝取量、不吃糖分、只吃不含澱粉的蔬菜(如羽衣甘藍),而不吃會刺激胰島素的蔬菜(如馬鈴薯)。不過,對於大多數人來說,改變飲食是最難做到的事情之一。我們吃每一餐,都帶著多年累積的習慣、社會壓力和文化規範,這些都影響了我們似乎想要的,和身體似乎想要的食物。

在這些食物導致肥胖症流行之前,人們不必計算熱量,也不必花大錢買健身房會員資格,就能維持健康的體重。遵循以下這些對我和保羅醫師都有效的指導原則,就可能做到不碰糖分和碳水化合物的密集來源,甚至還可能減輕體重,不必計算熱量,也不會痴迷於食物(只有在斷食期間需要暫時限制食物與熱量攝取,這指的是間歇性斷食,我會在第六章詳述)。

好好睡覺,用冥想紓壓

壓力和睡眠不足會減損飲食過量者的意志力,因此在計畫你的飲食時,必須把這些因素考慮進去。我們會在第九章更深入地介紹這兩個問題,不過現在請先記住:良好的睡眠能確保你的荷爾蒙不會扯後腿,讓你有毅力讓飲食改變持續下去。

壓力來臨時，吃精製穀物和糖可以抑制大腦中的壓力荷爾蒙「皮質醇」，也會抑制大腦對壓力的反應。[26] 這可能導致身體分泌皮質醇的自然韻律失調，也突顯出吃糖就是我們體內眾多成癮途徑中的一條。因此，你應該用自然的方法降低皮質醇。幾個能簡單實行的方法包括了早上曬太陽、冥想、運動。

精心規劃食物環境

如果你容易暴飲暴食或是吃糖成癮，你應該會發現，如果你是唯一打理家中食物的人，控制你的食物選擇會容易得多。要控制你在家吃的東西，那就量身打造採買清單，把冰箱和食物櫃裝滿健康、低碳水化合物的全食物。要記得：只能把對身體好的東西放進購物車。

當然，我們無法控制所有的狀況。走進辦公室，看到免費的杯子蛋糕，會破壞你精心打造的食物環境，這大概是最需要用到意志力的時候。和自己玩一個心智遊戲會有幫助，例如，把那些有問題的食物想像成「不是食物」；或者，試著用正能量排解社會壓力。如果有同事朋友請吃垃圾食品，勢必破壞你的飲食計畫，你可以採行的策略是，把拒絕對方包裝成正面訊息。微笑著說：「我很好！」會比表情痛苦地說：「我很想吃，但不能吃」有用。前者傳達的訊息是，你已經「很完滿」，不需要吃任何不健康的東西；後者則讓人以為「我在節食過程中掙扎，但如果你引誘我一下，我大概就會動搖。」（順帶一提：這一招也能用來對付其他類型的社會壓力，例如有人請你喝酒精飲料，但你不想喝酒的時候。）

如果在外用餐，可以事先查看菜單，挑一間確定有健康餐點的餐廳。另一個過來人的建議是：先謝謝你的服務生，請他別把麵包籃端上桌。誰需要那玩意瞪著你啊？（你可以到我的網站 http://maxl.ug/restaurantsandsupermarkets 看更多上餐館和超市時的求生指南）。

在內心建立「規則手冊」並寫下你的目標

我發現，把健康生活當作個人特質的一部分，就比較容易省略天人交戰這個過程，只要遵循自己的內在規則手冊即可。例如，你可以決定不要吃小麥製品，這樣就排除了一大類飽含高密度碳水化合物卻缺乏營養的非必要食物。還有一些很棒的規則可以納入你旳自我認同裡，包括你「吃的紅肉只來自受到人道對待、終生只吃牠們真正想吃的東西（也就是草）的動物」，或者是你「絕不喝任何用糖來增加甜味的飲料」，或是你「如果買得起一定只買有機食物」。你可以寫下你的規則，然後貼在冰箱上，這樣你每次開冰箱拿零食時，都會再次提醒自己這些規則。研究顯示，把特定目標寫下來（這稱為「自我書寫」），就能大幅提升達成這個目標的機會。

把「適度吃每種食物」的原則忘掉，堅持一以貫之

很多人都聽說要「適度」吃碳水化合物，於是說服自己早餐只吃半個馬芬、晚餐只吃份量少一點的義大利麵。這樣吃下的葡萄糖雖不如「標準美式飲食」中所含的那麼多，但仍有兩份葡萄糖（因而刺激胰島素分泌），而你的身體可能根本不需要。

不過，要人「適度吃每種食物」的指引無處不在。德州大學科學家近期針對這個不合時宜的飲食處方進行研究，結果發現飲食比較多元（定義是一個人吃下的食物相似度較低），與飲食品質較低、代謝健康較差有關。[27] 翻譯成白話就是：遵循「適度吃每種食物」法則的受試者，吃下的健康食物（如蔬菜）較少、不健康食物（如穀飼肉類、甜點、還有汽水）較多。這項研究的資深研究員達利歐許·莫札法里安（Dariush Mozaffarian）說：「研究結果顯示，在現代飲食中，『適度吃每種食物』其實不如只吃種類比較少的健康食物。」

莫札法里安醫師觀察到，「飲食最健康的美國人，其實只吃種類相對較少的健康食物。」這對你的意義是什麼？持續不斷購買「超級大腦食物」吧。我會在第十一章列出更多可加入清單的食物。

找一個（真實的或數位的）「可靠麻吉」

借用我最愛影集裡的用語（讓已經不看第四台的讀者知道一下，我說的是《南方四賤客》），有個可靠麻吉，或是一個你能向他報告目標達成進度的好友，一定是有幫助的。你們可以互傳每一餐的照片，遇到誘惑時拚命傳訊息給對方，並且積極鼓勵彼此。如果你身邊沒有人能提供這些支持，那就利用社群網站吧。向網路上的朋友和追蹤者宣告你要致力於「收復大腦」，並且定時發布你的餐點照片，讓網友幫你打氣。創建一個自己的關鍵字標籤，我在instagram（帳號 @maxlugavere，來打個招呼吧！）則有個關鍵字標籤#GeniusFoods，會用來標記含有超級大腦食物、能為我的大腦灌注能量的餐點，歡迎你也使用。你的朋友會想看到你成功，你的努力過程甚至能激勵他們。

結語

科學一直在不斷演進，尤其是研究大腦的領域。正如我在第一章所說，我們對最常見的失智症——阿茲海默症的了解，有 90% 都是在過去十五年當中發現的。預防失智是新興科學（更別提優化認知能力），當然不是已公認無誤的科學理論。不過，如果要等它變成公認無誤才採取行動，表示我們可能會很多年，甚至數十年都無所作為。

有非常可觀的數據告訴我們，血糖（和胰島素）長期偏高可能損害我們的認知健康，但卻一再有人宣稱穀物（甚至還說「健康的」全穀類）能改善我們的健康，又幾乎拿不出確切證據。[28] 這是一樁謊言，但我們卻大舉投資，投資幅度之廣甚至呈現在美國大陸的農地上：有超過 15% 的農地種植小麥，更有超過一半農地種植玉米和黃豆。只有 5% 的農地用來種植蔬菜，可是蔬菜在我們的餐盤上應該要佔一半的份量。

雖然每個人的醣耐量不同，不過我的建議是，把你的餐盤全部裝滿低碳水化合物、富含微量營養素與纖維素的天然食物。身體對抗慢性發炎的軍火庫中，纖維素是主要的武器，我會在第七章進一步說明。低碳水化合物的食物，包括酪梨、蘆筍、甜椒、青花菜、抱子甘藍、捲心菜、白花椰、芹菜、小黃瓜、羽衣甘藍、番茄和櫛瓜。至於蛋白質和其他營養素，就從野生鮭魚、雞蛋、放牧雞和草飼牛肉等食物攝取。雖然我以前吃很多穀類食物，但現在，我竭盡所能把餐盤裝滿我說的這些美味食物。

把這些珍貴營養供應給你的大腦，是本書第二部的遊戲名稱，這場遊戲從一趟通往血管活力的旅程開始。繫好安全帶，準備出發吧！

重點整理

▶ 盡量少吃高密度碳水化合物，以避免胰島素頻繁且持續升高，是維持和增強胰島素敏感性的最佳方法之一，這樣可以盡量減少身體發炎和脂肪儲存。

▶ 胰島素是脂肪細胞上的單向閥門，會阻礙細胞內儲存的能量釋出作為燃料。很多器官都很想利用脂肪作為燃料，包括大腦（只要脂肪轉化為一種稱為「酮」的物質）。

▶ 阿茲海默症病例中有 40% 起因於胰島素長期偏高，可能在確診前數十年就開始破壞認知功能。

▶ 小麥等穀物會使血糖和胰島素急遽升高，所含的營養素又相對較少，卻是美國人攝取最多熱量的來源，但穀物並不是人類生理機制中的必需品。

▶ 胰島素分泌混亂，吃碳水化合物雖是重要因素，但只是一部分成因——壓力、吃變質的油、甚至接觸有害的工業化學品，也都是原因。

超級大腦食物 No.4：黑巧克力

你知道嗎？可可豆在墨西哥城曾經貴為合法貨幣，直到 1887 年為止。這種貴重的果子，不但自古以來就備受尊崇，而且很健康。我的朋友泰羅・艾索考皮拉（Tero Isokauppilae）說，可可豆也是鎂含量最豐富的天然食物之一。他是芬蘭覓食專家、種植藥用蕈菇的業者，也是我所知道對可可豆最了解的人。

吃巧克力這種天然發酵食品，對身體最大的好處來自其中富含的黃烷醇，這是一種多酚類。可可黃烷醇已證實可以反轉認知老化的徵兆、改善胰島素敏感度與血管功能、增加通往大腦的血流量、甚至還能增進運動表現。[1] 科學家測試近一千名二十三至九十八歲認知健康的受試者，其中每周至少吃一次巧克力的人，視覺空間記憶、工作記憶和抽象推理測試等認知表現都比較好。[2] 只是，超市裡可以選擇的產品那麼多，要怎麼確定我們買到的是正確的可可製品呢？

先查看包裝說明，確定可可沒有經過「鹼化處理」（processed by alkali），或稱為「荷蘭式加工」（Dutch processing），這些說明通常會出現在成分表中的「可可豆」後面。這種加工程序會大幅減少可可豆裡的植物營養素，破壞原本有益健康的成分，把巧克力變成一般糖果。市售巧克力的含糖量差異很大，要買含糖量最少、可可比例最高的，可可含量至少要達到 80% 以上。低於這個比例的巧克力，往往只是「超可口」的加工食品（牛奶巧克力和白巧克力基本上都只是糖果而已——含大量的糖）。一旦你吃到高品質的 85% 黑巧克力，就會發現，只吃一兩塊就很享受，不會陷入永遠沒有滿足感的迴圈，讓你把整片巧克力都吃光光。

更好的方法是——自己在家做巧克力，這樣就能完全不加糖，吃到心滿意足為止！做巧克力真的很簡單——我會在「食譜」章節中提供很棒的食譜（第

318 頁）。

怎麼吃：每週吃一大片 85% 黑巧克力。選擇經過有機或公平貿易認證的產品，這些產品的取得來源絕大多數是符合道德的。

Part II

身體系統的運作
是互相連結的，
你的大腦會有所反應

Chapter 5

心臟健康，大腦就健康

第一次吃歐姆蛋（omelet）的記憶，對我來說恍如昨日。（難道你不是嗎？）當時我們在紐約市公寓家裡的廚房，媽媽打了一顆蛋，準備煎歐姆蛋給我吃。那時我大概七、八歲。媽媽一直很怕得心臟病，因為她的父親就是死於心臟病，這應該是我從小到大沒見過她吃蛋的原因。歸根究柢，這是因為雞蛋裡富含膽固醇的蛋黃，幾十年來一直被全美國人當作心臟病的致病成因，於是備受冷落。不過，那個晚上，媽媽說要讓我開心一下，煎一顆蛋給我吃。

她用她心愛的鐵鍋，仔細調整火候。這鐵鍋是她的母親給她的，媽媽常在鍋裡倒進爐邊常備的玉米油做菜[1]。我坐在廚房的吧檯上，好看著媽媽煎蛋，不一會兒，我拿起了刀叉。媽媽把盤子滑到我面前，我因為人生第一次吃蛋而興奮不已，但她突然開口告誡，立刻澆熄了我的興奮之情：「蛋不能太常吃，蛋黃裡的脂肪和膽固醇會堵塞你小小的血管！」（其實要讚許媽媽的是，她常常要我勇於嘗試沒吃過的食物，她說這樣能讓我未來成為更好的丈夫。我一直很挑食，她說這些話是要說服我接受不同的食物。我媽的幽默感向來奇特，至於她的保證成真了嗎？我只能說，我還是很挑食。）

幾年後，我們到佛州南部去度假，很多猶太裔紐約客冬天都會來這裡避

---

[1] 還記得第二章提到的那些脆弱的、容易產生化學作用的多元不飽和油脂嗎？這類油脂很適合用來塗在平底鍋上形成不沾塗層，因為它們很容易氧化後與鐵結合——這正是會在你血液裡會發生的事！如果用橄欖油或飽和脂肪，就幾乎不可能形成不沾塗層，因為它們的化學性質比較穩定，而且不容易氧化。

寒。我在這裡頭一次嚐到另一種食物：椰子，立刻愛上它的濃郁口感、微妙清甜與熱帶風味。當時已有十二歲的我，秒懂紐約客為何這麼喜歡佛州——因為有椰子！但我和椰子的戀情，也一樣悲慘地遭到腰斬，因為媽媽說椰子肉不健康，「它含有很多飽和脂肪，對心臟不好。」

在這一章裡，我們要深入探討關於血管健康的一切。為什麼要在一本關於大腦的書裡，要用一整章的篇幅談血管健康呢？因為你的血管健康，影響的不只是心臟健康與罹患心臟病的風險而已。大腦的營養、能量、與氧氣，都是由全身上下總長四百哩（約六百四十四公里）的微血管電力網供應。這個電力網如果有任何一處停電（導致通往大腦的血流量減少），不只是會導致認知受損、增加阿茲海默症和血管性癡呆的風險，也會造成比較微小的認知功能缺陷，而我們通常以為這些小毛病是與老化有關。[1]但說真的，誰想發生這些狀況？

「飲食－心臟病假說」的潰敗

時至今日，我們對於血管健康的認識遠比以往深入，但很不幸的是，許多醫生仍然提供大家過時的建議。我們並非無所不知，可是愈來愈明確的事實是，如果人們的飲食裡真有一個超級大壞蛋，那並不是飽和脂肪。美國頂尖營養學專家隆納・克勞斯醫師（Dr. Ronald Krauss）曾參與撰寫許多早年的飲食指南，2010 年他在一項整合分析中做出結論：「並無顯著證據證實，飲食中的飽和脂肪與增加冠狀動脈心臟病或心血管疾病的風險有關。」[2]

但是，「飲食－心臟病假說」（diet-heart hypothesis，這個學說認為光只是飲食中的膽固醇就會導致心臟病）仍持續存在。這個假說源自於對動脈粥樣硬化一開始的研究。所謂動脈粥樣硬化是指血管中的斑塊增加，導致血管硬化且變得狹窄。科學家一開始研究這種病的時候，解剖患者大體後找到的血管斑塊都充滿膽固醇，於是這就成為「吃多油食物會堵塞血管」這種觀念的基礎。這個令人琅琅上口、經常被引用的觀念，把人體複雜的生理機制比喻成往冷的排水管中倒油所產生的結果。因為吃飽和脂肪的確會讓人膽固醇升高，而富含膽固醇的食物則是，呃，有很多膽固醇，因此少吃這兩種東西，就成為預防和治療心血管疾病的重點。但是，人體的生理機制可沒這麼簡單。事實證明，膽固醇通常只是無辜的路人甲——只是剛好出現在犯罪現場，但鮮少是惡棍本人。

包括「飲食－心臟病假說」始祖安塞爾‧吉斯在內的很多營養學家，都試圖把全食物中的營養素分離出來——這也很難責怪他們。維生素 C 的發現治癒了壞血病、維生素 D 則能有效預防佝僂病，這些都是只用簡單的方法就能立下大功的案例。於是，當科學家轉而著重研究心臟病時，感覺能把事情簡單化的化約主義實在很誘人，所以他們就推論：心臟病死者的血管中發現了膽固醇，而多吃飽和脂肪會增加血液中的膽固醇；所以飽和脂肪會導致心臟病，因為它會增加血液中的膽固醇。這套說法剛好複雜到讓醫生看似有理，又簡單到可以包裝成一套簡潔理論，讓一般大眾容易接受。

不過，正如電腦程式設計師常說的「垃圾進，垃圾出」，食物與生理機制之間錯綜複雜的交互作用，以我們的能力通常是模擬不出來的，更別提人們還想用萃取或人工合成的保健品來胡亂補身體。曾預測到 2008 年的金融危機，專門研究隨機性、機率、不確定性的統計學家納辛姆‧塔雷布（Nassim Taleb）就毫不留情地說：

實驗生物學中很多的局部研究，看似「合乎科學」又有證據，但卻連簡單的數學嚴密性測試都無法通過。這表示，對於觀察到的事實，無論它在局部範圍中看起來多可靠，但是我們能下什麼結論、不能下什麼結論，都必須非常謹慎。由於面向太多元，我們不可能用科學上那些傳統實驗的簡化方法，就產生出有關一套繁複系統的資訊。完全不可能。

換句話說，因為生理機制太複雜，而我們的科學工具相對有限，所以一旦食物來源被刻意而快速的改變，我們都應該抱持強烈懷疑的態度。美國政府當年介入推行低脂飲食時，領導階層正是落入這個陷阱：把有缺陷的科學觀察結果草率納入政策。

當時安塞爾‧吉斯急於敲響飽和脂肪的喪鐘，設計了一個看似完美的研究：一個雙盲隨機、有對照組的大規模長期試驗，稱為「明尼蘇達冠心病研究」（*Minnesota Coronary Survey*）。我們在第二章提過，吉斯是流行病學家──研究龐大人口間的疾病關聯。這項研究以九千多名住在機構裡的精神病患為對象，吉斯想用設計得堅不可摧、固若磐石的研究，證明飽和脂肪和心臟病之間是有因果關係的。

吉斯與研究團隊讓受試對象分別採用兩種飲食法中的一種。對照組的飲食仿照「標準美式飲食」，18% 的熱量來自飽和脂肪；「介入組」的飲食中所含飽和脂肪的熱量則只有對照組的一半──和美國心臟協會的營養建議一致，後來美國政府也採行了同樣的建議。為了補足飽和脂肪減少後缺乏的熱量，研究人員讓受試者吃不飽和的玉米油烹調或製作的食物，包括乳瑪琳、沙拉醬，甚至還有灌了玉米油的牛肉、牛奶和乳酪。

五年下來，吃玉米油這一組受試者膽固醇確實明顯下降，但並未顯示對於降低心臟病或整體死亡率有任何好處。研究結果雖然顯示無效，卻與官方向美國民眾推行的許多營養建議高度矛盾。[3] 這些營養建議向我們保證，少吃飽和脂肪讓血液中的膽固醇減少，就能讓健康狀況改善，而不是停滯。這個「讓人為難的真相」或許能解釋，為何這項研究的結果直到 1989 年才公開，在試驗結束十六年之後（時間長得令人好奇）。不過，故事還沒結束。

曾獲諾貝爾獎的物理學家馬克斯‧普朗克（Max Planck）說過，「科學要經過一次又一次的葬禮才會進步」，這鮮活地描繪了科學界人物的頑固專橫，並且如何在自己的領域佔地為王。這個說法在「明尼蘇達冠心病研究」初次發表的三十年後又再次印證。當時北卡羅萊納大學與美國國家衛生研究院（National Institutes of Health）的學者，在該研究的一名已故成員家中地下室發現一箱箱未曾發表的數據，而這名研究人員則是與安塞爾·吉斯很親近的同事。[4]

學者在這些埋藏已久的資料中發現了什麼呢？重新分析數據的結果顯示，原來玉米油對於受試者的健康確實有影響，卻不是好的影響：受試者的血清膽固醇每減少三十毫克／分公升（mg/dl），死亡風險就增加 22%。吃玉米油的這一組受試者，五年間罹患心臟病的機率是吃飽和脂肪組的兩倍。即使吃玉米油能降低受試者的膽固醇，但他們的整體健康卻惡化很多。

這些驚人數據帶給我們最重要的訊息是，玉米油及其他加工過的油（還有糖），對於血管的傷害很可能遠比飽和脂肪嚴重。有多嚴重呢？你可以想像把一個製作焦糖布丁表面焦糖的超迷你噴槍放進你的血管，你就會懂了。動脈粥樣硬化的結果，血管看起來就像炸雞的雞皮。這是凱特·莎納罕（Cate Shanahan）醫師在她的精闢著作《深度營養》（*Deep Nutrition*，暫譯）一書中的生動描繪。你會死掉，可是，喂——你的膽固醇還變低了耶。

膽固醇與大腦

查核真相的時候到了。膽固醇是對身體很重要的營養素，尤其是對大腦。人體所有的膽固醇有 25% 都集中在大腦。膽固醇是細胞膜的關鍵成分，它能支撐細胞膜結構，確保營養素進出細胞流動順暢；它甚至還是具有保護作用的抗氧化物。在髓鞘（包覆在神經元外的保護套）形成過程中，膽固醇是不可或缺的（髓鞘脫失會導致一種叫多發性硬化症的自體免疫疾病）。膽固醇對於維持大腦可塑性和發送神經脈衝也很重要，尤其是突觸傳遞神經脈衝的時候。突觸若缺乏膽固醇，會導致突觸與樹突棘的退化。[5] 樹突棘是像樹枝一樣的接觸點，能促進神經元與神經元之間的訊息傳遞，科學家認為它就像記憶的形體。

申延均博士（Dr. Yeon-Kyun Shin，音譯）是研究膽固醇的權威，專精膽固醇在大腦中的功能。他近日發表在美國《國家科學院院刊》（*Proceedings of the National Academy of Sciences*）的研究成果讓人警覺到，服用全面降膽固醇藥物（在本研究中是隨處可見的史他汀類〔statin〕藥物）會出現意想不到的後果。在發表這篇研究的新聞稿中，申博士說：「如果奪走大腦中的膽固醇，會直接影響到激發大腦分泌神經傳導物質的機制。神經傳導物質會影響大腦的資料處理與記憶功能，換句話說──會影響到你有多聰明、記憶力有多好。」

大規模的人口研究驗證了申博士的擔憂。他所做的「弗拉明罕心臟研究」（*Framingham Heart Study*）備受讚譽，這是針對麻薩諸塞州一處小鎮居民持續進行的跨世代心臟病風險分析，有兩千名男女參與者接受嚴格的認知能力測試。研究人員發現，受試者的膽固醇偏高，與認知能力測驗分數較高有關，即使高到超過所謂「健康」的範圍。測驗內容包括抽象推理、專注與注意力集中、口語表達、執行能力。膽固醇較低的受試者認知表現則比較差。[6] 另一項研究針對一百八十五名未失智的年長人士，結果發現總膽固醇（高密度脂蛋白與低密度脂蛋白相加）較高，與就算只有低密度脂蛋白（常被認為是「壞」膽固醇）較高，兩者都與記憶力較佳相關。[7] 有些數據甚至顯示，膽固醇較高可能有對抗失智的防護作用。[8]

近來一項針對兩萬人的研究發現了有力證據，顯示使用史他汀類的降膽固醇藥物，會增加罹患帕金森氏症的風險。帕金森氏症是第二常見的神經退化性疾病，會影響行動。賓州州立大學醫學院研究副主任黃雪梅（Xuemei Huang）是這項研究的資深研究作者，她接受醫景（Medscape）網站採訪時說：「我們知道，醫學文獻整體上是同意膽固醇較高對於防止罹患帕金森氏症有好處，因此史他汀類藥物可能透過治療高膽固醇而剝奪了這種保護作用。」（我們會在這一章後面回來談史他汀類藥物。）

【常見問題】

如果膽固醇對大腦這麼好，我應該多吃一點，對吧？

答：請自在享用含膽固醇的食物，但也要知道，不必把膽固醇當作一種營養來積極攝取，因為大腦會自行製造它需要的所有膽固醇。維持身體膽固醇系統的健康、盡量避免吃可能干擾膽固醇合成的藥物（如特定的史他汀類藥物），都比多吃膽固醇食物更重要。我們等一下會再談到這件事。

頸部以下身體器官的膽固醇運作，也對大腦有很重要的影響。身體要製造膽酸，非要有膽固醇不可，而膽酸對於吸收能建構腦部的脂肪，和保護脂溶性營養素至關重要。我們用膽固醇來合成許多保護大腦的荷爾蒙，如睪固酮、雌激素、黃體素，還有皮質醇。配合照射陽光中的紫外線 UVB，膽固醇還會製造另一種荷爾蒙，也就是維生素 D，它參與人體內一千種基因的表現，其中很多基因直接涉及大腦功能的健全。

讀到這裡，你大概會想：我要上哪兒去找到膽固醇這玩意？我想要全天下的膽固醇！我們竟然這麼大意，錯怪了這個為我們做這麼多事的營養素？

膽固醇與疾病的關聯

很多動物性食物都含有膽固醇，多年來我們受到多方警告，說我們應該限制攝取這些多油的食物。但是很多我們長年擔心不敢吃的食物，像是蛋黃、蝦子、或是有 海鮮，其實對我們血液中的膽固醇值影響微乎其微。這是因為身體製造的膽固醇遠比食物中的膽固醇要多得多。給你一點概念，一個普通人體內每天製造的膽固醇，相當於四個蛋黃的膽固醇含量！

　　如果我們在每項建議前都寫下適用的免責聲明，這本書會變得很不易閱讀——但請記住，我們精心調整這些建議文字，讓它們適用於大多數人、大多數時刻。

　　我們認為，從飲食攝取的膽固醇，整體上對血液中的膽固醇濃度影響很小。它已經被宣判無罪，並不是食物裡的壞蛋，就這麼簡單。大多數人都是由身體自行合成膽固醇——但有少數人確實會從食物吸收比較多膽固醇。在一些特殊病例中，尤其是為心臟病患者控制高得莫名其妙的膽固醇時，我們可以從血液中的標記評估患者是自體製造的膽固醇特別多，還是從食物吸收的膽固醇異常地高。如果遇到某位患者服用能抑制膽固醇生成的史他汀類藥物後，膽固醇仍降不下來（因為患者也許是從食物中吸收膽固醇），驗血就可能引導醫生找出適當療法。這些檢驗並不在本書討論範圍內，但是向各位公民科學家報告一下，體內 7- 烯膽烷醇（lathosterol）偏高的人，通常合成的膽固醇會過多，他們對於史他汀類藥物的反應比較好；至於體內油菜籽固醇（campesterol）、β- 植固醇（beta-sitosterol）、植物固醇（plant-sterols）偏高的人，則容易過度吸收飲食中的膽固醇。

　　但當局卻建議很多人別吃營養的蛋黃，改吃含糖的早餐穀片或即溶燕麥片，還有更糟的——只用蛋白做的可怕歐姆蛋！瑞士信貸銀行（Credit Suisse）近期一項調查，探究消費者對脂肪的看法，結果發現有 40% 的營養師和 70% 的執業醫生仍然認為吃富含膽固醇的食物對心臟有害。[9] 調查的作者說：

對於富含膽固醇食物（例如雞蛋）的深切憂慮，是完全沒有根據的。我們吃進體內的膽固醇，基本上和血液中的膽固醇含量沒有關係，這件事早在三十年前就為人所知，而且再三獲得驗證。吃富含膽固醇的食物，對於整體健康，特別是對於罹患心血管疾病的風險，並沒有負面影響。

飲食中的膽固醇，對大多數人來說從來就不會構成問題。就連美國食品藥物管理局（FDA）也在最新版的《美國飲食指南》（*Dietary Guidelines for Americans*）中，將膽固醇從「須注意的營養素」清單上刪除，把我們這個時代最無孔不入的飲食迷思送進墳墓。[1]

前面說過，我們血液中的膽固醇絕大多數是在體內製造，其中少部分是由大腦生成，不過大多是由肝臟製造。如果吃的膽固醇減少，其實等於向肝臟發出訊號，要求它合成更多膽固醇。早期批評「飲食－心臟病假說」的彼特・艾倫斯博士（Dr. Pete Ahrens），幾十年前就首次提出這個現象。不過，如果不能讓體內合成的膽固醇用來幫助維持身體健康，它也可能會與疾病產生關聯。

肝臟製造的膽固醇，大多是由巴士運送到體內各處。這些巴士就是你體內的低密度脂蛋白（LDL）粒子。LDL 常被稱為「壞膽固醇」，但其實它們根本不是膽固醇分子，而且一點都不壞，至少在剛運送出去的時候不壞。其實，LDL 是用於運輸的蛋白質，能幫助膽固醇和三酸甘油酯等脂溶性粒子在血液中溶解，或是從不可溶變成可溶。你應該知道，油和水無法混合，而血液若以容積計算，有 92% 是水。換句話說，脂蛋白是解決可溶性問題的天然工具。

前面描述的是一個非常粗淺的模式，介紹身體如何製造膽固醇。要了解低密度脂蛋白與疾病的關係，你可以想像兩條公路：A 公路與 B 公路。兩條公路上各有一百人，都要去上班。在 A 公路上，一百人開一百輛車；B 公路的一百

＊1. 在 FDA 於 2015 年發布的最新版《美國飲食指南》中，膽固醇不再是「須注意的營養素」。

人則共乘五輛巴士。A公路會比較容易發生意外或連環車禍，也比較容易塞車——畢竟這條路上有一百輛車；B公路則只有五輛巴士在行駛。如果是你，會選擇哪條路去上班？除非你是受虐狂或虐待狂，或兩者都是，否則我想你會選B公路。

解讀你的檢驗數據

傳統的膽固醇測試，類似以公路上全部車輛的總重量來評估路況，但是一輛巴士的重量可能相當於五輛小型汽車，而標準磅秤並不能區分同樣的重量到底來自於一輛巴士還是五輛小汽車。好消息是，現在有一種檢查可以測量道路上總共有幾輛車，我們認為這項檢查是非常有用的工具。壞消息是，大多數醫生不知道有這種檢查，而且很多保險都不支付這種檢查的費用。

這種檢查就是核磁共振（NMR）血脂檢查，可以驗出低密度脂蛋白粒子數（LDL-p）。LDL-p代表低密度脂蛋白粒子的總數，在我們的譬喻中就是公路上的汽車總數。研究顯示，這是比較好的風險預測指標，在其他條件都相同的情況下，公路上的汽車數量愈少愈好。

我說過，膽固醇乘客剛出發時全都是搭巴士，就像是B公路的狀況。這些巴士就是低密度脂蛋白粒子，因為乘客很多，所以「大而蓬鬆」。不過，當乘客下車後，這些粒子的體積就會縮小，比較像小汽車，變得「小而緊密」。在健康的身體系統裡，這些比較小的粒子會很快回到肝臟被回收。但是，有兩種運作不良的情況，可能會讓這個回收過程受到干擾，導致血液中充斥小而緊密的粒子。一旦如此，你的血流看起來就會像A公路，這是身體有循環問題的徵兆。

第一種運作不良的狀況是，低密度脂蛋白粒子受損，原因是氧化（在血液中停留過久且接觸容易導致氧化的副產品時會發生）或與糖分子結合（也就是第三章提到的糖化作用）。一旦這些粒子受損，它們要送達膽固醇的目的地組織（例如脂肪或肌肉細胞）和肝臟的回收中心都會很難辨認出它們。就像是用一把已經彎曲的鑰匙開鎖──低密度脂蛋白已經進不去它該去的地方了。於是，受損的低密度脂蛋白就困在血管裡，像是一群四處遊盪的麻瘋病患，數量不斷增加，最後停駐在你的血管壁上。這種情況有時會導致總膽固醇值上升，但如果這些粒子小而緊密，總膽固醇其實不會上升太多，甚至可能完全不會升高。這或許能解釋為何很多人的膽固醇值從來沒高過（或是服藥以人為方式降低了膽固醇），卻還是會心臟病發。

第二種狀況是，低密度脂蛋白要開的門鎖本身就堵住了。這會發生在肝臟承受氧化壓力且工作過量的時候，原因是你吃了過量的加工食品或高密度碳水化合物（還有其他會導致氧化的食物）。重點在於，肝臟在消化碳水化合物（或同時消化碳水化合物與脂肪）的時候，還有消化酒精或其他有害物質時，都不會把回收脂蛋白當作優先任務。同樣地，如果肌肉細胞等目標器官已經「塞滿」營養素，它也會對經過門口的低密度脂蛋白粒子說「謝謝，不用了」。無論哪一種情況，都會導致低密度脂蛋白粒子停留在血管中的時間更長，並會與氧化副產品接觸──因而加快它受損的速度，並且更容易卡在血管壁上（近期一項以低脂高醣飲食女性為研究對象的研究，就證明了這種情況。研究結果發現這些女性的總膽固醇值雖然不變，但氧化膽固醇值卻升高了 27%）。[10]

幫助低密度脂蛋白回收的「捷徑程式碼」

減輕肝臟的工作量，會讓血脂比較健康，尤其是某些因為基因的緣故而對於高脂或高飽和脂肪飲食有不同反應的人口。有一種與阿茲海默症風險較高有關的變異基因——「載脂蛋白基因 E 第四型基因」（ApoE4），部分科學家認為，它也會促使血脂對飽和脂肪的反應異常強烈（也就是會增加低密度脂蛋白），而有 25% 的人口帶有這種變異基因。[11] 雖然科學家還沒弄清楚當中的機制，但有些學者懷疑，這是因為肝臟減少回收低密度脂蛋白，導致低密度脂蛋白停留在血管中的時間更久，體積變得更小（因此引發問題）造成的。以下這些方法，應該能幫助你的肝臟變成回收低密度脂蛋白的超級巨星：

▶ **恢復胰島素敏感度。**不吃加工的穀物製品（即使是全麥製品）和容易導致發炎的油脂。不吃添加的糖分（尤其是果汁、龍舌蘭蜜、高果糖玉米糖漿），少吃水果和澱粉類蔬菜。

▶ **多吃冷壓初榨橄欖油。**有一項以罹患脂肪肝的糖尿病患為對象的研究結果顯示，富含單元不飽和脂肪的飲食（和「健康」的高醣飲食相比），能使肝臟的脂肪減少四‧五倍。酪梨和酪梨油、夏威夷豆、還有冷壓初榨橄欖油都是很好的單元不飽和脂肪來源。

▶ **少吃「添加」的飽和脂肪。**飽和脂肪會減少肝臟的低密度脂蛋白受體，使血液中的低密度脂蛋白增加。[12] 避免吃太多奶油、無水奶油和椰子油。吃全食物（如草飼牛肉）中的飽和脂肪則沒問題。

▶ **吃大量的高纖維蔬菜。**這樣能使身體減緩吸收碳水化合物與脂肪，讓肝臟有更多時間處理一起吃下去的食物。

▶ **少喝或不喝酒。**年輕健康男性如果一次喝下一手六罐啤酒，立刻就會增加肝臟脂肪。

▶ **隔一段時間就實施間歇性斷食，**可以促進低密度脂蛋白回收。關於斷食，下一章會再詳細說明。

▶ **每週一到兩次在運動後吃高醣低脂餐。**身體的胰島素敏感度一旦恢復，胰島素就能用來「啟動」肝臟的低密度脂蛋白回收機制。地瓜、糙米都是低果糖的碳水化合物來源，有助於啟動這個回收過程。

一旦這些已經變得有害的低密度脂蛋白粒子穿透血管壁，血管就會釋出黏著分子，標示出受傷部位。然後，身體就會分泌各種會促進發炎的「細胞激素」，用來傳遞訊息，警告免疫系統我們被入侵了。這會導致免疫細胞堆積附著在它們要發生作用的部位，形成「泡沫細胞」（foam cell）。眾多泡沫細胞集結在一起的時候，就會產生特有的條狀脂肪，一段時間以後這裡就可能形成斑塊，跟斑塊結合的還有其他免疫細胞、血小板，和出現功能障礙的血管壁。

低密度脂蛋白氧化的過程，很明顯是罹患動脈粥樣硬化的重要原因。值得注意的是，粥樣硬化只會發生在動脈，靜脈則不會出現這種狀況。動脈不同於靜脈，它攜帶的是含氧的血液，在這種高壓環境中，那些小而緊密的低密度脂蛋白粒子比較容易受損而附著在血管壁上。雖然很多人認為，動脈粥樣硬化最糟的結果就是導致心臟病發（因為心臟周圍動脈裡的斑塊逐漸增加），但是，其實它可能發生在體內任何部位，包括向大腦供氧的動脈分支末端微血管，這就會造成所謂的血管型失智症，也就是大腦裡發生很多很多的微小中風[13]。這是第二常見的失智症，僅次於阿茲海默症。

不過，如果你還年輕又健康，距離「只有老人會得」的血管性失智症還有好幾十年呢？這套優雅巧妙的血管系統真的會影響你的認知功能嗎？我的朋友兼同事理查・艾薩克森醫師（Dr. Richard Isaacson）是紐約長老會醫院與康乃爾大學威爾醫學中心共同經營的阿茲海默症防治診所主任，他看過無數病患在認知測驗中執行功能（包括清晰思考、專注力、心智靈活度）的部分低於預期，並與他們體內小而緊密的低密度脂蛋白粒子含量偏高呈現相關。雖然其中確切的機制還不清楚，不過如果前述的過程以某種方式影響了大腦，應該是說得通的。艾薩克森醫師正仔細研究其中的關係，以驗證他在臨床上觀察到的種種。

增加通往大腦的血流量

我們的大腦需要耗用大量氧氣。你吸入的每一口氧氣，都有 25% 要直接供應大腦為了代謝如狼似虎的需求。確保血脂健康，是保持認知功能電力不中斷的方法之一。所幸，還有其他方法能增加通往大腦的健康血流量。

▶ **吃黑巧克力**。黑巧克力中的化合物（叫作「多酚」）已證實可以促進腦部灌流，也就是通往大腦的血流。在「超級大腦食物第四名」章節中提過，要吃可可含量 80% 以上的黑巧克力（最好是 85% 以上——這表示含糖量更少），並且確定巧克力沒有經過鹼化處理，這種加工過程會破壞黑巧克力中的抗氧化成分。

▶ **不吃或少吃穀物、糖、澱粉**。讓你的大腦能靠著脂肪（更準確地說是「酮」）來運作，這會增加通往大腦的血流多達 39%。[14] 相關細節我們會在下一章再詳述。

▶ **多攝取鉀**。高鉀食物包括酪梨（一整顆酪梨的含鉀量是一根香蕉的兩倍）、菠菜、羽衣甘藍、甜菜、葉用甜菜（swiss chard）、蘑菇，還有，信不信由你，鮭魚也含有很多鉀。

▶ **多吃富含硝酸鹽的食物**。一氧化氮可以擴張血管、擴大動脈，同時增加血流量*[2]。在同樣的重量下，芝麻菜的硝酸鹽是所有蔬菜中最多的，緊追在後的是甜菜、奶油萵苣、菠菜、甜菜葉、青花菜和葉用甜菜。只要吃一餐富含硝酸鹽的食物，就能增強認知功能。[15]

＊2. 食物中的硝酸鹽會被口中的細菌轉化為亞硝酸鹽，亞硝酸鹽進入胃部後就會產生一氧化氮。

心臟病可能源於腸道嗎？

小而緊密的低密度脂蛋白粒子在體內過度表達，還有一個沒受到足夠重視的途徑，就是透過不健康的腸道。[16] 在腸道這座神聖的殿堂中，住著大量的細菌。大多數時候，這些細菌很友善，默默提升著我們的生活品質，但如果我們疏於維護它們家的草坪，細菌的碎片可能「滲進」我們的血管中，造成嚴重問題。

這些常見的細菌成分裡，其中一種就是「脂多醣」（lipopolysaccharide, LPS），它也叫作「內毒素」（意即「體內的毒素」）。正常情況下，脂多醣會安全地停留在腸道裡，就像高腐蝕性的鹽酸會停留在胃裡一樣。但腸道與胃不同，它要不斷地把營養素運送到血液中，這個機制的設計很了不起，但西式的飲食與生活方式可能導致控制營養運送的腸壁出現很多孔洞，讓脂多醣滲進血液裡。

此時身體控制損害的方法之一，就是派出載運膽固醇的低密度脂蛋白去救援，像消防隊員奉命去救火一樣。低密度脂蛋白粒子在這裡的功能是對抗細菌，把叫作「脂多醣結合蛋白」（LPS-binding proteins）的對接部位包圍住，藉此吸收叛逃的脂多醣。[17] 當肝臟透過發炎訊號感知到脂多醣進入血管中，就會加速製造低密度脂蛋白，讓低密度脂蛋白去和脂多醣結合並且制服它。如此一來，長期「外漏」的腸道就會導致低密度脂蛋白的數量激增。不僅如此，低密度脂蛋白一旦與脂多醣結合，這種內毒素還可能影響肝臟處理這些載毒粒子的能力，帶來雙重傷害。有一群心臟科醫生（目前為數不多但正在不斷增加）相信心臟病是源於腸道，正是因為這個原因。[18]

你可以用以下這些方法保護腸道，增加健康的低密度脂蛋白：

▶ **大量攝取纖維**。菠菜、羽衣甘藍等深綠色葉菜，以及蘆筍、菊芋，還有蔥屬植物如大蒜、洋蔥、韭蔥、青蔥等，都是攝取纖維的絕佳來源。攝取纖維最好是慢慢增加，以免消化道不舒服。

▶ **加倍多吃富含益生菌的生食**。韓式泡菜、德式泡菜、還有我個人最愛的康普茶（紅茶菌），都是很棒的選擇。

▶ **攝取大量多酚**。這對你和你腸道中的微生物都有直接的好處。冷壓初榨橄欖油、咖啡、黑巧克力和莓果類是優良的多酚來源。洋蔥對於增強腸道屏障功能也很有幫助。

▶ **不要吃糖，尤其是添加的果糖**。果糖，無論是來自有機蔗糖（含有 50% 果糖和 50% 葡萄糖）、龍舌蘭蜜（90% 是果糖），或是高果糖玉米糖漿（含有 55% 果糖），都會增加腸道通透性，還會促使脂多醣從腸道滲漏進血液中。[19] 低糖的全水果可以吃，因為它們富含纖維和營養素，可以幫助腸道抵抗通透。抵抗萬歲！

▶ **不吃小麥和加工食品**。麩質（小麥中的一種蛋白質，被加在很多加工食品裡）可能使腸壁的「孔洞」變大，而飲食中纖維太少和加工食品中常見的添加物，都會使這種效果更惡化。我們在第七章會進一步探討這個問題。

【醫師小提醒】
高密度脂蛋白——好處、壞處，和醜陋的一面

　　在進入醫學院之前，如果有醫生開始大談「好膽固醇」和「壞膽固醇」，我的眼神就會陷入呆滯。在講什麼啊？現在，如果有醫生大談「好膽固醇」和「壞膽固醇」，我的眼神還是會陷入呆滯，但原因不一樣了——因為如果你進入的是一個奇異迷亂的世界，只分好／壞實在是過度簡化到可笑的地步。

　　前一節我們的重點在講低密度脂蛋白的故事，因為在其他條件一樣的情況下，血液中的低密度脂蛋白粒子漂浮愈久，表示罹病風險愈大。有「好膽固醇」之稱的高密度脂蛋白（High-density lipoproteins，簡稱 HDL）則比較沒那麼好理解——不過就像低密度脂蛋白一樣，健康、能有效運作的高密度脂蛋白粒子數量有多少，比血脂檢驗測出高密度脂蛋白佔總膽固醇值重要。

高密度脂蛋白粒子被認為有益健康，因為它們就像清道車一樣，從身體各個角落撿拾多餘的膽固醇，然後送回肝臟，膽固醇會在肝臟轉變成膽汁後離開。其實，高密度脂蛋白－低密度脂蛋白的比值過低，或高密度脂蛋白－三酸甘油酯的比值過低，比單純的「壞膽固醇」過高，更能精準預測罹患心臟病的風險。有意思的是，飽和脂肪雖然會增加體內的低密度脂蛋白，但也會使高密度脂蛋白升高，維持對心血管較有益的脂蛋白比例。但是光看高密度脂蛋白的多寡還不夠，科學家正在研發新型檢驗，測量高密度脂蛋白的回收系統功能如何，我們稱之為「排出能力」，意思是：高密度脂蛋白從受損的動脈斑塊中操勞過度的白血球裡清理出膽固醇，然後把膽固醇運送回肝臟的效率有多高。

有效的高密度脂蛋白還有哪些作用，科學家還在持續探究。它就像強力的抗氧化與抗發炎劑，藉由促進生成一氧化氮來維護血管健康。一氧化氮能讓血管保持活力與暢通，甚至有抗血栓的成分。

好了，現在你應該跟我們一樣很愛高密度脂蛋白。那要怎麼讓它發揮更強大的功能呢？

你已經猜到了——吃低碳水化合物飲食。一般有代謝症候群的成人（在美國超過一半成人有這個問題），都是高密度脂蛋白偏低、三酸甘油酯偏高，血壓、血糖、腹部脂肪也偏高。吃低醣高纖飲食能翻轉這一切數值，讓你回復到代謝正常的狀態。即使只是血糖些微偏高，都會使心臟病發與中風的風險增加 15%。考慮到這些，就很容易理解為什麼要吃低醣高纖飲食了。

最後一件事——變質的多元不飽和油脂和糖造成的氧化壓力，具有像「生化噴燈」一樣的破壞力，而高密度脂蛋白對這種壓力的敏感程度和低密度脂蛋白不相上下。因此，少吃加工植物油，可收一石二鳥之效！

史他汀類藥物：導致腦力流失

人們普遍恐懼膽固醇的其中一個後果，就是醫師開立「史他汀」類（statins）降膽固醇藥物的數量急速增加。就算你距離拿到這種處方還有幾十年，你爸媽的藥櫃裡也很可能有一瓶。要辨認出這類藥物並不困難，因為它們的化學名稱結尾都是「-statin」。大約有兩千萬美國人在服用史他汀類藥物，這讓它成為全世界醫師開立最多的藥物種類。市售的史他汀類藥物中，最常見的是 rosuvastatin [*3]，長居美國最暢銷藥品榜首。史他汀類藥物的市場非常大，單是 2010 年就讓藥廠賺進三百五十億美元。

我媽媽早在出現認知衰退跡象之前很多年，就開始服用史他汀類藥物。當時她看的一位醫生判定她的膽固醇高到必須治療。雖然她從來沒發過心臟病，也沒中風過，但是當她在電話中告訴我她開始吃這種藥時（當時我在洛杉磯），我以為這是安全的，是「變老」過程中自然會發生的事。而且，是醫生開的藥耶——怎麼可能不安全？

問題是，史他汀類藥物跟汽車的安全帶不一樣——這類藥物經常會有意料之外的副作用，或者就像是我當精神科醫師的朋友凱莉·布羅根（Kelly Brogan）所說的，這就是它的「作用」。

---

*3. 商品名為 Crestor「冠脂妥」。

你已經知道，膽固醇對身體很多方面都很重要，包括免疫力、荷爾蒙合成、還有健康的大腦功能。證據顯示，史他汀類藥物雖然確實能降低低密度脂蛋白總值，但對於降低小型低密度脂蛋白的比例沒什麼幫助，而後者才是最容易增加罹病風險、容易氧化的低密度脂蛋白。這是因為史他汀類藥物降低的是肝臟製造低密度脂蛋白的量，但無法解決前面提過的低密度脂蛋白回收問題。事實上，有些研究顯示，史他汀類藥物其實會增加小而緊密低密度脂蛋白的比例。[20] 然而，很多醫生在開立處方之前，並沒有先辨別病患體內是哪一種低密度脂蛋白過高（想知道自己血液中居多的是大型還是小型低密度脂蛋白粒子，以及低密度脂蛋白粒子的數量，可以請你的醫師做核磁共振血脂檢驗）。

前面提過的申延均博士和多位科學家，證實了降低膽固醇藥物也會使大腦製造的膽固醇減少。在愛荷華州立大學發布這項研究的新聞稿中，申博士說：「如果你為了降低膽固醇而服用攻擊肝臟合成膽固醇機制的藥物，這藥物也會對大腦發生作用，於是大腦合成的膽固醇就會減少，而膽固醇對大腦是不可或缺的。」

因為大腦大多是由脂肪構成，那些親脂性比較高的史他汀類藥物會更容易滲進大腦。包括 atorvastatin [*4]、lovastatin [*5]、還有 simvastatin [*6]，這些史他汀類藥物都是親脂藥物，可以更輕易地穿過血腦障壁。有無數研究報告都發現，這些親脂藥物的副作用會影響認知能力，有些極端案例甚至和失智症類似 [21]（我媽媽的認知能力出現狀況時，服用的藥是 lovastatin）。至於 pravastatin [*7]、rosuvastatin、fluvastatin [*8]，這些史他汀類藥物親水性比較高，多少是「安全一點」的選擇。

---

*4. 商品名 Lipitor「立普妥」等。
*5. 商品名 Mevacor「美乏脂」等。
*6. 商品名 Zocor「素果」等。
*7. 商品名 Mevalotin「美百樂」等。
*8. 商品名 Lescol「益脂可」等。

史他汀類藥物也會減少體內的輔酶 Q10（CoQ10），這對大腦新陳代謝是很重要的營養素。你在下一章會讀到，大腦的新陳代謝至關重要，阿茲海默症潛伏期所出現的可測量到的最早期特徵，與代謝活動降低有關。輔酶 Q10 也是脂溶性的抗氧化物，有助於控制氧化壓力。服用史他汀類藥物導致輔酶 Q10 減少，對於充滿氧氣和多元不飽和脂肪的大腦來說，可不是好消息。[22]

【醫師小提醒】
為什麼我們要小心提防史他汀類藥物

史他汀類藥物最初的研究模型中，以及支持史他汀類藥物效用存在的最有力數據，都是以「次級預防」為目的，也就是讓曾經心臟病發過一次的患者預防二度病發。後來，透過製藥公司出資的研究，史他汀類藥物的用途擴大到「初級預防」（讓未曾心臟病發的人預防心血管出狀況），基本上是把數百萬心臟從沒出過問題的美國人都貼上了標籤，說他們罹患了高膽固醇血症（hypercholesterolemia）這種「疾病」。

可是這樣很棒啊，不是嗎？我們是在救人性命耶！然而，關鍵是，大多數因為高膽固醇而被醫生要求服用史他汀類藥物的人，根本就不會心臟病發作。我再說一次：服用史他汀類藥物的人當中，健康人士所佔的比例最高。史他汀類藥物可以幫助到某些人，但是以比例而言，醫師可能要讓幾百個完全健康的人服用它，才會幫到一個真正有需要的人，而服用它的健康人士只會受副作用波及，對健康完全沒有好處。

要量化一種藥物的整體效用，其中一種方法是用「益一需治數」（number needed to treat，NNT）的高低來判斷。*9 我們以汽車安全帶為例來解釋。繫安全帶是預防傷害發生的方法，人們廣泛使用，也有堅實的證據證明它確實有效，而且發生嚴重副作用的風險幾近於零。為了救一個人的性命，有很多人都必須繫安全帶——也就是繫安全帶的「益一需治數」很高，但這並不構成問題，因為繫安全帶無論如何都不會帶來副作用。

史他汀類藥物就不一樣了。它經常會導致肌肉疼痛、記憶出現問題、新陳代謝失調，還會讓原本健康的人有罹患糖尿病的風險、甚至讓出現帕金森症候群的風險大幅升高。

那麼，史他汀類藥物在沒有已知心臟病但有風險的成人中，益一需治數是多少呢？研究顯示，要治療一百至一百五十人才能預防一起心臟事件（心臟病發或中風），對於死亡率則沒有影響。換句話說，一百個服用史他汀類藥物的人當中，有九十九人沒有獲得服藥帶來的好處。如果服藥的代價很小，或者像繫安全帶一樣根本沒有副作用，讓這九十九人多服沒必要的藥還說得過去。但是，這時候就要看「益一需治數」的反面——「害一需治數」（number needed to harm，NNH）。史他汀類藥物導致肌肉傷害（肌病變）的害一需治數是九，也就是十人中約有一人會有肌肉傷害；導致糖尿病的害一需治數則大約是二百五十。

「我應該服用史他汀類藥物嗎？」這個問題的答案沒有對錯可言，不過你和你的醫生應該要在資訊充分的情況下進行討論，再決定你要把什麼東西吃進體內，原因又是什麼。不幸的是，在目前的保險條件下，大多數醫生都承受了龐大的時間壓力，沒空和每位病患細緻地討論，於是他們就被迫走捷徑，普遍的結果就是過度治療，或者採用制式的醫療指引。

身為家庭醫學科醫師，我開立史他汀類藥物時會仔細篩選，普遍只開給需要次級預防的患者，也就是在患者已發生心血管疾病之後才開——有時即使發生了這種狀況也不開。我向來和病人結為夥伴關係，一起商量出

---

* 9.「益一需治數」是為了減少一人產生不良結果而需要醫治的人數，數字愈低代表該介入療法愈有效。

一套風險較低的整體治療計畫（包括本書中推薦的許多方法！），其中飲食和運動是最重要的基礎。

　　史他汀類藥物還會藉由另一種方法直接和間接影響大腦，那就是會讓服用者罹患第二型糖尿病的風險幾乎增加一倍。2015 年發表的一項長期大型研究，對象包括三千九百八十二名服用史他汀類藥物的人和二萬一千九百八十八名未服用者（他們罹患糖尿病的風險因子全都相同），結果發現，雖然所有研究對象一開始的新陳代謝都處於正常狀態，但服用史他汀類藥物的這一組，十年後罹患糖尿病的比率多了一倍，而且體重變得過重的比率也較高。[23] 請記住：得了第二型糖尿病的病人，罹患阿茲海默症的風險會增加兩倍到四倍，罹患其他慢性病（包括心臟病）的風險也會升高。[24]

　　讀到這裡，你可能會想，這麼多醫師為病患開立史他汀類藥物處方，史他汀類藥物除了讓大藥廠賺得飽飽之外，總也能幫助到某些人吧？對於已經有心血管疾病的患者來說，史他汀類藥物有抗發炎的效果，但與降膽固醇的效果無關。我在前面提過，發炎不僅是引發心血管疾病的主要原因，也是導致大腦出現疾病的主要推手。從這個角度來看，史他汀類藥物或許能發揮一絲絲效用。但是，調整飲食和生活方式就能控制發炎，何必讓自己承受我剛才說到的這麼多副作用呢？

　　即使你現在並沒有服用史他汀類藥物，但我希望你讀完這個章節的收穫是：明白身體各種系統之間，是以多麼錯綜複雜的方式互相連結。你的家庭醫師或許會因為你的檢驗結果顯示「膽固醇高」，而開立史他汀類藥物處方給你了事，但藥物不會只單獨發生作用而不影響到身體其他層面。就像你讀到的，我們體內製造的化合物也一樣。

　　因此，請減少攝取碳水化合物和多元不飽和油（椰子和歐姆蛋則可以盡情地吃），讓膽固醇繼續在你的身體裡履行各種重要職責。接下來，我們要深入了解宇宙最先進的混合動力技術——當然我要談的不是車子。

重點整理

▶ 膽固醇對人體非常重要，能讓大腦和身體以最佳狀態運作。不過，用來運送膽固醇的低密度脂蛋白粒子，在西式飲食與生活方式的蹂躪下很容易受損。

▶ 避免吃糖與精製碳水化合物，也要避免會增加腸道通透性的來源，如長期壓力與纖維不足的飲食，這些來源會讓好東西（健康的低密度脂蛋白粒子）變糟。膽固醇只是低密度脂蛋白粒子的乘客，通常只是無辜的路人甲。

▶ 多元不飽和油脂很容易氧化，在血管裡造成不良影響。

▶ 低密度脂蛋白受損，是新陳代謝不良的後果。減輕肝臟的工作負擔，能讓肝臟更有效地回收低密度脂蛋白，避免低密度脂蛋白變成小而緊密的粒子。這種粒子可能會在血管中堆積成斑塊。

▶ 史他汀類藥物會讓體內的好東西流失——如果是為了初級預防（也就是未曾心臟病發的人要預防心臟病發）而服用，在開始或停止服用前，都要先和醫生好好討論。

超級大腦食物 No.5：雞蛋

過去大家擔心蛋黃中含有「危險的」膽固醇，這樣的觀念已經被證明是錯誤的。近來有多個長期大型研究都已經證明，即使大量吃蛋，也不會增加罹患心血管疾病或阿茲海默症的風險——事實上，吃蛋能增進認知功能，也能提升代表心血管健康的種種標記。其中一項研究針對有代謝症候群的男女，結果發現，在配合低醣飲食的情況下每天吃三顆蛋，比起只吃同份量蛋白的受試者，不僅胰島素抗性降低、高密度脂蛋白值升高，低密度脂蛋白的體積也大幅增加。[1]

在胚胎裡，神經系統（包括大腦）是最早發育的系統之一，所以蛋黃是大自然完美設計的，含有打造健康大腦必需的一切營養素，也因此雞蛋（尤其是蛋黃）是我們能吃到的最營養的食物之一。雞蛋裡的成分，幾乎每一種人體必需的維生素和礦物質都各含一點，包括維生素 A、維生素 B12、維生素 E 等等。雞蛋也含有豐富的膽鹼（這是細胞膜和神經傳導物質「乙醯膽鹼」生成不可或缺的物質，後者對於學習和記憶很重要），還有葉黃素與玉米黃素，這兩種類胡蘿蔔素已證實能保護大腦並增進神經處理速度。美國塔夫斯大學（Tufts University）所做的一項研究顯示，每天吃一·三顆蛋黃，連續四·五週，就能增加血液中玉米黃素含量達 114% 至 142%，葉黃素含量也增加 28% 至 50%——哇！[2]

怎麼吃：盡情用各種方式吃全蛋，包括炒蛋、水煮蛋、煎蛋（用奶油或椰子油）、或煮得半熟的蛋，都可以放心吃。由於蛋黃富含容易氧化的珍貴脂肪與膽固醇，建議讓蛋黃維持流體狀或半凝固狀，不要煮到全熟（例如全熟水煮蛋）。如果是炒蛋和歐姆蛋，則用小火把蛋炒或煎到柔滑軟嫩即可起鍋，別讓蛋體變得乾硬。

怎麼買：雞蛋種類繁多，挑選的時候可能會很困擾──這通常視你購買食物的預算而定。這裡提供一個簡單的準則，幫助你做選擇：

牧場飼養（pasture raised）雞蛋 > 飼料添加 Omega-3 雞蛋（Omega-3 Enriched）> 放養（Free-range）雞蛋 > 傳統籠飼雞蛋 [1]

無論哪一種雞蛋，都是低碳水化合物、便宜且營養價值高的食物選擇（即使你只買得起傳統雞蛋，它仍然營養豐富）。雞蛋不只適合早餐吃，其實每一餐都是很棒的吃蛋時機──就連晚餐都很適合。最重要的是，一定要吃蛋黃！

---

[1]. 這是美國的雞蛋標示規定，pasture raised 雞蛋標示規定每隻蛋雞都必須擁有超過 100 平方英尺的牧場空間。Omega-3 Enriched 的雞吃的是加入富含不飽和脂肪酸的亞麻籽、藻類或魚油的飼料，這種雞的蛋 Omega-3 含量可達 350 毫克。而 Free-range 的雞住在雞舍裡，但可以隨時到外面蹓躂，因為可以吃到蟲，這種蛋的 Omega 3 含量稍高。

Chapter 6

為大腦添加燃料

我們已經說明了飲食能怎麼幫助你，能讓你的八百六十億個腦細胞細胞膜擁有最佳的接收能力。我們也討論過，要如何把健康的血液和營養素送到這些細胞，還有我們為什麼應該讓胰島素訊號受到良好控制，並且讓血糖不要升高。但我們還沒談到這些腦細胞的發電機，也就是負責讓腦細胞持續運作的胞器——粒線體。

此刻，我們正身處一場全球性的能源危機之中。你不會在報紙上讀到相關報導，沒有門票昂貴的募款活動為這場危機募款，也沒人贊助針對這場危機所做的科學研究，Netflix 更不會為了這場危機推出十幾部由一線演員擔任執行製作的紀錄片。但是，這樁危機很可能會導致心理疲勞、滿足不了的飢餓感、腦霧、健忘，和廣泛的認知衰退。

你的大腦需要極大量的燃料才能正常運作。儘管大腦的體積相對很小（大約只佔全身體積的 2% 至 3%），但它的代謝活動佔了人體靜止代謝率的 20% 至 25%。這表示，你吸入的氧氣、吃的食物，有四分之一都是用來為大腦的種種運作提供能量。無論是為考試 K 書、為一場演講做準備，或滑你最愛的交友 app，這些時候大腦都在燃燒能量，且速度就像跑馬拉松時腿部肌肉在燃燒能量一樣。[1]

只是，我們會遭遇能源危機，起因並不是燃料短缺。我們的大腦，已經得到太多燃料了，因為有史以來第一次，地球上過重的人類比過輕的人類還要多。[2]那麼，認知能力惡化的原因到底是什麼呢？

因為添加燃料而受懲罰

大約在二十世紀中葉，以石油煉成的汽油成為世上絕大多數汽車使用的燃料。直到數十年後的現在，我們才明白，我們對汽油依賴成癮，帶來很多影響長遠的副作用與始料未及的後果。我們一直沒有體認到這些惡果，直到環境與我們的健康都遭遇可能無法逆轉的浩劫。

葡萄糖是大腦主要的燃料型態之一，很多方面都和汽油很類似，它透過我們攝取的碳水化合物進入血液。一個溫熱的天然酵母麵包捲？是葡萄糖構成的。一個中型烤馬鈴薯？是葡萄糖構成的。一片精緻耕種的甜鳳梨？也是葡萄糖（還有果糖）構成的。如果常吃葡萄糖，它就會成為大腦主要的能量來源。我們的粒線體透過複雜且必須耗氧的燃燒程序，在細胞層次從葡萄糖產生能量。這套程序稱之為有氧新陳代謝，若沒有這套程序，生命就無法延續。但是，這種代謝方式就像燃燒汽油一樣，代價是：排出廢氣。

葡萄糖代謝的副產品之一，是生成一種叫作「活性含氧物」的化合物，又稱自由基。這些受損的殭屍分子，和第二章談過的殭屍分子一樣，它們的出現在生命中是正常且無可避免的。就在閱讀這本書的此時此刻，你全身上下和大腦裡的粒線體都在把葡萄糖和氧氣轉換成能量，並且留下這些廢棄物。

自由基不全然是壞東西——運動的時候，它們的濃度會暫時提高，變成強而有力的訊號發送機，以強而有力的方式誘導身體適應和排毒（我會在第十章更深入地說明細節）。在理想狀況下，我們有能力清理這些自由基。但是當多餘的自由基持續產生，身體恐怕就無法有效清理，因此啟動一連串破壞的過程，造成身體老化，並引發許多因為老化而產生的問題。像癲癇、阿茲海默症、帕金森氏症、多發性硬化症、自閉症，甚至憂鬱症，都是氧化壓力在大腦裡肆虐，導致疾病孳生。[3]

於是，有別於葡萄糖的大腦燃料來源（相當於可取代石油的生物燃料）就很重要了，我們需要一種燃燒時「比較乾淨」、比較有效率，可以燒得比較久的燃料。恰好不必遠求，科學家自一九六〇年代中期就知道，我們每個人的體內都藏著一種強大的燃料來源，這是在觀察一種古老的飲食方法時發現的。

開啟酮體消防水帶

幾乎所有主要宗教都有自己的禁食儀節，從伊斯蘭教的齋戒月，到猶太教的「贖罪日」（Yom Kippur）；基督教《新約聖經》的《使徒行傳》中則說，信眾做重大決定之前要禁食。這些古老傳統的共同之處是，它們早在人們還不了解背後的科學理論之前，就了解到禁食對身心都會產生影響。

當一個人把一餐吃下的熱量全部消耗完後，大腦首先會利用來自肝臟的備份燃料。肝臟在人體中扮演數百種極為重要的角色——你可以把它視為多功能的高科技工廠，能包裝、運送、儲存、處理無數重要的化學物質與燃料。你已經知道肝臟的工作包括把運送膽固醇的低密度脂蛋白回收，但它還有一個重要職責，就是提供一種儲存在體內的糖作為小型緩衝物，名字叫作肝醣（glycogen）。

血液中的葡萄糖含量開始降低時，肝臟會釋出肝醣到血液中。肝臟的儲存量很有限，只能儲存大約一百公克的肝醣。也就是說，肝醣身為糖的備用來源，壽命很短，大約只能維持十二小時左右，視活動量而定。

當肝臟把儲存的糖用完以後，大腦會變成電影《異形奇花》（*The Little Shop of Horrors*）裡吃人的奇花「奧黛莉二世」（Audrey II），不斷要求主人餵食。這個時候，大多數人會感覺飢餓而且氣憤，有些人深有所感地稱之為「餓到生氣」（hangry）。會產生這種情緒的部分原因，是大腦已經變成像吃人的外星人一樣。於是肝臟這個永遠順從的僕人（就像《異形奇花》的男主角西蒙一樣），展開了「葡萄糖新生」（gluconeogenesis）的過程，意思就是「製造新糖」。

肝臟是自然界最了不起的回收廠，能夠有一石二鳥的效果——當體內的糖被耗盡後，肝臟會把身體各處筋疲力盡、已無法運作的蛋白質帶走，分解成原本組成這些蛋白質的胺基酸，然後將它們燃燒掉。[4] 被切碎的肝？[*1] 其實是你的肝在進行切碎的工作，把蛋白質切成丁然後轉變成糖。如此一來，大腦獲得了能量，身體也清理乾淨了。身體這種「大掃除」的能力，是讓細胞新生的方法，稱為「自噬」——這是研究長壽的學者目前頗感興奮的領域。

當你有規律地飽食與禁食，身體每天都會產生自噬作用。不幸的是，今天我們少有機會讓自噬發生，因為飽食與禁食的天平永遠向飽食那一端傾斜。不過，雖然自噬是我們希望發生的事，但如果缺乏生理上的制衡，這個程序很快就會失控。你的骨骼肌，（例如上臂的肱二頭肌或大腿的股四頭肌，或是臀大肌←千萬不要啊！）就可能成為糖質新生的目標，當作是提供蛋白質的大「銀行」。

讓肌肉分解，可不是一個飢餓的獵食採集者希望發生的事。在饑荒時期，肌肉被分解也會讓人無法存活太久——如果一個人的大腦只靠蛋白質提供新陳代謝所需能量，他會在悲慘存活約十天後死去。[5] 為了避免這種情況發生，身體在禁食期間，一種叫作「生長激素」的荷爾蒙會大幅增加分泌。生長激素在人體內扮演很多角色，不過對成人來說，它的主要功能是在禁食狀態下保存瘦體組織——也就是防止肌肉的蛋白質分解轉變為葡萄糖。只要禁食二十四小時，生長激素的分泌就會激增多達 2000%（在第九章會進一步說明這件事），傳達

＊ 1. 原文 chopped liver 是俚語，指無足輕重的小人物，通常用於自嘲。

訊號給身體，要求暫停肌肉分解，同時加快燃燒脂肪的機制。

至於脂肪則原本就是要用來燃燒的。它是身體的柴火，僅僅一磅脂肪就含有超過三千大卡的大腦備用燃料。一個體重正常的人，體內含有幾萬大卡的熱量，一個肥胖的人則可能帶著幾十萬大卡的熱量！我們的身體只能儲存少量的糖，但幾乎可無限制地把熱量儲存成脂肪。

我們飢餓的時候，脂肪組織（位於皮下和腰部周圍的脂肪）會被分解，將脂肪酸釋放到血液中，由肝臟轉化為一種稱為「酮體」的燃料，也可簡稱為「酮」（ketone）。酮很容易被大腦細胞利用，可提供的能量最多能達到大腦必需能量的60%。酮體的先驅研究者維屈（Richard Veech）在2004年發表的研究報告中說：「酮體被稱為『超級燃料』是實至名歸。」你即將讀到其中的原因。

污染的解決之道？

酮與葡萄糖不同，它是「清淨燃燒」的身體燃料來源，因為它們每耗用一單位氧氣製造出的能量比葡萄糖多，需要的代謝步驟卻比較少，因此在轉換為能量時會產生的殭屍分子（自由基）也比較少。[6] 它們也經過證實能大幅增加天然的抗氧化物，如人體內最能中和自由基的麩胱甘肽（glutathione，又稱麩胱基硫），使得利用酮體成為「買一送一」的抗老化良方。[7]

酮對促進長壽的好處還不僅於此。大腦中若出現酮，經證實可以啟動增加大腦衍生神經滋養因子（BDNF）的基因通道，BDNF是能促進良好情緒、學習能力與大腦可塑性的「生長激素」，進而能保護神經元避免受到日常生活的損耗。[8] 我在前一章說過，生長激素還能促進大腦的血流供應，能讓通往大腦的血流量增加最多39%。[9]

嬰兒肥不只是可愛而已——還是供應能量的電池

最近看到過嬰兒嗎？我是指剛從媽媽子宮出生的新生兒。他們都胖嘟嘟的，而且好可愛，不過重點在胖嘟嘟。人類嬰兒的胖，在哺乳動物中是前所未見的，蘊藏著出生前在媽媽第三孕期*[2] 時儲存的能量。大多數哺乳動物的新生兒，出生體重中大約只有 2% 至 3% 是體脂肪，但人類出生時的體脂肪則佔了將近 15%，體脂甚至比新生小海豹還高。為什麼會這樣呢？因為人類出生時，還沒發育完全。

一個健康的人類寶寶從媽媽的子宮誕生時，身體完全沒有行為能力，大腦也沒有發展成熟。人類新生兒和大多數其他動物不同，並沒有預先內建一整套的天賦本能。如果人類出生時認知的發展程度要和大猩猩出生時的發展程度相當，那麼人類母親的懷孕期要延長一倍才行。（聽起來不怎麼有趣——對吧？各位女士？）由於出生時還「未成熟」，人類的大腦不只是在媽媽的子宮裡發育，來到人世後也還在發育，而且眼睛已經張開，耳朵也聽得到了——這可能是我們擅於社交，而且這麼聰明的原因！也就是在這段大腦快速成長的期間（有人稱之為「第四孕期」），我們的脂肪成為大腦重要的酮體儲藏來源，而新生兒大腦的新陳代謝，大約佔了整體新陳代謝的將近 90%。[10] 所以，現在你懂了吧：嬰兒肥可不是為了讓人捏著好玩而存在的，它是為了大腦發育而存在。

如果吃的是以碳水化合物為主的「正常」西式飲食，身體絕大多數時間會被抑制，無法大量生酮。[11] 這是因為富含碳水化合物的食物會引發胰臟的胰島

素反應，只要體內的胰島素上升，酮症*³狀態就會嘎然而止。反之，藉由斷食或極低碳水化合物的飲食來抑制胰島素，則可以增加體內酮體的數量。一起來探索這兩條通往生酮之路吧。

間歇性斷食

　　現代人大部分的時間都在吃，處於斷食狀態的時間少之又少。我們通常是從起床那一刻吃到睡覺那一刻，但人類歷史上大部分的時候可不是這樣。宗教規定或減重書籍當道讓斷食成為現代人深思熟慮後而選擇的生活方式，但早在這之前，農業出現以前的遠古人類祖先就經常處於斷食狀態，因為實在難以預料什麼時候才有食物可吃。他們的大腦（也就是我們遺傳到的大腦）在這種不確定性的磨練之下，巧妙地適應了在飽食狀態與斷食狀態之間擺盪的生活。

　　間歇性斷食能強迫身體適應，並且產生酮體。我們有很多種不同的斷食計畫可以選擇，其中一種是在攝取熱量後連續十六個小時不吃東西，也就是常見的「16：8」斷食法（連續十六小時斷食，另外八小時則可以進食）。這種斷食法可以每天進行，可以獲得很多斷食的好處，包括降低胰島素、促進分解體內儲存的脂肪（我們通常會建議女性先從每天斷食十二至十四小時開始，不要貿然斷食十六小時。女性的荷爾蒙系統對於缺乏食物的訊號可能比較敏感，舉例來說，長時間的斷食可能對生育能力有負面影響）。

　　要斷食十二至十六小時，只要省略早餐應該就能辦到。不管早餐穀片製造商是怎麼宣傳的，但這一餐其實並不是人體必需。斷食是每晚睡眠時必然發生的狀況，把這段斷食期再延長，就能利用到讓身體清醒的荷爾蒙「皮質醇」。人體內的皮質醇濃度大約在睡醒後三十至四十五分鐘達到高峰，此一荷爾蒙有

---

*3. 酮症（ketosis）是一種代謝狀態。酮症時血液中酮體的含量大於 0.5mm，且血糖與胰島素長期維持在偏低狀態，此時身體的能量來源主要來自酮體而非葡萄糖。

助於動員體內的脂肪酸、葡萄糖、蛋白質，讓它們成為身體的燃料，或可為省略早餐再增加一點小小的收穫。

省略早餐很有效的另一個原因是，我們的社交活動大多會安排在晚餐，所以一天當中晚一點開始進食，比早一點停止進食容易做到。不過，路易斯安納州立大學近期一項研究證實，如果你做不到省略早餐，那麼早點吃晚餐也是一種值得採行的辦法。在這項試驗中，體重過重的受試者把一天的熱量集中在上午八時至下午八時之間吃完，這也是大多數人常見的進食時間。但受試者在研究人員要求下不吃晚餐、並在下午兩點以後就停止進食之後，他們的身體會增加燃燒脂肪（也就是酮體），減少燃燒葡萄糖；他們的代謝靈敏度也改善了，代謝靈敏度指的是身體在燃燒碳水化合物與燃燒脂肪之間的轉換能力。也就是說，晚餐吃得輕簡、吃得早，或者一週一到二次不吃晚餐，能讓燃燒脂肪的火力變旺（在深夜進食，也會干擾身體在晚上逐漸停止工作的自然趨向）。

科學家研究中的斷食法還包括隔日斷食法（這就像 16:8 斷食法一樣，是另一種「限制時間進食」的做法），以及間歇式極低熱量飲食法。後者的理念是，身體在面臨能量短缺的時候，反應就是釋出體內儲存的熱量，無論你是不是吃了碳水化合物。這種所謂「仿斷食飲食法」（學者華特・朗戈〔Valter Longo〕創造的名詞）能帶來很多好處，包括減少老化、糖尿病、癌症、神經退化性疾病與心血管疾病的風險因子與生物標記。[12]

在這些有效的斷食法中，你該選擇哪一種呢？作家亨利・大衛・梭羅（Henry David Thoreau）有句名言：「生命被瑣碎細節消耗殆盡」。如果要選擇（並且堅持）一種斷食法，大多數人，不論男女，只要睡前二至三小時不吃東西、起床後一至二小時（或更久）不吃東西，就能獲益良多。光只這樣就能利用身體的自然韻律提升生酮效率，也會帶來其他的好處。

肌酸：能建構肌肉（與大腦）

保健品產業靠著誇大宣傳各種產品，撐起每年十億美元的龐大市場，其中肌酸是極少數效果顯著的工具之一，有可靠的實證與使用安全紀錄。它是人體能自行生成的自然物質，也存在於紅肉和魚當中（一磅〔約〇·四五公斤〕生牛肉含有二·五公克的肌酸），補充肌酸能大幅增進肌肉表現。

腺苷三磷酸（Adenosine triphosphate，ATP）是細胞裡的能量貨幣，在肌肉收縮時使用。高強度運動時，細胞會使用腺苷三磷酸，使用過後的腺苷三磷酸會被肌酸回收，再用來製造新的，不需要額外的葡萄糖或氧，就能讓腺苷三磷酸在體內源源不絕。額外補充肌酸能增加肌肉裡儲存的細胞能量，提升能量補給。[13]

不過，肌酸的功用不只是高強度健身時加強能量供應，它也是大腦必需的高能量緩衝物質，能幫助快速回收腺苷三磷酸。我們努力動腦時，會不斷使用腺苷三磷酸，肌酸為了支援大腦的能量需求，濃度會下降，因此大腦中的肌酸值較高，與記憶力比較好呈現相關性。

由於素食者不吃紅肉或魚，少了供應肌酸的主要食物來源，因此他們血液中的肌酸值不如肉食者[14]（雖然人體會自行生成肌酸，但製造肌酸會對身體造成壓力——這種壓力會使得體內一種問題胺基酸「升半胱胺酸」〔homocysteine〕升高，而升半胱胺酸是心臟病與阿茲海默症的風險指標之一）。研究顯示，素食者補充肌酸（每天二十公克，連續五天）就能改善認知功能。[15]另一項研究也顯示同樣的效果，受試的素食者只要每天補充五公克肌酸，連續六周，大腦的工作記憶與處理速度就能獲得改善，心理疲勞也會降低。[16]研究人員指出，這些研究結果突顯了「大腦的能量多寡對大腦的運作表現非常重要，影響力會立即呈現出來」。

在這些研究中，健康而年輕的葷食受試者的認知功能並沒有獲得明顯改善，但素食者則有。為什麼呢？可能是大腦有一個飽和點，補充肌酸如果超過這個飽和點，就沒有用了，而只要吃肉就可以達到這個飽和點。原本紅肉或魚吃得不多的人，則或許還有空間能把肌酸補充到飽和點，以改善認知功能。不過也不是只有肉吃得少的人才能獲得好處：身體製造肌酸並將肌酸供應給大腦的能力，會隨著年齡增加而遞減。[17] 一項對年長葷食者進行的驚人研究顯示，補充肌酸確實能改善認知能力。[18] 而帶有阿茲海默症風險基因「載脂蛋白基因 E 第四型基因」（ApoE4）的人，大腦中的肌酸值也比較低。[19] 這些人與其他帶有阿茲海默症風險的人，或是已經出現認知症狀的人，都能享受到肌酸在保護神經與維持能量方面帶來的好處（服用肌酸保健品之前，一定要諮詢你的醫師，特別是已經有腎臟問題的人）。

生酮飲食

典型的生酮飲食，是大幅增加人體酮量的標準黃金工具，只要採行這種飲食，就不必限制飲食的時間，也不必降低熱量攝取。這種飲食的重點是藉由極端嚴格限制碳水化合物，把胰島素的分泌量降至最低，讓進食熱量的 60% 至 80% 來自脂肪、15 至 35% 來自蛋白質、5% 來自碳水化合物。[20] 採取生酮飲食的人不能吃高密度的碳水化合物，無論是甜水果、穀物，或馬鈴薯等，只要是富含澱粉的食物，一律不能碰。

生酮飲食中的蛋白質

很多人以為生酮飲食就是要吃大量蛋白質，其實不然，因為過多的蛋白質（超出身體維持肌肉所需）會在體內轉化為葡萄糖，就是所謂的糖質新生作用。飲食中的蛋白質也會刺激胰島素分泌（雖然刺激的程度遠低於碳水化合物），因為胰島素能幫忙把蛋白質中的胺基酸運送到骨骼肌組織裡，幫助修復肌肉（舉例來說，這在重量訓練後會很有幫助，可以促進肌肉蛋白質合成）。

　　生酮飲食在臨床上用作治療癲癇的強效療法已超過八十年，它證明能大幅減少癲癇發作，緩和大腦的發炎狀況。生酮飲食非常有效，紀錄上也非常安全，因此醫界目前正在評估，用生酮飲食來治療其他多種神經性疾病。偏頭痛、憂鬱症、阿茲海默症、帕金森氏症、甚至是俗稱「漸凍人症」的肌肉萎縮性脊髓側索硬化症（amyotrophic lateral sclerosis，ALS），這些都是與大腦過度發炎有關的病症。[21] 其中無論任何一種病症，理論上酮體都能有所助益，不只能用於治療，也能用於預防（已出現輕微認知受損、被視為失智前期的患者，甚至早期失智症患者，生酮飲食已證實能改善他們的記憶功能）。[22]

　　科學家也正在研究生酮飲食是否可能治療某些癌症。這些癌症的癌細胞，在高胰島素的環境中會快速壯大，而且不具備身體其他部位的「混合動力技術」*4，無法在只有酮體的環境中存活。但這樣的效果能否長期維持，還有待觀察，因為癌細胞躲避、突變、適應的能力都很強，即使是在毒性最強的環境中也一樣。不過，總而言之，胰島素以及和它關係密切的「類胰島素胜肽」（稱為類胰島素生長因子1〔IGF1〕與類胰島素生長因子2〔IGF2〕），是任何細胞的強力生長因子，無論是健康的細胞或是癌細胞，只要這些細胞有這些生長因子的受體。[23]

＊4. 意指能燃燒葡萄糖、也能燃燒酮體。

無論是治療神經性疾病，或第二型糖尿病患想重啟新陳代謝（平均而言，只吃一天生酮飲食就能使血液中的胰島素減半，並且改善血糖），或者想快速甩掉大量脂肪，生酮飲食都很可能發揮效果。[24]

超級大腦飲食計畫

超級大腦飲食計畫（在第十一章會完整介紹）就是生酮飲食的一種變化。它結合了間歇性斷食與低碳水化合物飲食，以增加大腦可以獲得的酮。不過，它的一些關鍵部分與神經醫學文獻中的生酮飲食不同。

其一，標準生酮飲食在最初設計時，沒有考量到人體微生物群這門新興科學（後者我們會在下一章談到）。只要吃了足量且多樣化的高纖蔬菜（它含碳水化合物，雖然只有少量），人體微生物群就會好好地回報我們——因此我將它包含在「超級大腦飲食計畫」中。

另一個不同之處是攝取油脂的種類：標準的生酮飲食只明訂出一定要攝取的油脂量，很難讓人把重要的健腦功能納入考量，例如確保攝取的油脂中 Omega-3 和 Omega-6 的比例是正確的。醫學上的生酮飲食並沒有規定這種比例，所以通常是靠含有大量鮮奶油和乳酪的食物，來補足高額的熱量（而「超級大腦飲食計畫」則把 Omega-3 和 Omega-6 的比例納入考量，所吃的油脂要依比例調整）。

至於最重要的不同之處，可能是運動。在任何優化大腦的計畫中，運動都佔據主要地位，你手中捧著的這套計畫也不例外。長時間吃生酮飲食而處於「長期酮症」狀態的人，可能會發現他們的運動表現變差了，特別是在做高強度運動，想加強肌力或增強體能的時候。年齡愈長，我們愈是要保護肌肉不流失，能維持肌肉與與腦力較佳直接相關。[25] 傳統生酮飲食計畫中，並不包括偶爾在運動後吃一餐富含碳水化合物的食物，但在「超級大腦飲食計畫」裡是允許的（不過只有在代謝靈敏度恢復以後才開始這樣吃），以確保運動能力、新陳代謝、體內的荷爾蒙與血脂都維持在最佳範圍內。在第 302 頁，我會詳盡說明要如何進行這樣的飲食。

運動後吃碳水化合物：是增進運動表現的神藥？

碳水化合物並不是「壞東西」——只是很不幸地被現在的人亂吃。如果你選擇吃碳水化合物，最好慎選吃的時間，才能讓這種會刺激合成代謝的物質在體內發揮功能——也就是讓你的身體運作效能變好，而不是變差。什麼時候是吃碳水化合物的最佳情境？激烈運動後用體內儲存的糖來修復肌肉組織，就是最佳的時機。

重量訓練是眾所皆知能改善整體胰島素敏感度的運動之一，它還有額外的好處，可以在運動後讓肌肉像海綿一樣吸收血液中的糖分，並且持續一段時間。這項機制靠的全是葡萄糖運輸蛋白 4（GLUT4）受體，這些受體是葡萄糖進入肌肉的管道，平時藏在肌肉細胞膜的表面下，直到細胞膜收縮，它們才浮出表面（還記得第二章提到的神經傳導物質受體，是怎麼出現在細胞膜表面的嗎？葡萄糖受體也是以完全一樣的簡練機制運作，但依照肌肉細胞的特性精巧地調整了。你的 DNA 和基因組就像一組升降機——是可替換的模組化零件，用一樣的積木可以達到完全不一樣的功能！）

葡萄糖運輸蛋白 4 受體一旦出現在細胞表面，就會變成一個水龍頭，讓糖像水壩洩洪一樣湧入細胞。意思是說，同樣份量的碳水化合物，如果在健身後吃，就可以用較少的胰島素安全地分解、處理。這對你來說代表什麼呢？代表你吃的碳水化合物比較不容易變成脂肪儲存，你也會比較快回到燃燒脂肪的狀態。總之最重要的是，吃簡單碳水化合物或高密度複合碳水化合物，最安全的時間就是運動之後。想吃碳水化合物，你要努力掙得它！

回復我們的「原廠設定值」

很多人可能會對低碳水化合物飲食感到卻步，更不敢去想間歇性斷食——相信我，我很清楚。我小時候，媽媽每年都會嘗試（但沒成功過）要我在猶太人的贖罪節（Yom Kippur）禁食一天，當時我覺得這根本是毫無意義的自虐行為。我寧可去找幫我做牙齒矯正的莫斯柯維茲醫生，讓他幫我把牙套鎖緊一點，也不想少吃一餐。不過，現在我卻可以輕易做到禁食很多個鐘頭。

想戒碳水化合物？吃點鹽吧！

很多人在剛開始吃低碳水化合物飲食時，經常會覺得很難受，有一個很常被忽略的原因是，胰島素降低（這是好事）可能耗盡體內的鈉。鈉在人體中有數不盡的任務，其中之一是幫忙把維生素 C 運送到大腦，讓大腦用來製造神經傳導物質，而神經傳導物質會影響你的情緒和記憶力。在你不吃碳水化合物時，鈉也是維持運動表現的關鍵。心血管學者暨研究鈉的專家詹姆斯・迪尼柯蘭東尼奧（James DiNicolantonio）指出，在開始低碳水化合物飲食的第一週，可能每天要多吃二公克的鈉（大約是一茶匙鹽），才能讓自己處在最佳狀態；過了一週之後，可以減至每天多吃一公克。請記住：每個人親身試驗是最重要的（你可以上 http://maxl.ug/jamesdinicinterview 觀看我訪問詹姆斯的三十分鐘影片，以更深入了解這個迷人的主題）。

「但是我的醫師說，為了控制血壓，飲食要低鹽！」其實胰島素和糖對血壓的影響恐怕比鹽更大。它們會刺激身體的「戰或逃反應」，可能促使血壓升高，導致身體抓取更多的鈉。

如果我們長期不讓大腦擁有不碰葡萄糖的喘息時間，其實會導致上癮，這就是為什麼在突然不吃碳水化合物的時候，會有頭痛和疲倦的現象。我十歲到十五歲時很愛吃披薩和 Pot Tart[5]，那時如果突然不碰碳水化合物，就是這種感覺。但是，如果你從間歇性地吃低碳水化合物飲食，逐步能進展到間歇性斷食，其實你在生理狀態上就是準備好了，準備讓新陳代謝能逐漸恢復到「原廠設定值」。藉由降低胰島素，並且開啟裝滿酮體的消防水管，來恢復代謝的靈敏度，進而訓練你的新陳代謝為你效勞，而不是你為你的新陳代謝工作。這是讓你新陳代謝健康的最高目標。

下面這七個讓新陳代謝變靈敏的步驟，都是為了要調校你的大腦，讓它能利用來自脂肪的酮體為燃料，這樣做的效果會就像藉由斷食啟動的酮體瀑布一樣。理論上，在這三到七天期間可能會出現「餓到生氣」和頭痛等現象，這是因為大腦要調升一些把酮體加工成燃料必需的酶。

以下步驟所需時間的長短，是假設身體原本處在非酮狀態的粗略推估。

1. 耗盡上一次吃的碳水化合物（4-12 小時）。
2. 耗盡身體儲存的碳水化合物。肝臟可以用肝醣的形式儲存大約一百公克碳水化合物，依體型大小略有增減（12-18 小時）。
3. 分解胺基酸以進行葡萄糖新生（24-72 小時）。

---

* 5. 家樂氏公司生產的一種夾餡甜點。

4. 增加酮體的生成和利用（48-72 ＋小時）。

5. 減少胺基酸分解，以保存肌肉（20-36 小時）。

6. 讓大腦燃燒酮體的酶升高。這大概需要一周的時間，但也可以藉由讓碳水化合物更快清空來縮短這段時間，方法包括高強度運動、吃低碳水化合物飲食，或合併使用中鏈三酸甘油酯（medium chain triglycerides，我們很快會談到）（1-7 天）。

7. 進入新陳代謝靈敏的狀態。這時候，偶爾吃一頓碳水化合物餐，已經不會干擾已適應脂肪的身體的狀態，尤其若你是在健身運動期間或結束後吃。

要享受真正吃的自由，關鍵就在斬斷我們對葡萄糖的依賴，重新建立我們祖先很熟悉的那種代謝靈敏度。只要吃幾天低碳水化合物飲食，那種飢餓感、想吃更多高碳水化合物食物的感覺就會漸漸褪去，最後完全消失。以下是你身體的脂肪能源管線正在動起來的幾個跡象：

▶ 你可以幾小時不吃東西，也不會想殺人。

▶ 你不會在兩餐之間渴望高澱粉或高糖的點心。

▶ 你的頭腦非常敏銳清晰，情緒和活力狀態也很穩定。

▶ 溫和運動不會引發強烈的飢餓或疲倦感。

【醫師小提醒】
女性與極低碳水化合物飲食

　　我們鼓吹大家吃低碳水化合物飲食，不吃標準美式飲食，但要注意的是，每個人的醣耐量依基因和性別而有所差異，尤其女性採取極低碳水化合物飲食、生酮飲食時，可能會出現減重停滯、情緒不佳、月經週期失調等問題。每天或每週最適合的碳水化合物攝取量，應該依照體能活動量而改變，在每天三十公克至一百五十公克的範圍內調整。我們會在第十一章更深入討論吃碳水化合物的份量和時間。

酮：老化大腦的救生艇？

現在你知道要怎麼進入酮症狀態了。你應該了解，讓大腦「燃燒」酮而不是葡萄糖，好處不僅止於酮是燃燒時比較乾淨的燃料來源。供應酮給大腦，有一個我還沒提到的重要益處，就是某些人的大腦如果有機會以酮為燃料，可能會運作得更好。這些人的大腦可能無法有效處理葡萄糖，但是拜我們的「缺酮飲食」（這是研究酮體的專家山姆・韓德森發明的專有名詞）之賜，這些人除了葡萄糖之外，也幾乎沒有其他的燃料來源。[26]

最主要的例子，應該是那些帶有學界定義得最明確的阿茲海默症風險基因——「載脂蛋白基因 E 第四型基因」（ApoE4）的人。大約有超過總人口四分之一的人，帶有一組或兩組這種基因，研究證實他們大腦的葡萄糖代謝異常地低。[27] 這種現象似乎各年齡層都有，可能在二、三十歲就會出現，比通常會出現記憶問題的年紀早得多。

帶有 ApoE4 基因的人，罹患阿茲海默症的風險比一般人不是高出兩倍，就是高出十二倍，視他們是遺傳到一組或兩組基因而定。不過，儘管風險較高，很多帶有 ApoE4 基因的人並沒有罹患阿茲海默症。更詭異的是，很多阿茲海默症患者根本沒有這種基因。但是，不帶這種基因的阿茲海默症患者，大腦終究也有葡萄糖代謝低下的情況，和帶有 ApoE4 基因的人一樣，顯示大腦的葡萄糖代謝不良很可能是阿茲海默症的成因之一。這種矛盾讓我們不禁要問：

ApoE4 基因和阿茲海默症之間令人憂心的關係，是不是我們被迫採取的飲食型態帶來的又一種症狀？

ApoE4 基因被視為「古老」的基因，存在於人類基因池的時間，比很多後來出現的變種基因要長。在接觸農業（也就是能吃到穀物和澱粉）比較久的人口中，出現這種基因的頻率比較低，顯示我們現代人的飲食可能不利於帶有這種基因的人。[28] 即使到了今天，只要仔細觀察工業化程度較低的國家，此一理論也仍然站得住腳。以奈及利亞的約魯巴族為例，他們的飲食不像我們一樣工業化，而他們族人中，ApoE4 基因相對比較普遍，但與非裔美國人相比，約魯巴人帶有 ApoE4 基因，與他們罹患阿茲海默症的風險幾乎或完全不相關。[29] 平均每個約魯巴人所吃的糖，往往不到美國人的三分之一，他們吃的碳水化合物整體來說也都是低升糖指數的。[30] 這對你的意義是什麼呢？如果你帶有這種阿茲海默症風險基因（統計上，本書的讀者中每四人會有一人帶有這種基因），你的大腦可能會特別不適應「後農業時代」的高糖、高碳水化合物飲食。

一個人被診斷罹患阿茲海默症時，大腦葡萄糖代謝的能力已經比正常人要低 45% 了。正如我之前提過的，每個人遠在記憶問題出現之前，大腦就可能難以從葡萄糖獲取能量了。除了帶有 ApoE4 基因之外，這種狀況可能源於飲食和生活方式帶來的壓力，而這些壓力和導致第二型糖尿病的壓力是一樣的。[31] 一項令人大開眼界的研究顯示，認知正常的成人，若身體出現胰島素抗性，就預告了大腦的葡萄糖代謝會降低（這稱為「代謝減退」〔hypometabolism〕）。研究人員在《生理學評論》（*Physiological Reviews*）期刊中寫道：「阿茲海默症的特徵，如葡萄糖代謝能力減退，以及大腦組織流失，都與身體的胰島素抗性有強烈關係。」（請再讀一次第 102 頁，了解要如何評估你自己的胰島素抗性）。

【醫療新領域】
把阿茲海默症當作代謝疾病治療

　　說到失智症，似乎有許多彼此牽動的變數，決定了患者的命運。我的朋友、預防阿茲海默症專家理查・艾薩克森曾說：「每一個阿茲海默症病例，都只是單一個別的阿茲海默症病例。」這種病的高度複雜，加上在症狀出現的很多年前它就已始於大腦，或許可以解釋阿茲海默症的藥物實驗失敗率為何高達 99.6%，也可以解釋為何不曾有病患康復。

　　加州的巴克老化研究所（Buck Institute for Research on Aging）最近發表報告，在十名有不同程度認知缺損（包括阿茲海默症）的患者中，有九人的症狀得以「好轉」。該研究所進行的計畫是特別為了改善代謝健康而設計：患者的血糖和胰島素濃度降低了，患者被要求吃「低穀物」飲食以促進生酮。[32] 患者也著手改善其他會影響代謝健康的因素：例如營養不足、睡眠問題、缺乏運動的生活方式，共有三十六項量身定做的介入「處方」開立給每位受試者，其中許多介入方式與本書推薦的做法吻合。

　　經過六個月的試驗計畫，大多數患者回報他們的思考與記憶能力有改善，伴侶也印證無誤。認知測驗也顯示患者的認知能力改善了。報告指出，有些人原本認知嚴重衰退到無法工作，但在參加試驗後已經能恢復工作。大腦掃描結果甚至顯示，一名病患脆弱的海馬迴體積有新增，且增加將近 10%！

　　這是否表示阿茲海默症可能「好轉」？雖然讓人很想從這為數不多的案例中做出重要結論，但在這項試驗中，只有少數幾名患者真正得了阿茲海默症。因此，要回答這個問題，必須有採用更嚴格的科學方法、規模更大的對照試驗結果。無論如何，這個「廚房水槽」方法，已呈現一種嶄新且有價值的角度，那就是把認知失調視為代謝問題來對付。

因此，布朗大學一個由神經病理學家蘇珊安・德拉蒙特（Suzanne de la Monte）領導的研究團隊會想出「第三型糖尿病」這個用語來形容阿茲海默症，就不令人意外了。這個概念直接點出阿茲海默症的源頭是代謝問題，後來這個說法在很多醫學文獻中廣泛被引用。

你可別弄錯了，大腦喪失能量，可不是好事。所以，我們原本以為只是正常老化的那種健忘，可能只是大腦為自己供應燃料很吃力的初步徵兆。好消息是，除了能幫助降低氧化壓力和發炎之外，提供酮體給大腦（利用「超級大腦飲食計畫」或任何其他的生酮飲食計畫）能幫助大腦直到年老都不熄燈。因為大腦自酮體獲取能量的能力，似乎不受年紀、ApoE4 基因，或甚至阿茲海默症影響，但大腦自葡萄糖獲取能量的能力，就不同了。[33]

生酮飲食還有其他好處，它甚至已證實可以增加大腦粒線體（細胞的發電廠）的數量——這樣可以提升代謝效率，否則代謝效率會隨著年紀而逐漸降低，且神經性疾病患者會降低得更明顯。[34]

難道不能直接吃我身體的酮體嗎？

讓大腦獲得酮體，還有另一種我先前提過的方式：吃特定的生酮食物。這些食物是一種油脂的天然來源，這種油脂在飲食中相對罕見，叫作「中鏈三酸甘油酯」（medium-chain triglyceride，簡稱 MCT）。中鏈三酸甘油酯在椰子油、棕櫚油、羊乳、人乳中的含量都很豐富，它對身體有非常獨特且重要的作用。這種油脂吃了以後會直接進入肝臟[①]，被轉化為酮體，這種驚人的特性，能大幅提升血液中的酮，無論日夜、無論是在斷食或是正常進食狀態下。[35] 學者史蒂芬・康南（Stephen Cunnane）發現，在身體沒有生酮、沒有斷食的狀態下，

---

①大部分的脂肪，如橄欖油或草飼牛漢堡中的脂肪，吃進體內會進入淋巴系統，再散播到全身。

大腦從這些額外補充的酮體取用的燃料，可佔它所有燃料的 5% 至 10%。有意思的是，研究人員從帶有 ApoE4 基因的年輕人大腦中發現到的代謝減退現象，正好也是 5% 至 10% 的燃料損失。

十四公克（相當於一湯匙）的椰子油中，有 62% 至 70% 是純中鏈三酸甘油酯，且其中大多是月桂酸（lauric acid）。母乳所含的中鏈三酸甘油酯裡，大部分也是月桂酸。除了月桂酸，椰子油裡還含有其他脂肪酸，包括癸酸（capric acid）與辛酸（caprylic acid），這或許比月桂酸更能生酮——尤其是辛酸，這是醫界建議用來治療抗藥性癲癇的主要脂肪酸。[36] 這些脂肪酸通常會被分離出來，用以製作純中鏈三酸甘油酯油，這種油裡面近 100% 都是能生酮的中鏈三酸甘油酯。

【常見問題】
酮體的補充保健品／ MCT 油能幫助我燃燒更多脂肪嗎？

答：MCT 油和酮體補充保健品，對於認知能力有很大的助益，但在行銷時卻通常被當作減重輔助品，但其實它並不適合用來幫助減重。自身生成的酮，是燃燒脂肪時產生的副產品，但外部生成的酮仍是一種必須燃燒掉的能量。把它吃進身體，其實是在阻礙身體利用自身的脂肪。要減重，我們認為讓身體自己生酮，比吃進外部來源的酮更好、更有用。

對於有阿茲海默症或其他神經退化疾病的患者，MCT 油可能特別有用。阿茲海默症患者對食物的偏好會改變，變得特別愛吃甜食。[37] 這可能是他們代謝能力衰弱的大腦發出的求救訊號，因為大腦急需能量，所以想從可以快速消化的碳水化合物裡獲取糖分——而正是這種食物會升高胰島素、導致發炎，並且阻礙生酮。補充椰子油或中鏈三酸甘油酯 MCT 油，並漸漸減少飲食中的碳水化合物，理論上可以避開這個問題。有研究顯示，記憶衰退的人吃下這些食物中所含的酮，認知能力確實有改善。至少有一項案例報告詳細記錄了一名重度阿茲海默症患者，每天只吃兩湯匙這種油，就產生了正面效果（請見專欄）。[38] 你甚至能取得一種用辛酸製成、經 FDA 核准可，用來治療阿茲海默症的醫療食品處方（這種食品是否能用來預防阿茲海默症，目前也正在研究中）。

瑪莉‧紐波特：椰子油療法先鋒

我很早就讀過瑪麗‧紐波特（Mary Newport）有關椰子油治療阿茲海默症的研究。她的丈夫史提夫被診斷有阿茲海默症，許多日常活動、甚至是他最喜歡的休閒活動，都無法進行。瑪莉嘗試過所有能用的藥物，都沒有效果，於是開始尋找更好的療法。

偶然的狀況下，她讀到一則新聞稿，內容是關於一種正在研發的新「醫療食品」，成分是一種中鏈三酸甘油酯「辛酸」。新聞稿中聲稱，受試的阿茲海默症患者在大腦獲得酮體之後，近半數患者的記憶力與認知能力都改善了。此時瑪莉的丈夫已是罹病七年的重度阿茲海默症患者，大腦衰退得非常迅速，瑪莉急於取得這種還在實驗中的藥物，但 FDA 至少還要一年才會核准。於是那成了她有此重大發現的契機。

瑪莉‧紐波特正好是新生兒科醫師，新生兒科是小兒科之下的分科，主要從事新生兒的醫療照顧。她對於中鏈三酸甘油酯相當了解，因為它們是母乳中的一種成分，在一九七〇至八〇年代常用來幫助非常早產的新生兒增加體重。從那時起，幾乎所有的嬰兒配方奶中都會加入 MCT 油和椰子油。瑪莉所受的獨特醫學訓練讓她想到，在等待她想要的醫學配方上市前，也許可以先給先生史提夫吃椰子油。她開始每天給史提夫吃兩湯匙多的椰子油，這個份量是經過計算的，它相當於醫療食品中一劑所含的中鏈三酸甘油酯量。然後她為先生進行評估認知功能的 Mini-Cog 簡易測驗，測驗中有一個項目是要患者畫出一個時鐘的鐘面（只要是失智症患者的親屬，都對這項測驗再熟悉不過）。史提夫每天吃椰子油，短短兩週以後，畫出的鐘面就有大幅進步。瑪莉隨即開始用椰子油做菜，只要有機會就讓史提夫吃椰子油。到了第五週，史提夫畫出的鐘面，和一開始吃椰子油時畫的鐘面相比，已有天壤之別。

吃椰子油前一天

163

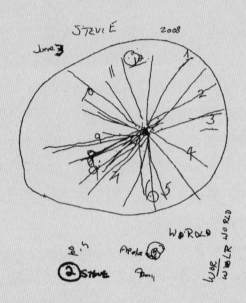

吃椰子油第十四天

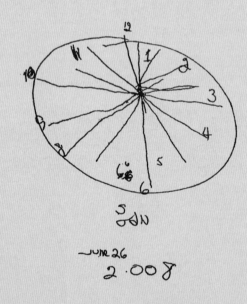

吃椰子油第三十七天

接下來的一年當中，瑪莉將史提夫吃的劑量逐漸增加到每天吃十一匙椰子油加 MCT 油（MCT 油的分量若增加太快，可能導致腹瀉）。史提夫的記憶力改善了，認知測驗的分數也提高了。他恢復了多項進行日常事務的能力，「病程至少倒退了二至三年」瑪莉說。她也發現，期間史提夫有兩天沒有吃椰子油，認知能力就明顯退步——這表示史提夫認知能力顯著改善的原因，就是因為吃椰子油。她持續讓史提夫吃椰子油將近十年，同時改變他的飲食與生活型態，就類似我在本書中推薦的方法。

瑪莉的椰子油實驗後來成為刊登在《阿茲海默症與失智》期刊中的個案研究，她在先生確診罹患阿茲海默症之後七年才開始進行實驗，而如今我們已經知道，早在他出現初步症狀前數十年，阿茲海默症就已潛伏在他的大腦裡了。史提夫終究在他與阿茲海默症病魔的搏鬥中敗陣，於 2015 年去世，不過他的故事仍一直活在瑪莉的椰子油療法中。

對於認知能力正常、習慣吃高碳水化合物飲食的人來說，在減少碳水化合物帶來的負擔時，這些中鏈三酸甘油酯或許也能補充大腦的能量——不過目前這只是有知識根據的推測而已。第一次採行低碳水化合物飲食的人，剛開始的幾天常常會出現「低碳水化合物流感」症狀，特徵是無精打采、腦霧、易怒——因此任何可能幫助提振大腦能量、讓你撐過這段時期的事物，都值得嘗試。試試看絕對沒壞處，在降低對葡萄糖的依賴時，在你的飲食中加入這些油，就能保留酮體對大腦的某些好處。放手進行實驗吧——只是要注意，這種方法並沒有真正經過測試（別忘了加鹽，我在 154 頁提過的）。

你也許會想，吃義大利麵或早餐穀片時，很適合加一些 MCT 油（誰不希望魚與熊掌兼得呢？），但在吃高碳水化合物飲食的同時，又迫使體內的酮體升高，這其實忽略了許多潛在問題的起因。會導致神經退化疾病與大腦老化潛在問題的起因——那就是過多的胰島素。同樣重要的是,從保健品短暫取得的酮,永遠不會讓體內的酮達到生酮飲食或間歇性斷食期間的濃度。如果不是處在斷食或生酮的狀態下,補充椰子油或商業販賣的 MCT 油,就跟往裝滿水的杯子裡倒水沒兩樣。斷食或吃低碳水化合物飲食,讓身體自己生酮,才像是真正喝下這杯水。

要記住:「生化抽脂」(也就是讓身體能夠取用自己儲存的脂肪,把這些脂肪當作能量來利用)只有在胰島素降得足夠低的時候才會發生,而不會是因為你在飲食裡加進更多的脂肪。在健康成人體內,酮體只是一種標記,這標記顯示身體隨著斷食會產生很多很棒的效果,這些效果我們之前也已經提過。但當你燃燒自身的脂肪時,吃更多的油會增加熱量——雖然無害,但請記住,如果熱量過剩太多,無論這些熱量是來自碳水化合物、蛋白質或脂肪,終究還是會導致你的體重增加。在現代社會,很多人終其一生都很少讓大腦使用我們自身的脂肪作為燃料,因為我們總是在吃東西。給你的身體和大腦一個機會燃燒自己的脂肪吧,你的生理機制會大大地回報你的。

下一章,要談一個隱藏在你身體裡的「被遺忘的器官」——以及它對於大腦能正常運作所扮演的重要角色。

重點整理

▸ 酮是「超級燃料」,能降低大腦的氧化壓力,並讓攸關神經可塑性的基因表現量增加。

▸ 某些人的大腦無法有效利用葡萄糖,酮可以代替葡萄糖作為燃料來源。

▸ 很多人以為生酮是多吃脂肪的結果,這是常見的錯誤觀念。事實是,胰島素降低才會生酮,而胰島素降低是斷食或低碳水化合物飲食的結果。

▶ 恢復代謝靈敏度，是比長期處於酮症狀態更重要的目標（除非是治療神經退化性疾病，酮症療法或許是必要的）。有了代謝靈敏度，我們就能只和酮症狀態逢場作戲，但仍然維持腸道健康，並且偶爾可以吃一頓碳水化合物「加點燃料」，維持體能。這樣並不會干擾身體已經習慣的燃燒脂肪狀態。

▶ 在吃太多碳水化合物的情況下，用 MCT 油升高血酮，不但不能達到生酮的目的，也無法解決很多導致神經退化疾病的潛在問題。

超級大腦食物 No.6：草飼牛肉

　　當前美國的肉品產業是殘忍、非永續，而且經營方式明顯是站不住腳的。以牛肉來說，當前畜牧業生產出來的牛肉很不健康，都來自飽受壓力的牛隻，這些牛打了很多抗生素，吃的是極不符合自然的飼料，包括丟棄的穀物甚至糖果[①]。不過，別把工廠化飼養的牛肉，和健康牛隻的牛肉混為一談。健康的牛隻在放牧狀態下吃草（這是牠們天經地義的食物），一輩子只有一天過得悲慘（牠們的飼主都這麼說）。

　　關於肉類營養價值的討論，大部分都聚焦於蛋白質，但我認為有必要把討論範圍擴展到對於認知功能很重要的其他營養素。例如，草飼牛肉富含鐵、鋅等重要礦物質，而且是以身體容易吸收利用的型態呈現（和菠菜所含的鐵、豆類所含的鋅不一樣）。[1] 草飼牛肉也是很好的 Omega-3 脂肪酸、維生素 B_{12}、維生素 E 來源，甚至含有一些雖然並非人體必需，但很有益處的營養素，如肌酸（在第 149 頁曾談過）。有學者認為，人類就是在獲得這些營養素（以及熟肉帶來的高熱量）之後，才使得大腦進化成現在這樣的超級認知機器。這些微量營養素中，如果有任何一種出現不足，都會與大腦方面的疾病相關，包括智商過低、自閉症、憂鬱症，還有失智症。

　　說到飲食與心理健康之間的關聯，沒有人比迪肯大學食物與情緒中心主任菲莉絲・札卡（Felice Jacka）博士更清楚，我有幸曾採訪過她。2017 年，她發表了一項隨機對照實驗的結果，是全世界首度證實健康食物有抗憂鬱效果的實

[①] 你沒看錯。飼養場的牛隻被餵食垃圾食物（譬如糖果、餅乾、棉花糖）已是慣例，因為這些食品能提供廉價的熱量，讓牛長胖。

驗（我會在第 214 頁詳述她的發現）。她之前就曾發現，未依照澳洲政府建議每周吃三至四份牛肉的女性，憂鬱或罹患焦慮症、躁鬱症的風險，比依建議吃牛肉的女性高出一倍 [2]（她也發現，雖然吃牛肉好過不吃牛肉，但吃太多也不見得是好事——女性吃牛肉的份量若超過建議，風險一樣會增加）。重要提醒：澳洲的牛通常都是草飼。

至於孩童這個特別脆弱的族群，肉類又是如何影響他們的認知功能呢？世界上有很多地方，別說沒有食物外送 app 了，就連營養不良都還是公共衛生的一大問題，肯亞就是其中之一。加州大學洛杉磯分校公衛學院學者夏洛特・紐曼（Charlotte Neumann）發現，在肯亞，肉吃得比較多的孩童表現比較好，無論是體格上、認知上、行為上都是如此。為了找出吃肉對發育中的大腦有何影響，她設計出一項試驗。

紐曼將十二間肯亞學校的學童分為四組。一組作為對照組，另三組的早餐都吃玉米、豆子和蔬菜做成的粥。這三組當中，其中一組的粥加入一杯牛奶，另一組的粥則加入草飼牛絞肉、第三組則吃原味的粥。三組早餐都經過調整，熱量相同。[3] 結果吃肉粥的學童和吃牛奶粥、原味粥的學童相比，肌肉量增加了、健康問題也比較少。他們在遊戲場上也更有自信了，顯示心理健康獲得改善；他們的認知表現也有所提升。所有組別的學童在數學、語言科目的成績都有進步，但吃肉組學童進步最多。紐曼和她的同事寫道：

吃肉組學童的認知表現改善、體能活動提升、領導能力與主動行為增加，可能與吃肉攝取了更多維生素 B12、並吸收更多鐵和鋅有關，因為纖維和富含植酸的植物性主食若和肉類一起吃，其中的鐵和鋅會更能被人體吸收。肉類透過本身所含的微量營養素、其他成分與高品質蛋白質，能促進特定機制的運作，例如學習時處理資訊的速度。

雖然這項研究是針對孩童進行，但現在我們知道，我們的大腦一生都持續不斷在改變——提供大腦所需的營養素，應該是首要之務。當然，還是會有很多人說吃肉不健康，但我要說（引述卡爾·薩根[*1]）的名言：「超乎尋常的主張，需要超乎尋常的證據來證明。」肉類和它所含的營養素，是促使人類大腦進化很重要的元素。自早期人類屠宰動物來吃，至今已超過三百萬年。[4]如今我們有餘裕能依照倫理道德選擇要吃什麼，但我們的祖先可沒有這種優勢；他們不會放過新鮮肉類裡面能讓自己活下去的營養素。認為正確飼養的動物（提供很多人體容易吸收的營養素）對我們有害，正是超乎尋常的主張，但背後卻幾乎沒有證據能支持這種說法。

我永遠不會知道，我媽媽畢生節制吃紅肉，是否和她的記憶力衰退，以及我童年時她偶爾會發作的憂鬱症有關。不過很顯然的是，不吃紅肉對並未保護她的健康。我建議男性與停經婦女每週吃二至三份手掌大的草飼牛肉，停經前的女性則要吃到三至四份。

怎麼買： 在市面上尋找 100% 草飼（grass-fed）和終生只吃草（grass-finished）的人道飼養牛肉，最好是來自本地牧場、有機飼養的牛肉。要注意的是，有機牛肉除非標明「100% 草飼」，否則通常還是來自於吃有機穀物長大的牛。

專家小祕訣： 草飼牛絞肉通常會比肉排經濟實惠得多。如果很難買到草飼牛肉，以郵購方式請肉商定期寄送也是很好的選擇。在 http://maxl.ug/GFresources 網站上可以找到一些推薦肉商。

如何烹調： 草飼牛肉所含的維生素 E 是穀飼牛肉的三倍，能保護多元不飽和脂肪酸不被氧化，我建議烹調溫度愈低愈好。可以先用大蒜和洋蔥為基底的

醬汁醃肉，減少雜環胺（heterocyclic amines）等神經毒性化合物的生成。[5] 要和高纖蔬菜一起吃，如羽衣甘藍、菠菜、或抱子甘藍，這樣能幫助中和腸道中的氧化物；同時要避免食用澱粉類蔬菜、穀物，和其他高密度碳水化合物。

這樣吃更加分：要吃牛內臟、要喝牛骨湯！兩者都富含牛肉沒有的重要營養素，如膠原蛋白。膠原蛋白也含有現代飲食中缺乏的重要胺基酸，其中的甘胺酸（glycine）已證實對於睡眠品質很重要，可增加大腦的血清素濃度（血清素對情緒健康和執行能力很重要）。[6]

Chapter 7

跟著消化道走[*1]

一個人走得快，一群人走得遠。

——非洲諺語

「人類自古就明白，但科學直到今天才發現：我們消化道的感覺[*2]，深深影響著我們的感受。我們會「嚇到便秘」或者怕得「屁滾尿流」。如果沒把一件事完成，那就是「屁股沒入檔」[*3]。我們「吞下」失望，需要時間「消化」挫敗。有人講了難聽的話，會讓我們「嘴裡留下不好的味道」[*4]。愛上別人的時候，我們「胃裡有蝴蝶翻飛」[*5]。

——茱莉亞・恩德斯（Giulia Enders），《消化道》（*Gut*）

如果你像大多數人一樣，那麼，想到體內存在著數以兆計的細菌細胞，或許足以讓你想要拔腿奔向距離最近的洗手間。尤其我們生活在一個不放過任何機會推銷抗菌清潔劑和消毒劑的文化裡，更容易對體內有無數細菌這件事產生「噁心污穢」的感覺。不過，我們接收了太多關於細菌的錯誤觀念，事實是沒有它們，就沒有我們。

＊ 1. 作者在此使用雙關語。原文 Go with Your Gut 意為追隨直覺，而 Gut 則是本章主題：消化道。
＊ 2. gut feeling 意為「直覺」，在此取其字面意義「消化道的感覺」。
＊ 3. ass in gear 意為「動起來」。
＊ 4. bad taste in our mouth，意為「留下惡感」。
＊ 5. butterflies in ourt stomach，意為「忐忑不安」。

你已知道粒線體的作用了，它就是負責把葡萄糖（或是酮體這種脂肪代謝的副產品）和氧氣結合以產生能量的胞器。這種重要的構造一開始並不為人類工作。根據理論，粒線體曾經是在世界上到處遊走的細菌，然後其中一個粒線體被另一個細菌包住。這個體積大很多的宿主細菌細胞沒有把這個粒線體吃掉，而是利用粒線體產生能量的本事存活了下去——在十五億年前地球大氣層含氧量愈來愈高的時候，這是很重要的進展。粒線體得到的回報是獲得細菌的保護，還有吃到飽的大餐——但它們再也離開不了細菌了。這大概是地球上最早的斯德哥爾摩症候群（Stockholm Syndrome）案例。

粒線體和它的宿主細胞開始依賴著彼此，就像《蝙蝠俠》裡的蝙蝠俠和羅賓、《星際大戰》裡的韓索羅和邱巴卡、《芝麻街》裡的畢特和恩尼一樣（呃，也許沒那麼像畢特和恩尼）。複雜的真核細胞就此誕生，最終導致多細胞有機體（例如我們人類）的出現。即使過了這麼多年，我們的粒線體仍然能在我們的細胞裡分裂繁殖，並且維持它們自己完全獨立的 DNA（這很不利於單身的它們尋找伴侶），這實在是非常驚人的事。

沒有細菌，就沒有我們。雖然現在我們存在的型態，遠比當年那些單細胞有機體複雜得多，但我們與細菌的交融還是一樣重要。我們的皮膚上、耳朵周圍、頭髮裡、嘴巴裡、性器官上、腸道裡，都存在著無數的微生物。[1] 即使我們身上一些曾經被認為是無菌的部位，像是肺部和乳房中的乳腺，現在科學家也知道它們原來是微生物居住的高檔鄉村俱樂部。每個部位都有自己的細菌叢，與各自獨特的環境合作共生。以腸道的細菌叢為例，它主要是由生存在無氧環境下的細菌組成，如果放在你臉上喜歡接觸新鮮空氣的微生物旁，會立刻死掉。

所有這些簡單單細胞有機體累積起來的遺傳菌叢，一般稱之為「微生物群」（microbiome）。你的房子有它自己的微生物群，代表著住在裡面的微生物遺傳物質。你家裡的微生物群和鄰居家裡的微生物群可能有很大的差異，視家裡有沒有狗或小小孩而定，也和你住在城市或郊區有很大的關係。就連每座城市的微生物群，都有各自的鮮明特徵。[2] 例如洛杉磯的微生物群就和紐約的不同。美國西岸的細菌是否喜歡鏡頭前的工作勝過舞台表演？東岸的微生物真的會在燈光下發光發亮嗎？這些問題還是要由科學來回答。

雖然你全身外部從頭到腳都有微生物，但你身上絕大多數的微生物細胞都寄生在腸道裡，這就是你的腸道微生物群。科學家曾以為腸道微生物群的細胞數量是我們自己人類細胞的十倍，後來更精確的估計是大約三十兆個細胞，和我們體內含有人類 DNA 的細胞數量差不多一致。同樣可觀的是，這些腸道細菌的重量和你的大腦差不多，大概是二至三磅（約〇・九至一・四公斤）！

你的便便裡有什麼？

一般的大便採樣中，超過一半是細菌，約每公克含有一千億個微生物。也就是說，一公克便便裡的微生物數量，是全球人口總數的近十四倍！糞便裡的微生物含量極高，密集到每次你如廁解便時，都會把你體內大約三分之一的寄生細菌排泄掉。不用擔心，因為寄生細菌會在一天內恢復到原有的數量。[3]

這些微生物含有大量資訊，每個微生物裡帶著各自獨特的遺傳物質。如果想一下這些寄生在我們體內的細菌朋友帶有的基因遺傳物質總數（細菌的 DNA 長度通常是一至十個百萬鹼基（megabase＊6，相當於一百萬位元的資訊量），一公克人類糞便就能容納十萬兆位元的資訊量！我們本來還以為鑰匙圈上拇指碟的儲存量有那麼大已經很酷了呢。[4]

＊ 6. 用於衡量基因片段長度的單位。

就像我們把一些認知上的需要（例如記憶電話號碼）外包給智慧手機一樣（以釋出腦力給其他用途），我們也把身體需要的很多服務外包給體內的微生物群。人體微生物群能夠提供這些服務，是因為它所含的遺傳物質，比我們自己二萬三千個基因所組成（相對簡陋的）的基因組，複雜程度將近一百倍。這讓微生物群擁有廣泛功能，從訓練免疫系統，到吸收食物中的熱量，到同步重要的化學物質，如維生素。

腸道和大腦可能看似沒什麼關係，但其實關係非常密切。人體的微生物群和我們的情緒、行為都息息相關，透過迷走神經與它製造並釋放到血液中的各種化學物質，微生物群和大腦互相溝通。迷走神經是大腦與腸道之間溝通的直接管道。這些寄生在我們消化道中的朋友沒有受到應有的賞識，但它們付給我們身體的租金其實很重要。難怪科學家現在會把這些在消化道裡扭動的遺傳物質群體，稱為我們身上「被遺忘的器官」。

MTV《名人巢》[*7]：人體微生物群版

雖然我們不會想把自己看成是一根長了腳的精密消化管，不過我們就是這玩意無誤。我們全身上下幾乎每一項功能，都是要幫助我們從食物中更完善地獲得能量。

消化道是長而曲折的管線，又有營養道（alimentary canal）之稱，起點是嘴巴，終點是，呃，你知道是哪裡。消化道是否正常運作，通常是一個讓人很難啟齒的話題。畢竟，我們的腸道會發出奇怪的聲音，也常是很多人身體不舒服的起因，而且它排出來的東西，我猜大多數人寧可不去想。腸道也調節我們與食物的關係，且在我們與體重問題奮戰時，這段關係可能變得扭曲而混亂。

---

* 7. 原文 MTV Cribs 是美國 MTV 頻道的節目名稱，訪問明星名人，介紹他們的豪宅。

如果你要來一趟消化之旅，旅程會先從嘴巴開始，往下經過食道，先到胃，然後是小腸，最後是大腸——也就是結腸（colon）。消化道的每一段都有各自不同的獨特風土條件，就像從美國東北部一路旅行到佛州南部陽光明媚的沙灘，沿路會有截然不同的感受。一路向南行進的途中，你會看到不同的植被、樹葉、鳥類、和昆蟲——這一切都是根據當地的氣溫、風土特色、季節變化、還有數不清的其他因素，在自然選擇之下產生的結果。

同樣的，消化道一路向下，沿途也有不同的風土條件，而微生物很清楚這一點。胃部的酸度太高，微生物群在這裡無法生存（除非你像數以百萬計的美國人一樣，經常吃抑制胃酸的藥物，但這其實無意間會造成很多難以預料的後果），吸收食物營養的小腸則是變化太多，也不利於微生物群寄生。不過，胃和小腸裡仍然存在著微生物——每公克內容物中大約含有一千至一億個細菌。細菌數量在這個範圍內是無害的，但如果太多就會出現問題。在小腸裡，小腸細菌過度生長（small intestinal bacterial overgrowth，SIBO）可能導致脹氣、腹痛，甚至導致宿主營養不良。不過，再往下到大腸，這裡是最適合這些細菌存在的環境——這裡的微生物密度達到每公克一千億個，是消化道裡的邁阿密市。

這些細菌在大腸裡的數量會如此之多，部分原因是這些「租客」想要尋找充足的營養來源。腸道微生物群是由一種叫作「共生菌」（commensals）的細菌組成的，這個字來自拉丁文 commensalis，意為「共用一張桌子」。會得到這個名字，是因為每次我們進食，這些細菌就默默地等待著被餵食，像三十兆頭聽話的狗兒一樣。但是，它們吃什麼呢？

如果被丟進一間現代的餐館，共生菌會略過菜單上所有的料理，直接到沙拉吧去覓食。在那裡，這些小傢伙們會找到它們愛吃的食物：植物纖維。這些纖維提供了某種型態的碳水化合物，這種碳水化合物是我們無法利用的，經過胃和小腸都不會被消化。不過當這些纖維最後來到大腸時，這裡的微生物就能吃一頓像感恩節大餐一般的盛宴。

肉類與微生物群

　　幾年前發表的一項研究，曾讓很多注重健康的葷食人士背脊發涼。科學家針對小鼠進行研究後發現，消化道中某些種類的細菌吃紅肉裡的胺基酸肉鹼，會使得一種叫作「氧化三甲胺」（trimethylamine-N-oxide，TMAO）的化合物增加。[5] 科學家認為氧化三甲胺會導致動脈粥樣硬化，這種病會使血管裡充滿斑塊。於是人們開始擔憂，紅肉除了含有飽和脂肪等以前被認為有害健康的地方，現在又可能透過一種全新的機制增加心臟病的風險——那就是微生物發酵。

　　但若更仔細地審視這項研究，我們會發現幾個重要的細節。首先，實驗中的小鼠是被餵食了非常高劑量的肉鹼。這會使得牠們體內的微生物群改變，讓那些會生成氧化三甲胺的細菌在大腸裡佔上風。其次，微生物群學者傑夫・利奇（Jeff Leach）特別指出，吃低穀物的全素或蛋奶素飲食，似乎會淘汰掉喜歡肉鹼的腸道菌群。[6] 在這項研究的人體實驗中，學者設法說服一名全素食者吃下一塊八盎司重的牛排，想看看是否會影響她體內的氧化三甲胺含量，結果顯示並沒有改變。雖然這只是一個只有單一受試者的小型實驗，但結果告訴我們，從某種程度而言，腸道內微生物群整體的組成結構，會比你吃了什麼個別食物重要。合理的結論是什麼？別因為氧化三甲胺而判紅肉出局——只要讓蔬菜佔飲食的大部分，並且別吃穀物就好。

　　被迫接受現代飲食的微生物群，和宿主的關係可能會變得很緊張。我說過，它們真正喜歡吃的的東西只有一樣——纖維素，特別是一種稱為「益菌纖維」的纖維素，包括可溶性纖維和一種稱為「抗性澱粉」的不消化澱粉。如果讓你體內典型的腸道細菌吃標準美式早餐，包括精製麵粉做的鬆餅、培根、加乳酪的炒蛋，它們會禮貌地拒絕。

現在，你可能很想甩掉這些微生物朋友們，因為它們吃東西太挑三揀四。但是別忘了，幾十萬年來，人類的飲食都含有很多纖維，科學家估計早期人類每天攝取的纖維大約有一百五十公克。到了今天，我們每天平均只吃十五公克纖維。就如同我們 Omega-3 脂肪酸與其他重要營養素也嚴重攝取不足一樣，西式的飲食型態也普遍缺乏益菌纖維。沒有這些「菌群可利用的碳水化合物」（microbiota-accessible carbohydrates，史丹福大學知名微生物學家索能柏格夫婦〔Justin and Erica Sonnenburg〕發明的用語），會對健康產生嚴重的後果，接下來你會知道這些後果是什麼。不過，要多吃這些讓腸道滿意的碳水化合物很簡單，因為有很多食物都富含益菌纖維。包括：莓果、韭蔥、豆薯、羽衣甘藍、菊芋、酪梨、菠菜、芝麻菜、大蒜、洋蔥、咖啡、菊苣根、未成熟的香蕉、生的堅果、茴香、秋葵、甜椒、青花菜、蘿蔔、黑巧克力、芽菜。

現在你知道要去哪裡找這些營養的纖維了吧。下面幾頁會把整套理論講清楚，說明多吃益菌纖維為何與改善情緒與認知能力、還有延年益壽有關。

青春之泉

除非你是一隻燈塔水母[*8]，否則你應該會在意自己能不能好好地老去。如果你是這種近年才被人發現徜徉在地中海的「永生」水母，你就有能力依照自己的意願重回發育早期。不過，如果你不是這種幸運的生物，那麼你應該就會像我一樣，會想讓自己的身心都維持健康，愈久愈好。

[*8.] 燈塔水母（Turritopsis dohrnii）是一種小型水母，能在性成熟後又回到幼蟲狀態，並不斷重覆這個過程，因此被認為是一種永生的水母。

攝取纖維其中的一個效果，就是能讓我們的微生物好朋友代謝這些纖維，把它們變成一種叫作「短鏈脂肪酸」（short-chain fatty acids，SCFAs）的化學物質。[7]這一類的脂肪酸包括丁酸、醋酸鹽、丙酸鹽，全都和很多有益健康的事相關。這些脂肪酸可以說是由細菌產生的廢棄物，不過，我們還得感謝細菌製造了它們呢。

科學家研究得最全面的短鏈脂肪酸，叫作丁酸。草飼牛肉和乳製品含有少量的丁酸，但我們只要多吃纖維，微生物群就會大量產生數量可觀的丁酸。這是我們非常嚮往的事，因為丁酸已經過證實能增加大腦衍生神經滋養因子（BDNF），後者可直接增進神經可塑性，並減緩神經退化疾病的病程。[8]

丁酸除了能增加大腦衍生神經滋養因子（BDNF），也就是大腦的抗老化「奇蹟肥料」，還有一個最大的好處，就是降低發炎。一般而言，纖維吃得愈多，你的微生物群就會愈像一座丁酸消炎工廠。[9]對你的認知功能來說，發炎減少代表你可以更清楚地思考、專注力更佳、記憶力更好。[10]不過，設法降低發炎不只是讓思考與表現達到最佳狀態的關鍵，也能幫助你對抗時間的腳步。

說到長壽，比起壽命長短，更重要的是延長你健康壽命的時間。你的壽命（lifespan）指的是你在世界上存活了多少年，但健康壽命（healthspan）則不一樣，指的是你存在的這些年當中，真正擁有活力的時間。[11]健康壽命愈長，表示失能的時間愈少、認知功能愈好、情緒愈佳，未罹患慢性病的時間盡可能達到最久。理想上，我們都希望自己的健康壽命與生存壽命一致。很不幸的是，今天我們的生存壽命不斷延長（一部分要感謝現代醫學帶來的奇蹟），但我們的健康壽命卻沒有增加。我們只是在罹病狀態下活得更久。[12]

不過也有一些例外，就是那些似乎一直充滿活力、健健康康活到生命結束那一刻的人。有一項研究追蹤了一千六百多名成人整整十年，結果發現，其中纖維吃得多的人，未罹患高血壓、糖尿病、失智症、憂鬱症、失能的比率，比纖維吃得少的人高出 80%。[13]事實上，在此研究中，纖維吃得多或少，比所有其他的變數更能決定一個人是否能健康地老去，它的影響力甚至勝過糖的攝取量。纖維最為人所知之處，是能幫助阿公阿嬤上廁所更順暢，而它還有助於延長健康壽命，真是一舉多得——而它的好處還不僅於此。

糞便微生物移植（FMT）

　　把一個人的糞便移植到另一個人體內，這種想法雖然不怎麼令人愉悅，不過你可以先想像一下自己感染了一種叫作「困難梭狀芽孢桿菌」（Clostridium difficile）的細菌。這種對抗生素有抗藥性的病原菌，會導致嚴重腹瀉與腸炎。根據美國疾病預防管制中心（CDC）的最新估計，它每年在美國導致五十萬人住院、三萬人喪生。困難梭狀芽孢桿菌很會伺機感染，而且會傳染。有 2% 至 5% 的成人體內已帶有這種細菌。使用抗生素是感染困難梭狀芽孢桿菌的主要風險因素之一，因為抗生素會大量毀滅健康的腸道菌，讓病原菌有機會在微生物群很脆弱時趁虛而入，直到爆發感染。

　　科學家在 2013 年曾經想知道，把健康人士體內的微生物群移植到受感染人士體內，是否能重建微生物群的秩序，自然擊敗困難梭狀芽孢桿菌。於是科學家進行了糞便微生物移植，把健康人士體內富含細菌的糞便，移植到病患的胃腸道裡。結果發現成功率超過 90%——治癒率非常驚人，前所未見。

　　這種移植程序通常要用上讓人不舒服的侵入性手法，包括照大腸鏡、灌腸、甚至插入鼻胃管來植入健康的糞便。不過，科學家近年也改良了植入方式，只要吞服冷凍藥丸即可，結果顯示這種方法和傳統的移植技術一樣安全有效。噢，獲得進展的氣味真甜美！

免疫調節器

自體免疫問題（一個人的免疫系統攻擊自己身體的某些部位）會導致很多常見疾病，包括乳糜瀉、多發性硬化症、第一型糖尿病、橋本氏病（Hashimoto's disease）*9 等等，族繁不及備載。為什麼身體會產生自體免疫問題，而且愈來愈多人有這種狀況？我們是本來就會被自己的免疫系統誤傷，或是現代生活又壓垮了人類生理機制中的另一種系統？先弄清楚這個容易變動的系統在我們一生中是如何被「訓練」的，有助於了解我們的飲食和生活方式是怎樣讓免疫系統變得混亂（進而產生自體免疫問題）的。

你可以用一張隧道的剖面圖，來大致了解大腸的結構。大腸最內層的組織是上皮，好壞在此揭曉。這個厚度只有單層細胞那麼薄的障壁，把大腸內部（稱為內腔）和血管系統隔開。由於內腔裡裝的內容物並不屬於你身體的一部分（類似於肺臟裡充滿的空氣），因此科學家認為，內腔其實是宿主人體所處的環境的一部分。事實上，消化道是你和周遭環境之間最大的接觸界面——比皮膚大得多。如果把整個消化管道從身體裡拿出來，全部展開攤在地上，會佔掉一間小套房的面積。

因此，身體大部分的免疫細胞都會優先關注消化系統的狀況。雖然在今天這個充斥著包裝食品和包裝沙拉要「三次洗淨」的世界，身體這項設計似乎有違常理，甚至可說是資源不當使用。但這種做法其實是有道理的：因為人類存在至今的絕大多數時間，遠在現代食物產銷體系還沒有出現之前，我們的食物其實是很骯髒的。那時的人類，住處附近沒有陳列著最新鮮（也最誘人）農產品的超市，進化過程中也沒有過多的抗菌清潔劑或「蔬果洗潔液」，讓人們確保吃進嘴裡的食物絕對能達到醫療級乾淨的程度。

---

*9. 又名「自體免疫性甲狀腺功能症」。

對於舊石器時代的人類祖先來說，吞下病原菌（一種可能導致人類感染甚至死亡的微生物）的可能性頗高。這讓人類很早就處在很大的壓力下，因為要確保自己能在遭遇病原菌時迅速產生強大的免疫反應。但如果我們的腸道充滿外來的病菌——我們的肚子裡會不會掀起一場我們不知情的戰爭？

其實不會。免疫系統的工作，就像受過嚴格訓練的體育場保全人員一樣，必須敏銳觀察成千上萬名持票入場的觀眾，而且保持冷靜的態度。這些保全人員不會質問每一個看起來鬼鬼祟祟的觀眾——只要他們真的是訓練有素，就能早在某人行為逾矩之前，就發現跡象。我們的微生物群能磨練免疫系統保全人員的技巧，讓他們在不友善的訪客入侵時輕易察覺。因此我們的腸道（和居住其中的微生物群）可以說是免疫系統的「訓練營」。

如果我們的免疫系統能力沒有達到應有的標準，就可能察覺不到入侵者，有時還會錯誤攻擊自體細胞。這是因為腸道多元的微生物群不僅只是訓練免疫系統保全要防衛何種攻擊，也要教他們「寬容」的重要。在一個健康的腸道裡，隨時都有大約數十萬種菌種存在，而一套健康的免疫系統會因為這種多元的聲音而受益，這也是益生菌被認為「有效」的部分原因，因為它們進入體內後，能確保免疫系統的保全人員沒打瞌睡。

過敏和自體免疫性等問題，都是源於免疫系統發生失誤，導致攻擊宿主。想知道箇中原因的科學家，已經把微生物群視為研究的重心。科學家認為，免疫系統失調的原因很多，包括在日常生活中過度清潔、濫用抗生素、纖維攝取不足、選擇分娩方式時沒有考量到胎兒微生物群仍在發育等。科學家相信，其中任何一個因素，都會導致體育場保全的訓練不夠完善——進而升高身體產生自體免疫問題的風險。

因為清潔過度而生病？

過去幾十年來，我們的生活中除了食物來源的供應方式不同了，還有一件事也有所改變——我們愈來愈注重消毒殺菌。不過，在執著於不要接觸到任何病毒或病菌的時候，我們也喪失了很多和病菌之間可能產生的良性交互作用。這些交互作用能幫助我們訓練後天免疫系統，畢竟這個系統就是在這些狀況下自然形成的。

研究顯示，如果與病原菌的接觸（和感染病菌的比率）減少，自體免疫與過敏疾病的比率都會增加。這兩種統計數據形成的因果關係，就是「衛生假說」（hygiene hypothesis）的基礎。這個理論就是：有些具傳染性的媒介（尤其是那些和我們一起進化的病原菌），能讓我們避免罹患與免疫系統相關的疾病。現在這些病原菌消失了，使得我們免疫系統的能力減弱，變得容易混淆，也因此容易罹患第一型糖尿病、多發性硬化症、乳糜瀉等等疾病。[14]

糖尿病、肥胖症、甚至阿茲海默症的特性都是身體長期高度發炎（也就是免疫系統出現問題），如果說將這些疾病也歸咎於我們過度消毒的生活，其實也並不是毫無根據。近來已經有研究開始探討國家衛生狀況與阿茲海默症發生率之間的關聯。學者以公共衛生狀況與乾淨飲用水的普及率作為指標，發現與阿茲海默症之間的驚人關聯：衛生程度愈高的國家，阿茲海默症發生率也愈高，兩者之間呈現完美的線性相關。

麩質很適合用來說明混亂的免疫系統會如何引發自體免疫反應，因為麩質確實會導致很多人出現自體免疫疾病。麥膠蛋白（gliadin）是麩質當中的主要蛋白質之一，在我們的免疫細胞看來，很像一種細菌。當它出現在腸道裡，我們的免疫系統就會派出抗體去追捕抗原——抗原正是我們的體育場保全人員被訓練要去追獵的目標。問題是，外來物質具有的抗原（如麥膠蛋白），看起來可能和我們自體細胞上的標記相似到令人發毛。這叫作「分子擬態」，可能是病原菌想要更加融入宿主環境而產生的特性——因為即使是病原菌也得要積極求生！這表示，每當身體的免疫系統製造出追捕抗原的抗體時，我們的自體組織就可能淪為自家保全誤擊的目標。

這種反應可能常發生在一個稱為「轉麩醯胺酸酶」（transglutaminases）的酶家族。我們全身上下都有轉麩醯胺酸酶，它對於維持健康很重要，若它沒有發揮功能，就可能引發阿茲海默症、帕金森氏症、漸凍人症。[15] 轉麩醯胺酸酶在甲狀腺裡的濃度特別高，所以如果罹患橋本氏病、葛瑞夫茲氏病（Graves' disease）等自體免疫甲狀腺疾病，甲狀腺就會被自體免疫系統攻擊。不幸的是，轉麩醯胺酸酶的分子標記和麥膠蛋白的抗原非常相似。敏感人士如果吃了麩質，可能導致身體不只攻擊麩質裡的麥膠蛋白，還攻擊體內的轉麩醯胺酸酶。

雖然不能斷定每個患者免疫系統作亂的原因都是麩質，但近期有一項研究顯示，自體甲狀腺疾病患者罹患乳糜瀉的比率，是健康人士的二至五倍。[16] 其他自體免疫疾病（包括第一型糖尿病和多發性硬化症）患者同時罹患乳糜瀉的比率，也高於同時罹患其他自體免疫疾病的比率，顯示這些看似不相干的眾多疾病，都是以不健康的腸道作為媒介。罹患其中任何一種疾病，都是一種跡象，顯示大腦正遭遇攻擊威脅：近期的研究顯示，有自體免疫疾病的人，罹患失智症的可能性更高。[17] 要記住，這些疾病都是潛伏好幾個月、甚至好幾年後才會發病，期間通常沒有明顯的症狀。而且，很多同時罹患自體甲狀腺疾病與乳糜瀉的患者，腸胃並沒有出現症狀，這是「跟著消化道走」時會走錯路的少見情況之一。[18]

要預防或停止免疫系統的崩壞，光是改吃無麩質飲食還無法做到。重要的是，要把現代人飲食中缺乏的一種東西加到飲食裡：那就是纖維。纖維能直接預防免疫系統混亂，一部分原因是短鏈脂肪酸（例如丁酸）會增加大腸中調節 T 細胞（regulatory T-cells，簡稱 T-regs）的生成與發育。調節 T 細胞是一種免疫細胞，能藉由壓抑其他免疫細胞（包括會促進發炎的細胞）的反應，幫助身體做出健康且適當的發炎反應。[19] 可以把它們想成是安全部隊中的管理者，會控制好那些喜歡逞兇鬥狠的低階守衛。它們是幫助身體妥善分辨自己和外來物質的要角。如果這種重要能力消失了，你的免疫系統就可能攻擊自己的身體，然後呢──身體就發展出自體免疫問題了。

保護大腦不受腸道內容物影響

我在前面說過，大腸是腸胃道中大多數細菌居住的地方，它的內壁細胞有兩個重要功能：阻擋病原菌和細菌進入血液中，並能吸收液體及小腸未吸收的剩餘營養。這道實體屏障形成了身體先天的免疫系統。

我們先天的免疫系統是調節發炎與自體免疫的重要角色，幫忙將我們體內的微生物群和免疫細胞（也就是我們的後天免疫系統）彼此隔開，控制宿主－微生物群的交互作用，並且讓免疫功能持續正常運作。在我們的體育館譬喻中，先天免疫系統讓比賽能依計畫進行，讓體育館裡每個人都度過愉快的一天：免疫系統守衛可以安全執行勤務，球迷可以吃著熱狗為他們支持的隊伍加油，選手可以好好比賽，賺進數百萬美元的贊助金。大腸內壁的實體屏障能幫助讓這一切成為可能。

上皮組織（腸道內壁）的細胞是透過閉鎖小帶（tight junction）結合在一起的，這些閉鎖小帶就像城堡上的開合橋一樣，可以打開，也可以關上。好在，它們大多是關閉的，但如果接觸到可能有害的細菌，尤其是在小腸，閉鎖小帶就可能會鬆開，讓水和免疫細胞進入內腔。通常這種情況的結果是腹瀉，好把麻煩製造者沖出體外──這也是身體面臨嚴重感染時重要的防禦反應。[20] 然而，現代生活方式中的某些層面，可能讓腸壁長期處在多孔狀態下，因此出現「逆向運輸」，也就是腸腔裡的東西被運送到腸壁深處。這會導致相當嚴重的後果，可能引發「分子擬態」，而分子擬態可能會讓身體產生自體免疫問題。

　　腸壁過度通透的罪魁禍首之一，就是麩質，這是一種在小麥、黑麥、大麥，以及眾多加工食品中會出現的蛋白質。麩質是我們攝取的蛋白質當中很特別的一種，因為它和其他（例如我們吃雞胸肉時攝取的）蛋白質不同，是人類無法完全消化的。大多數來源的蛋白質，在消化時會分解為組成蛋白質的基本單位，也就是胺基酸。但麩質只會分解成比較大的片段，叫作「胜肽」。這些片段已證實會刺激人類腸道變得更通透，而先天免疫系統的反應會更像面臨細菌入侵，而不是吃進普通的蛋白質。

　　會引發這種反應的關鍵，是另一種只要麩質進入腸道就會生成的蛋白質，叫作「解連蛋白」（zonulin）。解連蛋白有點像是細胞守門員，它會調整上皮細胞閉鎖小帶的完整性。[21] 只要解連蛋白出現，腸道就會變得通透（美國麻薩諸塞州總醫院乳糜瀉研究中心創辦人亞烈席歐・法沙諾醫師〔Dr. Alessio Fasano〕，是國際知名的乳糜瀉專家。解連蛋白這個重要的腸通透媒介，就是他發現的）。解連蛋白會使每個人的腸道「高度通透」，但在乳糜瀉患者身上會特別嚴重，麩質在他們體內會引發明顯的自體免疫反應，長期下來會導致小腸腸壁受損。

　　腸道變得更通透的危險之一，就是細菌的內毒素（endotoxin，也就是脂多醣〔lipopolysaccharide〕或 LPS）越過了腸壁，進入血液。我在前面的章節提過，脂多醣是某些細菌的細胞膜組成分子，這些細菌通常待在大腸這個避風港中。內毒素一旦外漏到血液中，就可能引發嚴重的促進發炎反應，發出訊號顯示有全身性的細菌入侵。身體暴露在脂多醣中，與促進發炎的細胞激素生成及氧化壓力增加有直接關聯，會廣泛破壞全身各個系統──包括你的大腦。

　　動物在身體發炎時（通常源於感染），行為會變得異常，會出現的症狀包括無精打采、憂鬱、焦慮、理毛動作減少等等。牠們會從群體中退縮，更常久居不動，這是一種為了療癒而保留身體能量的方法，同時也會讓牠們與健康的同類動物隔絕。這並不是只存在於家禽家畜身上的現象——人類的反應也很類似。他們會變得易怒，對食物和與人往來都失去興趣，而且很難維持專注力，甚至記不得最近才發生的事。[22] 這些症狀都叫作「不適行為」（sickness behaviors），畜牧業者、動物園管理員、科學家都很熟悉這種現象。心理學家相信這是一種「動機狀態」（motivational state）——也就是我們生理上為了幫助自己活下去而產生的一種調適策略。

　　嚴重的憂鬱症，可能是一種不適行為（sickness behavior）的極端型態。很多人都知道，有發炎疾病如心臟病、關節炎、糖尿病，還有癌症的患者，更常罹患憂鬱症。表面上，這些疾病與大腦無關，但血液中發炎標記的數量其實與罹患憂鬱症的風險緊密相關——發炎標記愈高、憂鬱症愈嚴重。[23] 全球有三·五億人罹患憂鬱症，這種對於憂鬱症的全新觀點，挑戰了既有的治療典範，用全新的理論去解釋憂鬱症的起源，理論的模型就是發炎細胞激素會導致憂鬱症。[24] 而科學家研究憂鬱症和發炎造成的其他後果時，通常會注射什麼東西到實驗室動物體內，讓牠們產生憂鬱症呢？正是細菌上的脂多醣。

　　會導致腸道通透性增加的解連蛋白，也會改變另一層特殊的上皮細胞——血腦障壁[*10] 的閉鎖小帶。這件事非同小可，因為先前已有研究指出，血腦障壁崩解與阿茲海默症有關。事實也證明的確如此，無麩質飲食能降低體內的解連蛋白濃度與腸道通透性，並且能維持保護大腦障壁。[25]

　　那麼，如果你沒有乳糜瀉，對小麥也不會過敏，不吃小麥製品是否也能讓你的大腦運作得更好呢？哥倫比亞大學的研究人員近期開始思索這個問題，並

---

[*] 10. 血腦障壁（blood-brain barrier）是將流至大腦的血液與腦細胞周圍的組織液隔開的薄膜，避免有害物質進入中樞神經系統。

對沒有乳糜瀉或未經確診有傳統小麥過敏，但吃了小麥製品後，會有疲倦、認知困難等症狀的患者進行研究。研究人員讓他們吃不含小麥、裸麥、大麥的飲食，六個月後，免疫系統啟動、腸道細胞受損等狀況都消失了。根據詳細的問卷結果顯示，他們的胃腸症狀及認知功能都有顯著的改善。[26] 醫學界一直在爭辯小麥過敏是否真正存在，這項令人興奮的先驅性研究，以客觀的測量方法證實了小麥確實會讓人產生乳糜瀉以外的不良反應。

益生菌如何在體內發揮作用

　　益生菌飲料、益生菌保健品、甚至注入益生菌的食品現在都非常風行，但食用益生菌並不是新風潮。人類製作發酵食物、利用活菌來保存易腐壞的食物，已經有幾千年的歷史。最早有紀錄的發酵食物，可以回溯到八千多年前——自此以後，幾乎每個文明的烹飪遺產起碼都包括一種發酵食物。以日本來說是納豆，韓國則是泡菜，德國人熱愛他們的德式酸菜（我也是），而現代無所不在的優格，還保有它的土耳其原名！

　　很多人相信益生菌能一直停留在消化道裡，所以會對我們的健康有所幫助。其實，我們吃的益生菌大部分在體內都只是短暫作客，和腸道裡久居的細菌及免疫細胞友好地溝通。[27] 免疫系統和體內的微生物群處於一片歡樂祥和的狀態時，運作得最好；而益生菌似乎能促進這些關係，在一路南下的途中，根本性地「調節」我們的免疫系統。益生菌也能強化珍貴的腸道屏障，把腸道上皮細胞閉鎖小帶的任何漏洞「補起來」，以預防內毒素之類的化合物外漏到血液裡，後者正是導致身體經常性發炎的主要教唆犯。這些林林總總的功能加在一起，說明了益生菌為什麼有抗發炎的效果。它有數不清的好處，也顯示吃愈多發酵食品的人，通常健康狀況和生活品質愈好。

的確，光吃益生菌的保健品，並不能修補飲食不良造成的身體損害，不過目前的數據顯示，多吃富含益生菌的食物如泡菜、紅茶菌、克菲爾菌等，確實能讓本書所說高纖、低碳水化合物飲食的效果更上一層樓。雖然益生菌保健品不見得一定要吃，但吃了也無害，而且可能有益。如果你選擇要吃益生菌保健品，我會在第十二章說明如何挑選高品質的產品。

對於我們了不起的腸壁介紹至此，最後必須提醒：麩質並不是腸道通透性增加的唯一潛在禍首。以下是其他會導致腸道變得更多孔的原因：

▸ **喝酒**。平常不喝酒的健康人士，只要狂飲伏特加一次，血液中的內毒素和促發炎細胞激素就會大幅增加。[28] 這是因為酒精已證實會讓身體發炎，導致腸道更通透。這多少可以解釋為什麼長期飲酒會對肝臟和其他器官造成傷害。[29]

▸ **喝果糖**。果糖若從水果中被獨立分離出來，不和水果裡通常會有的纖維質和植化素一起吃，腸道的通透性就會因此增加。市售含糖飲料中廣泛使用的高果糖玉米糖漿或龍舌蘭蜜，尤其糟糕。

▸ **慢性壓力**。公開演說（對很多人來說是常見的壓力來源）已證實會讓人的腸道暫時變得通透，這顯示慢性壓力又是另一種傷害健康的機制。

▸ **運動過度**。耐力型運動員可能會有腸道通透的狀況，原因是持續進行有氧訓練會造成壓力。[30] 在第十章，我會分享有關運動的新研究，證實我們完全不需要做那些折磨人的冗長有氧運動。

▸ **和糖一起吃的脂肪**。在動物實驗中，高脂飲食（經常含有糖分）已證實會引發「腸漏」和發炎。[31]

▸ **加工食品添加物**。稍後就會詳談。

以上任何一種刺激，都會促使內毒素外漏到血液當中，即使你已經在吃無麩質飲食。相反地，很多植化素，如槲皮素（洋蔥、續隨子、藍莓和茶當中含有的多酚），以及胺基酸「麩醯胺酸」（L-glutamine），都已證實能減少腸道通透，並且讓腸壁運作得更好。[32] 但纖維這種很神奇卻被低估的營養素，是最不可或缺的，因為它對於一個黏糊糊但是很重要的組織——黏膜（mucosa），能產生很大的作用。

不可思議的黏膜

還好，上皮細胞層在面對日常的有害物質與微生物攻擊時，並不是孤軍奮戰。

在上皮與幾兆個微生物細胞組成的微生物群之間，還有一層動態的黏液狀基質，也就是「黏膜」，它由一種稱作「黏液素」的碳水化合物組成。這些黏液是由上皮細胞製造的，也是微生物群發揮作用的地方——黏液不僅是能讓細菌沈浸其中的柔軟吊床，本身也有「非軍事區」的作用，是上皮細胞的保護層。

保持黏膜的健康結實，是讓身體和大腦降低發炎的重要機制。雖然相關的科學是正在發展的新興領域，但有一個一定能保護黏膜的方法，那就是經常攝取益菌纖維。這種纖維能餵養那些供應身體丁酸的微生物，丁酸則可以餵養那些製造黏液的細胞，進而強化黏膜的保護能力。[33] 反過來說，低纖維飲食則會餓壞我們的腸道細菌，迫使它們走投無路，只好去吃黏膜層。

「可是我又不是老鼠！」

很多初期研究無法避免得要做動物試驗，雖然之後可能會進行人體試驗，但也可能在人體試驗不符倫理或不可行的時候只做動物試驗。但在討論動物試驗時，總是會出現一個問題：動物試驗適用於現實世界中的人類嗎？要說明這種矛盾，阿茲海默症是最好的例子。科學家已多次治癒小鼠體內的阿茲海默症，但這些結果從未順利出現在人體試驗中。其實，真正原因是小鼠在自然狀態下並不會得阿茲海默症，科學家在試驗時，是以人工誘發出阿茲海默症的疾病模式，但模擬得並不完整。

但另一方面，細胞的基礎機制在進化過程中是高度保守的，也就是說，各物種之間的細胞機制差異很小。因此愈基礎的細胞運作機制，我們就能藉由研究愈不相干的生物來了解人類的機制，而且還能得到正確的結果。舉例來說，我們可以藉由觀察酵母來研究細胞分裂；可以藉由觀察魷魚的巨大神經元來研究人類神經元的運作（魷魚的神經元和人類神經元幾乎一模一樣）；我們還可以藉由觀察果蠅來研究胎兒的大腦發育。這些運作機制都非常重要，所以即使在不同物種身上，運作機制也幾乎不變，這讓我們更加深信動物試驗的結果能在人體試驗重現。

所以，我們深入研究腸壁時，很多地方都能從動物研究來推斷，因為所有哺乳動物的腸道內壁及周圍細胞都很相似。[34] 工業化學物質對人類和小鼠的影響是否真的相同，人類科學界還需要很多年才能對此做出結論，但是我們今天就得決定要吃什麼食物。

麩質是一個很好的例子。有些人若少量攝取麩質，且頻率不高，身體還能承受。但如果採取西式飲食，纖維攝取量少，麵包、義大利麵、包裝食品吃得多，麩質就會對腸壁形成刺激。包裝食品中到處充斥著乳化劑，這東西是用來讓原本難以相容的成分能混合成好吃的食品，以確保成品的口感滑順的。乳化劑常見於沙拉醬、冰淇淋、堅果奶、咖啡奶精，以及其他加工食品中。在動物試驗中，即使飲食裡添加的乳化劑只是少量，還是會導致受試動物的腸道微生物群產生重大變化，乳化劑會侵蝕腸道黏膜，還會使腸道細菌與腸道細胞的平均距離降低一半以上。

要讓腸道的發炎程序啟動，需要的是「連續兩拳重擊」的戰術*11，第一拳先侵蝕腸道的保護層，再一拳引發腸壁反應。腸壁黏膜若是侵蝕，腸道細菌（包括能製造丁酸的益菌，也包括病原菌）就會滲透過腸壁，這會導致腸道發炎，因為寄居在腸道裡的正常菌落破壞了黏膜，與我們的免疫系統太過接近。在我剛才提到的乳化劑研究中，從受試動物身上看到的結果正是如此。[35]

這些研究得到最關鍵的新見解是，現在有這麼多人的腸道受損發炎，不僅只是某些蛋白質（例如麩質，或是凝集素，後者是近日引發討論的另一類植物性蛋白質）造成的。其實，單單是吃那些工業化加工食品（那些濾掉纖維質，並利用乳化劑等媒介來製造滑順「口感」的食品），就足以改變我們體內的微生物群、侵蝕腸壁黏液，並讓更多人容易受到那些蛋白質作用的侵害。

吃什麼就養出什麼

腸道微生物群很像一座城市，裡面至少有一千種不同的物種，住在極為複雜又高度競爭的環境中。裡面包括有益身體、能製造短鏈脂肪酸和丁酸的菌種，也有對身體不利的菌種，包括被整個微生物群控制住的潛在病原菌（也就是可能讓你生病的細菌）。

益生菌的強大效果

準備好接受典範轉移了嗎？近來有一些很有意思的研究，顯示出益生

---

* 11.「連續兩拳重擊」（one-two punch）源於拳擊運動，指連續兩拳擊倒對方，之後沿用至網球、棒球等運動，也泛指各種接連而來的打擊。

菌（富含活菌的食物或保健品）可能對那些飽受憂鬱症、焦慮症、甚至失智症所苦的人極有價值。

荷蘭萊頓大腦與認知研究所（Leiden Institute of Brain and Cognition）所做的一項小型研究顯示，女性受試者在服用專門增加腸道細菌多樣性的益生菌保健品後，對於悲傷念頭的反應，比吃安慰劑的受試者要小。出現悲傷念頭後能迅速恢復，是心理健康狀況良好的表徵。舉例來說，憂鬱的人若感受到悲傷，原本萬里無雲的心情可能頓時烏雲密布，至於情緒健康的人，則可以在悲傷念頭出現後就放下它，內心不會有明顯的烏雲籠罩。

那麼，多吃發酵食物，如紅茶菌、優格、德式酸菜、韓式泡菜，能幫助我們改善焦慮不安嗎？根據另一項研究的結果，答案是：或許可以。這項研究顯示，吃較多這類食物的學生，社交焦慮的情況較少，尤其是那些性格神經質的人，效果特別明顯。這項研究由美國威廉與瑪麗學院（College of William and Mary）與馬里蘭大學（University of Maryland）共同進行，其中一位研究者寫道：「發酵食物中的益生菌很可能改善了腸道裡的環境，腸道的變化因而改善了社交焦慮。」

伊朗一項突破性的研究甚至發現，益生菌能讓情況特別令人絕望的一群人——重度阿茲海默症患者的認知功能有所改善。研究人員讓一群嚴重失智的患者服用由兩種常見的益生菌種——乳酸桿菌（Lactobacillus）與雙叉乳酸桿菌（Bifidobacterium）組成的高劑量混合益生菌，服用十二周後發現，服用益生菌這一組的認知測驗成績比只吃安慰劑的對照組高出 30%，相當驚人。雖然科學家還必須在較大規模的受試樣本上重現同樣的效果，但初步試驗結果肯定帶來了希望。

這些研究成果，為未來十年令人眩目的微生物研究揭開了序幕，益生菌用途更廣泛的時代，也進入了我們的視野。特定的菌種可能有助於對抗某些癌症、增進心臟健康、促進大腦神經生成、甚至改變情緒狀態——最後這項功能，有可能催生「精神益生菌」問世（這部分在第八章有更深入的探討）。[36]

大腸裡的兩大類主要菌種是類桿菌門（Bacteroidetes）與厚壁菌門（Firmicutes）細菌。它們在我們的大腸裡，就像《羅密歐與茱麗葉》故事裡的蒙特鳩與凱普雷特兩大家族一樣[*12]。雖然目前科學界對於什麼是「完美」的微生物組合還沒有共識，但科學家在觀察各地健康狀況不同人口的體內微生物特徵中，已經建立出了某些關聯性。譬如說，有些研究顯示，過重人士體內的厚壁菌門細菌多於擬桿菌門細菌（以《羅密歐與茱麗葉》的比喻來說，就是凱普萊特家族成員多於蒙特鳩家族成員）。目前還不清楚人體微生物的這些特徵是會影響宿主健康、或只是反映宿主的健康狀態，不過糞便微生物移植療法的動物研究，將讓科學家對此有更多了解。藉由這個方法，我們可以回答以下問題：如果改變某種動物的體內微生物群，可以改變這種動物的健康和外表嗎？

其中一項研究中，科學家把有胰島素抗性的肥胖老鼠的體內微生物群，移植到瘦老鼠的消化道裡，想看看會發生什麼事。結果就像施了魔法一般，瘦老鼠在植入胖老鼠體內的微生物後，體重也開始增加，並且和胖老鼠一樣，出現新陳代謝失調[37]。雖然人體的機制比老鼠複雜，但這項研究的確證實了人體微生物群能決定很多事——至少能影響體重。不過，微生物也會影響我們的心智健康和認知能力嗎？

史上頭一遭，終於有突破性的研究證明了健康人士的大腦結構和功能與腸

[*12]. 莎士比亞名劇《羅密歐與茱麗葉》中，羅密歐出身的蒙特鳩（Montague）家族與茱麗葉出身的凱普萊特（Capulet）家族，是十四世紀義大利維洛納城的兩大主要家族，彼此為世仇。

道細菌之間的關係。在加州大學洛杉磯分校所做的研究中，科學家將健康女性體內的微生物群排序，並掃描她們的大腦，同時也讓她們進行測驗以評估罹患憂鬱症的風險。結果發現，體內普雷沃菌（Prevotella）比例較高的女性，大腦中掌管情緒的區域與掌管感覺的區域之間的連結程度較高；她們掌管記憶的中樞則比較小，也比較不活躍。[38] 如果拿比較負面的影像給她們看，她們會產生比較強烈的情緒，彷彿這讓她們很痛苦。至於體內類桿菌屬（Bacteroides, 另一種常見的腸道細菌）比例較高的女性，在看同樣的影像時，感覺到負面情緒的比例就低了很多。在大腦結構上，她們的記憶中樞比較大，控制執行功能的前額葉皮質也比較多。看起來，體內類桿菌較多、普雷沃菌較少的女性，在精神上比較堅強，情緒復原力也比較高。

　　是腸道細菌影響了這些女性的大腦，還是這些女性的大腦改變了腸道裡的細菌組合呢？沒有人知道。不過，就如同之前改變老鼠的新陳代謝與體重一樣，科學家也藉由調整老鼠體內的微生物群，成功改變了老鼠的行為與精神健康，顯示腸道細菌的菌種確實會影響大腦運作。[39]

　　我在前面說過，最好的腸道菌種組合是什麼，仍是難解之謎，而且應該是因人而異。不過，有意思的是，那些飲食以穀類為主、富含碳水化合物的人，腸道裡的普雷沃菌比例通常比較高。[40]

　　很多這個領域的科學家似乎都同意，要讓益菌在生存不易且持續變化的大腸環境裡維持競爭優勢，最好的方法是吃富含纖維與植物營養素（如多酚）的飲食，並且避免吃糖和精製碳水化合物。這樣的飲食型態，對於對身體有益的微生物群有直接的好處，同時也會餓死病原菌，讓惡毒的細菌難以在混亂的腸道生態系中占有一席之地。在我們等待科學家釐清更多關於腸道菌種的事實之前，先改變飲食，不再以穀物為主，而是以富含益菌纖維的蔬菜為主，應該一定能讓體內微生物群（與情緒）變得更健康。

多樣性是王道

我說過，微生物群的多元表達對我們的免疫系統有好處，但多樣性又是另一種現代人體內微生物群極為欠缺的特性。很多研究都將西方國家都市居民的腸道微生物群，與吃較多植物（也就是較多纖維）的鄉村居民及狩獵採集者的腸道微生物群進行比較，結果顯示，現代化生活明顯降低了人們腸道微生物群的多樣性。讓飲食充滿不同種類的纖維（因為不同菌種吃的纖維種類不同），就能直接增進腸道細菌的多樣性──即使微生物群研究仍是新興領域，但研究人員都認同腸道細菌多樣性是宿主健康的關鍵。事實上，研究顯示，單靠纖維就能大幅增加或減少腸道微生物多樣性，而腸道微生物多樣性的特質，甚至會傳給你的孩子。[41] 這裡有一些方法，能讓腸道微生物多樣性達到最大化：

▶ **避免使用抗菌洗沐用品和乾洗手液**。只在絕對必要時使用，例如到可能接觸很多病原菌的地方（如醫院）時。

▶ **擁抱大自然**。多到戶外活動，去公園，去露營或健行。

▶ **喝過濾水**。開發中國家在水中加氯，避免以水為媒介的病原菌猖獗，這是好事。不過很多已開發國家供應的水往往也添加過多的氯。

▶ **減少洗澡次數**。或是減少用洗沐用品洗澡，也許你可以考慮隔次使用。減少洗澡而增加的求偶氣味分子，也就是費洛蒙（pheromone），甚至可能有助於你的戀愛生活。至於洗頭，一周最多用一到兩次洗髮精就好——沒理由每天都用洗髮精洗頭！

▶ **盡可能買有機農產品**。有機農產品所含的抗氧化多酚比較豐富，這些抗氧化多酚有助於維持體內製造丁酸的細菌，同時維持黏膜的健康。[42]

▶ **除非絕對必要，否則不要服用廣效抗生素**。抗生素在適當的時候使用，可以救命——這是無可否認的事實。不過，根據近日一項研究指出，全美有 30% 的抗生素處方都是完全不必要的。[43] 服用這些抗生素可能破壞體內的微生物生態系，還可能讓困難梭狀芽孢桿菌這類會乘虛而入的病原菌占據優勢。

▶ **養寵物**。全美有數以百萬計無家可歸的動物住在收容所裡，牠們很樂於幫你增加你的微生物群多樣性。懷孕時家裡養狗的女性，比較不容易生出過敏的孩子；成長過程中有狗為伴的兒童，罹患氣喘的機會也會降低 15%。[44] 和狗同住，是增加家中與腸道微生物多樣性的最佳方式之一。

▶ **放慢腳步**。消化程序在你整個人放輕鬆時才會進行，因此才會有「休息並且消化」（rest and digest）這種說法。一邊忙碌一邊吃東西，可能啟動體內一連串的壓力反應機制，並且破壞消化程序，這不只會阻礙身體吸收營養，也會阻礙你體內的益菌獲取營養。

光明的未來

我們對腸道的認識愈多，就愈能了解它對於身體罹患各種疾病的潛在影響力。同時，我們也開始明白，照顧腸道可能有助於治療這些疾病。

很多神經方面甚至心理方面的問題，都與腸道發炎有關，且在罹病前腸道就已發現出現症狀。科學家已發現，泛自閉症障礙（Autism spectrum disorder，簡稱 ASD）與腸道發炎有密切關聯，腸道發炎的同時大腦也會發炎。[45] 很多自閉症孩童都有腸道問題，例如腸炎，以及腸壁過於通透。一項腸道通透性檢驗（稱為「乳果糖－甘露醇」檢驗）顯示，37% 的泛自閉症障礙孩童的檢驗結果呈現陽性，比起對照組孩童只有不到 5% 為陽性，發生率是七倍。這樣的效應值，當然表示其間很可能有因果關係，也許是腸道通透導致自閉行為，或是自閉症導致腸道更通透，或是有第三種因素，例如所接觸的環境，導致腸道通透與自閉症。

在年齡光譜的另一端，我們發現帕金森氏症（一種神經退化疾病）也與腸道健康有密切關聯。有一個最早出現又經常被忽視的帕金森症狀，就是便祕。雖然科學家仍然在努力了解其間的關聯，不過近期一項針對一萬五千名迷走神經損傷病患的研究，披露了重要的線索。迷走神經會從胃腸道直接傳送訊息到大腦，而迷走神經受損的患者，二十年內罹患帕金森氏症的比率，只有總人口數罹病率的一半。這是帕金森氏症可能始於胃腸道，然後隨著迷走神經延伸到大腦的強烈證據。[46]

糞便微生物移植（健康的糞便中 60% 的重量是細菌）是令人興奮的發展，因為它提供我們一個機會，能夠按下腸道微生物群的「重開機」鍵。目前這項技術仍是移植完整的糞便，其中含有數千種細菌。科學家目前還不確知哪些菌種有治療效果，不過在未來，一定會出現更多針對各類疾病的特定菌種療法。

我們必須記住一件很重要的事：腸道微生物群只是人類與微生物共生關係的其中一環。目前有愈來愈多新興的研究領域，包括口腔與鼻腔微生物群。科學家多年前就已發現，口腔健康狀況不佳與很多全身的疾病有關聯，包括中風、糖尿病、心血管疾病、還有失智。[47] 一份發表在期刊《公共科學圖書館：綜合》（*PLOS One*）的報告中，研究人員發現，有牙周炎（牙齦發炎）的輕度與中度失智症患者，六個月的認知衰退速度比沒牙周炎的患者快了六倍。[48] 我們是否應該用抗菌漱口水漱口，把口腔微生物群裡的益菌和害菌一起消滅？腸道裡那些會乘虛而入的菌種，是否也潛伏在牙齦裡，等候正確時機發動叛變？這些問題，無疑必須在未來的研究中找出答案。

鼻腔（或鼻部）的微生物群與大腦又特別相關。鼻腔的微生物群，能透過鼻腔中密布的高通透性毛細血管，直接通往大腦。這對於位在鼻腔的微生物化學工廠來說，意義是什麼呢？哈佛大學近期一項研究顯示，在某些人身上，類澱粉蛋白（也就是阿茲海默症患者大腦內堆積的物質）的產生可能是大腦微生物感染的反應。這使得鼻腔微生物群成為未來多年令人興奮的研究主題。怎樣的微生物組合，能在麻煩製造者入侵時保有最基本的競爭優勢？益生菌鼻噴霧未來會是增進認知能力的療法嗎？嗅覺是最先受到認知衰退影響的感官知覺，這是巧合嗎？對於這個令人興奮的科學浪潮即將展開，我個人非常樂於持續追蹤最新進展。

重點整理

▶ 健康的腸道是製造丁酸的工廠，會把飲食中的纖維轉換成最重要的消炎劑之一。

▶ 丁酸能促進大腦衍生神經滋養因子（BDNF）的生成，這是大腦的終極肥料。

▶ 很多人會因為吃了麩質而產生自體免疫性問題（免疫系統會攻擊自身的細胞），而典型的美式飲食纖維素少、乳化劑多，更會加劇麩質帶來的威脅。

▶ 腸道細菌多樣性對於「訓練」健康的免疫系統很重要，而現代生活的方式大幅降低了腸道細菌的多樣性。

超級大腦食物 No. 7：深綠色葉菜

　　蔬菜是大腦最好的朋友，沒有之一，尤其是非澱粉類蔬菜，包括菠菜、蘿蔓生菜、十字花科捲心菜、羽衣甘藍、芥菜、芝麻菜、青江菜。這些深綠色蔬菜含糖量低，富含維生素、礦物質，還有其他植物營養素，這些對於維持大腦的正常運作非常重要。

　　深綠色葉菜中富含一種維生素，叫葉酸。事實上，葉酸的英文（folate）就源自拉丁文的葉子（foliage）這個字，這讓我們可以很容易記住多攝取葉酸的方式，那就是多吃葉菜！葉酸最為人所知的好處，是能預防胎兒先天的神經管缺陷。它是人體甲基化作用的必需成分。甲基化在人體全身上下不斷進行，對於身體排毒與基因正常工作，是不可或缺的要角。

　　深綠色葉菜的另一個重要營養素是鎂。鎂是「巨量礦物質」（macromineral），因為我們需要從食物中大量攝取它，才能獲得最佳的健康狀況與生理表現（其他巨量礦物質包括鈉、鉀、鈣）。人體內將近三百種酶都需要鎂，因此鎂在全身各處都很受歡迎。這些酶的任務是幫助你產生能量並修復受損的 DNA。DNA 受損可能導致癌症與老化，甚至是罹患阿茲海默症的潛在因素。令人遺憾的是，有 50% 的人口攝取的鎂都不足。還好，只要是綠色蔬菜，通常都是攝取鎂的良好來源，因為讓蔬菜呈現綠色的葉綠素分子裡就含有大量的鎂。近日一項研究發現，每天吃兩份深綠色葉菜的人，他們的大腦掃描顯示要比其他人年輕十一歲，也許原因就是這些蔬菜富含鎂！

　　深綠色葉菜所含豐富纖維的好處也是無可否認的。你已經在第七章裡得知了許多有關腸道微生物群的知識，以及它製造短鏈脂肪酸（例如能強力抑制發炎的丁酸）的集團能力。要餵飽這些腸道微生物（並讓我們自己能得到丁酸），最好的方法就是多吃蔬菜，讓我們的微生物好朋友能源源不絕獲得多樣且足夠的可發酵益菌纖維。葉菜甚至含有一種新發現的硫結合糖分子，簡稱為SQ糖（sulfoquinovose），能讓健康的腸道細菌直接利用為能量。

整體而言，多吃蔬菜（尤其是深綠色葉菜）對大腦和身體都有好處，甚至和失智風險與多種老化生物指標呈現逆相關。

怎麼吃：每天吃一大份「多油脂沙拉」，包含羽衣甘藍、芝麻菜、羅蔓生菜、或菠菜等有機深綠色葉菜，並澆上很多冷壓初榨橄欖油。別吃營養貧乏的菜種，例如結球萵苣（iceberg lettuce，又稱西生菜），它基本上只含水分和纖維。在「超級大腦飲食計畫」的章節裡會有更多「多油脂沙拉」的菜單（第306 至 319 頁）。

Chapter 8

大腦的化學物質機房

我第一次試著解碼「神經傳導物質」這個詞（以及許多影響神經傳導的藥物）時，是在我媽媽獲得診斷後那個清晰透明的時刻。當時，我們坐在克里夫蘭醫學中心停車場上租來的車子裡，我正在試著讀出剛從藥局領到的各式藥瓶上的藥物名稱。

那些品牌名稱是一堆奇怪語音的集合，組合起來幾乎不像字彙——子音－母音－子音，接著是母音－子音－母音，組成悅耳動聽的字串。它們看起來可能是字彙，應該是字彙，看著它們，就像在平行時空裡讀一本英文寫成的書。Na-men-da（美金剛）。Ari-cept（愛憶欣）。Sin-e-met（心寧美）。這些字彙還真的可能自然進入我們的日常對話裡。

「兄弟，你今晚在幹嘛？」
「美金剛。」
「我也沒事。我們去心寧美吧。」
「我不知道是否要愛憶欣。」

但這些藥的學名，則明顯不像品牌名稱那樣是為電視觀眾量身打造的，它們讓我在唸的時候把舌頭捲來捲去，徒然焦慮著該怎麼正確發音：是唸「多奈派齊」嗎？還是「多奈呱齊」？我狐疑著，「呱」到底該怎麼唸？我會自己決定一種發音，深信自己唸對了，直到聽見一位醫生唸出另一種完全不符合直覺的發音。讓我覺得，哇！你們在醫學院學的東西真厲害！然後我來到另一個醫生的診間，原本想用我學來的正確發音讓他們佩服一下，沒想到只換來這位醫生得意的笑容，他自信地堅稱他對「多奈哌齊」*1 的發音（「人人都知道要有邊唸邊！」）才是權威版本。

拋開發音不談，這些藥到底有什麼用？這些聽起來古怪的化合物，藉由改變神經傳導物質的濃度來發揮效果。失智症藥物不是唯一發揮這類效果的化合物──很多處方藥，從抗憂鬱劑、注意力不足過動症（ADHD）的藥物，到降低焦慮的藥物，都是在調整這些重要的化學信差的濃度。雖然這類藥物是全球最暢銷的藥品，但在古今各種文化中，許多吸引人類接觸的化合物也都有類似效果，包括咖啡、酒精、古柯鹼、搖頭丸（MDMA），甚至陽光，都會讓我們產生特定的感覺，因為它們都會影響神經傳導物質作用。

我們的大腦不依照我們想要的方式運作，是因為神經傳導物質的濃度不平衡，這個概念就是「化學物質失衡」理論。這個理論最常被拿來與憂鬱症連結，論者認為憂鬱症是因為大腦血清素不足所導致。但新的研究顯示，很多常見的大腦疾病並不是源於神經傳導物質不足，而是神經傳導物質發生了被誘發或潛在的機能障礙，因而無法以應有的方式運作。失智症的根本原因也不是乙醯膽鹼（一種與記憶有關的神經傳導物質）過少，而是因為製造乙醯膽鹼的神經元漸漸死去。

這就是這些藥物無法「減緩疾病」的原因。我們看到的「失智」是一整套症狀，而這些藥物根本無法解決那些製造症狀的潛在問題，只能發揮像 OK 繃一樣的作用。注意力不足、記憶力喪失、情緒憂鬱，可能都是潛在問題的表徵，而藥物一直改善不了這些潛在問題。

---

*1. 多奈哌齊（donepezil）為治療阿茲海默症的藥物，商品名稱為愛憶欣（Aricept），根據中央研究院網站，「哌」為「呱」的異體字，讀音包括ㄍㄨ、ㄍㄨㄚ、ㄆㄞ丶。

神經傳導物質如何運作

對於我們精細的身體機制來說，神經傳導物質的運作設計真是巧妙得不可思議。有些神經傳導物質是由一個神經元釋出，這個神經元叫作「突觸前」（presynaptic）神經元，因為是由它開始傳遞信號，所以它是在突觸之前。它釋出的神經傳導物質隨後傳送到突觸裂縫，也就是神經元與神經元之間的間隙。神經傳導物質分子在這裡越過間隙，碰到接收端的「突觸後」（postsynaptic）神經元受體。剩下的神經傳導物質不是由突觸前神經元收回（也就是「再回收」），就是由酶分解。在正常情況下，在突觸後進行神經傳導物質的「清理」工作，是為了防止突觸後神經元受到過多的刺激，不過在特定狀況下，會以藥物來操控這個過程，以達到各種不同的效果。譬如說，某些抗憂鬱藥物的機制是抑制「再回收」的過程，以增加大腦中的神經傳導物質——血清素。有些藥物的目的則是增加大腦中另一種重要神經傳導物質——乙醯膽鹼，防止它被酶分解。

這一章會探討要怎麼讓你的神經傳導物質運作處於最佳狀態，幫助你重新打造它們應有的工作環境。無論你有情緒、記憶、壓力，或注意力不足等方面的問題，這一章都會幫助你更了解要如何透過大腦主要的溝通工具，盡可能地改善生活品質、認知功能、大腦健康。因為，一個更健康的大腦能讓我們對這個世界的體驗更豐富，讓我們得以展現出最真實、最完整的自己，讓我們可以不枉此生，盡情去感受、去學習、去愛，去與人連結。

麩胺酸／GABA：神經傳導物質的陰與陽

古老的中國哲學形容，生命要克制（陰）與行動（陽）完美調和。這些古代哲學家雖不自知，卻似乎偶然發現了我們體內兩大主要神經傳導物質的基本特性，遠比科學方法出現早了幾千年！

GABA（γ - 胺基丁酸）是大腦中主要的抑制神經傳導物質，整個大腦有30% 至 40% 的神經突觸都會用到它。GABA 的鎮靜效果有「天然煩寧」*2 之稱，能平衡大腦中引起興奮的主要神經傳導物質——麩胺酸。如果 GABA 是「陰」，麩胺酸就是「陽」。GABA 與麩胺酸是大腦中最充足的神經傳導物質，都參與調節警覺、焦慮、肌肉緊張、記憶等功能。[1]

麩胺酸

我們體內有超過一半的神經元都使用麩胺酸作為神經傳導物質，它是GABA 的前驅物，能增加大腦整體的興奮程度。麩胺酸的功能通常發揮在學習、記憶、突觸新生（也就是製造神經元之間的新連結）上。[2] 我們已經討論過生物學中幾把最知名的兩面刃（氧氣、胰島素、葡萄糖），麩胺酸也是其中之一，麩胺酸過多會產生神經興奮毒性（excitotoxicity）反應，傷害神經細胞。科學家曾發現，阿茲海默症患者的身上，會出現管理麩胺酸釋出的複雜機制失靈的現象，而且這也是俗稱「漸凍人症」的肌肉萎縮性脊髓側索硬化症的成因（這是一種惡化很快的神經性疾病，會攻擊負責控制自主運動的神經元）（用來治療失智症的兩大主要類別的藥物，其中一種就是降低大腦中與麩胺酸相關的神經興奮毒性，而美國食品藥物管理局核准的唯一一種治療漸凍人症的藥物，作用也是調控麩胺酸）。[3]

GABA

GABA 會抑制大腦整體的興奮程度，你可能已經很熟悉興奮程度受到控制

＊ 2. 煩寧（Valium）是一種抗焦慮症藥物。

的感覺。抗憂鬱藥物像酒精一樣會增強 GABA 的作用，兩者也都會同時抑制麩胺酸的作用。問題是，這些藥物都具有高度的成癮性，也都伴隨著許多副作用。咖啡因會有刺激效果是因為它會增加麩胺酸的活性，抑制 GABA 分泌。焦慮、恐慌、心悸、失眠，學者認為這些都是 GABA 機制失調而出現的症狀。

「精神益生菌」的出現

　　用小鼠研究憂鬱症的科學家，必須善於判斷什麼情況會構成憂鬱症，而評估小鼠整體生活滿意度的各種耐人尋味的方式之一，叫作「強迫游泳測試」。它是這樣進行的：把小鼠放進一缸水裡，牠們會立刻開始在水裡踩踏，直至找到某樣能抓住的東西。憂鬱的小鼠比較容易放棄希望，溺水速度比開心的老鼠要快，開心老鼠在水裡踩踏的時間比憂鬱小鼠長得多──科學家認為這表示牠們求生的動機比較強。雖然這聽起來很奇怪，但某些抗憂鬱藥物最初真的就是這樣研發、測試出來的。

　　後來這類實驗加入了特別的轉折。科學家先在小鼠的微生物群中加入一種益生菌，叫作「鼠李糖乳桿菌」（Lactobacillus rhamnosus），然後再將牠們放進水缸裡。結果顯示，加了益生菌的小鼠和沒有添加益生菌的老鼠相比，會更努力掙扎讓自己浮在水上。科學家甚至發現，牠們大腦中特定部位的抗憂鬱 GABA 受體明顯增加了。那些被餵食了益生菌，但迷走神經被切斷的小鼠，則沒有同樣的效果──迷走神經支配腸道運作，並直接連到大腦。這表示益生菌作用的機制是與大腦直接進行微生物的溝通。[4]

　　如果益生菌對憂鬱的小鼠有助益，對於其他精神症狀會不會也有幫助呢？小鼠的媽媽如果在懷孕時一天吃好幾次老鼠版的速食（脂肪與糖的致命組合），那麼生下的小鼠也會出現近似自閉症的社會行為症狀。科學家檢查這些自閉小鼠的腸道細菌叢後，發現牠們腸道裡的另一種益生菌種「羅伊氏乳桿菌」（Lactobacillus reuteri）＊3 的數量少了九倍。不過科學家讓這些小鼠補充益生菌，恢復牠們腸道中羅伊氏乳桿菌的數量後，成功「矯正」了牠們的社會行為缺陷，就連牠們體內與社交相關的荷爾蒙「催產素」（oxytocin）也增加了（催產素的作用類似大腦的神經傳導物質）。有意思的是，在自閉症發病率升高、速食食用量增加的同時，我們體內的羅伊氏乳桿菌數量也跟著減少了。[5] 羅伊氏乳桿菌在一九六〇年代最初發現時，大約 30% 至 40% 的人口體內都有它的存在，如今卻只存在於 10% 至 20% 的人口體內，原因應該是我們吃的發酵食物與纖維減少、仰賴過度加工的食品、抗生素的使用量增加。羅伊氏乳桿菌通常可透過母乳傳遞，由此可見，它就像我們失去以後才知道可貴的朋友。

讓麩胺酸／GABA 最佳化

讓這個機制正常運作的其中一種方式，就是在生活中讓麩胺酸／GABA 平衡，這要透過刻意的刺激與抑制來建立。高強度運動可以促進平衡，同時增加大腦中的 GABA 與麩胺酸。[6] 而且運動結束後，效果還可維持相當長的一段時間，即使到一週後，在靜止狀態下的麩胺酸濃度仍會高於平時。嚴重的憂鬱症患者大腦中 GABA 與麩胺酸的濃度都偏低，運動可以改善憂鬱症狀。運動還可以幫助大腦更有效地代謝麩胺酸，所以能減少麩胺酸堆積。[7]

冥想、瑜伽、深呼吸練習，都是讓 GABA 增加的絕佳方式。[8] 藉由洗冰水澡、冷水澡、或接受冷療法（通常是在冷凍氮氣箱裡停留三分鐘）等方式進行低溫訓練，則是讓人達到 GABA ／麩胺酸平衡的良方。[9] 接受低溫訓練雖然壓

＊ 3. 又譯為「洛德氏乳桿菌」。

力及刺激程度很強，會激發交感神經的「戰或逃」反應，不過適應之後，交感神經反應會大幅降低，GABA 則會增加（暴露在低溫中也會增進另一種與學習和專注有關的神經傳導物質，稱為「去甲基腎上腺素」，我稍後就會談到）。

避免攝取太多食物中的麩胺酸，也是另一種策略，可以維持至關重要的神經傳導物質平衡。麩胺酸鈉（MSG），也就是中式菜餚中常用的味精，是常見的麩胺酸來源；節食者用的無熱量代糖「阿斯巴甜」，吃進體內也會激發興奮反應，並轉變成麩胺酸前驅物。[10]

乙醯膽鹼：攸關學習與記憶的神經傳導物質

乙醯膽鹼是屬於膽鹼能系統的神經傳導物質，與身體很多功能密切相關，但在睡眠快速動眼期（REM）、學習、記憶中扮演的角色最為重要。

乙醯膽鹼過低與阿茲海默症是有關聯的，患者大腦中製造乙醯膽鹼的神經元會受損。目前用於治療阿茲海默症及其他失智症的兩大類藥物中，第二類就是增加大腦中乙醯膽鹼的濃度，防止它在神經突觸上就被酶分解[①]（我已說過第一類藥物是調控麩胺酸）。

乙醯膽鹼最佳化

要讓乙醯膽鹼的作用達到最佳狀態，其中一種方法就是避免一大類很常見的「抗膽鹼」藥物。這類藥物有很多都是廣泛使用的非處方藥物，用來治療過敏、失眠等各種病症。

[①]這些藥物稱為「膽鹼酯酶抑制劑」，不是特別有效，部分原因是乙醯膽鹼過低是生理機制不良的結果，而不是原因。這些藥物無法治療這些機制不良的問題，所以不能改變病程。

要避免的常見抗膽鹼藥物

藥物（學名）	用途	藥效
Dimenhydrinate	減輕動暈症	強效抗膽鹼
Diphenhydramine	抗組織胺／助眠	強效抗膽鹼
Doxylamine	助眠	強效抗膽鹼
Paroxetine	抗憂鬱症	強效抗膽鹼
Quetiapine	抗憂鬱症	強效抗膽鹼
Oxybutynin	膀胱過動症	強效抗膽鹼
Cyclobenzaprine	肌肉鬆	溫和抗膽鹼
Alprazolam	抗焦慮	可能抗膽鹼
Aripiprazole	抗憂鬱症	可能抗膽鹼
Cetirizine	抗組織胺	可能抗膽鹼
Loratadine	抗組織胺	可能抗膽鹼
Ranitidine	抗胃食道逆流	可能抗膽鹼

這些藥物正如其名，會阻斷乙醯膽鹼這種神經傳導物質，若持續使用，最快可能在六十天後就會導致認知能力出現問題。[11] 不過如果是高劑量的抗膽鹼藥物，那麼即使是偶爾使用也會產生嚴重的毒性。醫學院學生常會這樣背誦它的副作用以幫助記憶：「盲如蝙蝠（瞳孔放大）、紅如甜菜根（臉紅）、熱如野兔（發燒）、枯乾如骨（皮膚乾燥）、瘋如帽匠（意識混淆及短期記憶喪失）[*4]。

神經傳導物質的重要性不只在於它們傳遞的訊號——有時它們對於維持神經元的健康也很重要。一項刊登在《美國醫學會期刊》的研究就發出了警訊，研究結果顯示，一般服用抗膽鹼藥物的患者，大腦對葡萄糖的代謝力會比較

---

*4. 瘋如帽匠（mad as a hatter）在英語用來形容某人處於瘋狂狀態，有一種說法是因為古時製帽工匠為處理動物毛皮必須使用含汞硝酸鹽，容易因吸入汞而傷及神經系統而產生狂亂症狀。

低，認知能力也比較差（短期記憶與執行功能都比較弱）。受試者的磁振造影甚至顯示出大腦的結構會改變：腦容量變得比較小，腦室（大腦中的腔室）則變得比較大。這些受試者服用的抗膽鹼藥物包括夜間感冒藥、非處方睡眠輔助藥物、肌肉鬆弛劑──全都是阻斷乙醯膽鹼的藥物。

你可能心想，如果長期使用這些藥物，是否可能增加失智的風險？答案是「是的」。華盛頓大學學者針對三千五百名年紀較長的成人進行研究，發現服用這些藥物的人罹患失智症的可能性比未服用者高。[12] 而且，愈常服用的人，失智的風險愈高。服用抗膽鹼藥物大約三年以上的受試者，罹患失智症的風險比服用同樣劑量三個月以下的受試者大約高出 54%。如果你經常服用這些藥物，務必與你的醫師討論這些藥是否可能傷害你的認知功能，並且讓你罹患失智症的風險升高。如果你帶有 ApoE4 基因（我們在第六章曾探討過，約 25% 人口有這種基因），或家族中有多人失智，你和你的醫生一定要找出比較安全的替代藥物。

飲食也是優化膽鹼能系統的要素。膽鹼是飲食中主要的乙醯膽鹼前驅物，血漿裡的膽鹼濃度改變，就會使大腦中乙醯膽鹼這種神經傳導物質的前驅物濃度改變。[13] 膽鹼也是細胞膜的關鍵成分，身體會用細胞膜儲存膽鹼，供之後使用。海鮮與家禽含有大量膽鹼，不過雞蛋是最好的膽鹼來源，一個大型雞蛋的蛋黃就含有大約一百二十五毫克的膽鹼。可惜的是，美國民眾的膽鹼攝取量遠低於足量標準。根據美國國家醫學研究院（Institute of Medicine）的估算，男性每天攝取的膽鹼量應該達到五百五十毫克、女性應達四百二十五毫克（懷孕或哺乳婦女標準更高）。[14] 但是，膽鹼攝取量達到這個標準的人只有 10%，甚至更少。[15]

膽鹼含量最豐富的食物：
雞蛋（要吃蛋黃！）

牛肝

蝦

干貝

牛肉

雞肉

魚

抱子甘藍

青花菜

菠菜

（全素食或蛋奶素食者：你們要吃滿滿兩大杯的青花菜或抱子甘藍，才能攝取到一顆蛋黃所含的膽鹼）。

血清素：攸關情緒的神經傳導物質

我在紐約市成長期間，每到秋天來臨，總會覺得心情低落。冬天漫長、黑暗、幾乎看不到陽光的日子逐漸逼近時，就會有愈來愈多人開始陷入一種名為「季節性情緒失調」（Seasonal Affective Disorder，SAD）的憂鬱症狀中。「季節性情緒失調」又稱為「冬季憂鬱症」，估計全美國一千萬人有這種症狀，雖然受影響者大多是女性，但每個人都處於風險中。

我在十七歲時得知，皮膚經過太陽曝曬後會製造維生素 D。於是我發現，我在陰暗的冬季裡太陽曬得不夠，可能連累到維生素 D 的生成。當時我就直覺到，我的心情不好、我曬的太陽有限、還有我體內生成的維生素 D 減少，這些事情之間可能多少有關聯。於是我自己決定開始服用維生素 D，看看是否能改善情緒。還真沒想到，我的心情變好了。

這是安慰劑效應嗎？沒有人能確知——這並不是正式的雙盲試驗。不過，距離我的實驗將近二十年後，科學家發現了一個機制，或許可以清楚解釋我在實驗時覺得情緒改善了的原因。原來，人體要仰賴維生素 D 才能達到正常的血清素濃度，因為維生素 D 能幫助血清素從色胺酸（血清素的前驅物）生成。這是很重要的發現，特別是有研究顯示，全美四分之三人口都有維生素 D 缺乏症。

血清素最為人所知的能力是它能改善情緒和睡眠，也是「血清基能系統」的基礎。你可能很熟悉市面上的選擇性血清素再回收抑制劑（SSRI）這一類抗憂鬱藥物，這一類藥物可能防止血清素被突觸前神經細胞再回收，以增加突觸獲得的血清素。

我要再次強調，會操弄神經傳導物質的化合物，並不是只有處方藥物。搖頭丸（MDMA）這種毒品，以改變情緒的效果出名，原因也是它會影響血清基能系統。搖頭丸的研發，起初是為了治療創傷後症候群等難治型精神疾病。服用搖頭丸就像是把控制正常血清素釋出的水壩炸毀但水壩炸毀後會釋出大量血清素，讓回收機制難以負荷，導致周圍的神經元氧化，等於把它們也燒掉——這或許是長期慣性服用搖頭丸與記憶問題及大腦受損有關的原因。（本書中一再出現的主題，就是每一種生化作用都會有同等的反作用——天下沒有白吃的生化午餐！）

另一種化合物則是裸蓋菇素（psilocybin），存在於俗稱「神奇」磨菇的蕈類植物中，有振奮精神的效果。它能防止血清素再回收，還能像血清素一樣啟動血清素受體。這種機制與搖頭丸不同，搖頭丸是讓你的神經突觸充滿你自己的血清素。因此，裸蓋菇素的長期負面作用比較少。由紐約大學與約翰霍普金斯大學共同進行的一項開創性研究，證實裸蓋菇素能讓罹患致命癌症的患者減輕焦慮、增加生活滿意度，只要服用一劑，效果就能長達六個月。[16]至於低劑量使用裸蓋菇素（也就是所謂「微量用藥」）對於認知能力的改善效果，科學家目前也正在研究。

血清素的功能不只是讓心情好，它也深深影響著執行功能的表現。我們會知道這件事，是因為科學家已想出一套很聰明的方式，暫時降低人們體內血清素的濃度，因此而出現的結果相當糟糕。我在前面提過，血清素是在大腦中由必需胺基酸「色胺酸」合成的。我們從蛋白質裡攝取的色胺酸往上移動到大腦，但必須有運輸工具帶它穿過血腦障壁。但其他的胺基酸也會爭相搭乘同樣的運輸工具，包括支鏈胺基酸，這種胺基酸對於大腦運作、肌肉生長等方面非常重要。如果單獨補充支鏈胺基酸，它會搶贏色胺酸，藉此阻止它進入大腦[17]（運動能讓你的心情變好，其中一個原因就是運動能讓肌肉把血液中的支鏈胺基酸全部吸收，讓色胺酸更容易進入大腦。我們稍後會再談這件事）。

所以，科學家讓受試者補充支鏈胺基酸以後，發生了什麼事呢？就是血清素濃度暫時大幅降低，隨之而來的是行為大幅改變，包括攻擊性增加、學習與記憶能力受損、難以控制衝動、對於短期滿足感的抗拒力降低、長期計畫的能力變差、無私的利他行為也減少。[18] 不難想見，這些改變可能增加憂鬱情緒，甚至促成暴力傾向。不過，研究中也發現一件有趣的事：讓受試者在色胺酸降低時接受光照，似乎能減輕部分負面行為。這表示，又有一種方法能讓血清素正常發揮功能，那就是每天曬太陽。[19]

讓血清素呈現最佳狀態

讀到這裡，你已經開始了解能讓身體發炎程度降到最低的方法：避免吃糖、穀物、氧化的油脂，同時攝取足夠的植化素和纖維（我們會在後面的章節談到更多細節，並且在「超級大腦飲食計畫」中總整理）。如果你已經開始把這些觀念融入你的生活方式裡，就是在讓你的血清素處於最佳狀態，因為發炎會阻擋突觸前神經元釋出血清素。這是加州大學兒童醫院奧克蘭研究所（Children's Hospital Oakland Research Institute，CHORI）的研究結果。[20] 這或許解釋了為什麼長期發炎導致的憂鬱症，用傳統療法無效，但卻能藉由降低體內發炎而有效治療。加州大學兒童醫院奧克蘭研究所學者發現，抗發炎的

Omega-3 脂肪酸 EPA 能幫助血清素正常分泌，而 DHA 則能維持細胞膜的流動性（這在第二章談過），促進突觸後神經細胞正常吸收血清素。

在選擇性血清素再回收抑制劑（SSRI）銷量持續狂增的現在，這類研究愈來愈重要。它們提供了明確證據，顯示「血清素低」對很多人來說，是身體其他潛在問題造成的，並不是憂鬱症的起因。我們非常需要這類深入的見解，特別是目前每十個美國人就有一人在服用抗憂鬱藥物，而四十多歲至五十多歲的女性，更是每四人就有一人。[21] 這些藥物有效嗎？近期《美國醫學會期刊》一項綜合分析的結論是：

> 與安慰劑相比，憂鬱症狀愈嚴重，抗憂鬱藥物愈有效，但對於輕度或中度症狀的患者來說，效果極小，甚至無效。對於憂鬱症非常嚴重的患者，藥物的效果相對於安慰劑則非常顯著。[22]

也就是說，抗憂鬱藥物對很多人來說，效果跟安慰劑差不多，除非是最嚴重的憂鬱症患者（但即使是這些患者，採用非藥物療法也有很好的效果，例如最近發表的 SMILES 試驗——請見專欄，一些採用薑黃素這類抗發炎植化素的實驗性療法也很成功）。[23]

飲食真的能治療憂鬱症嗎？——微笑試驗

憂鬱症與飲食問題的關係已經獲得確切證實。罹患憂鬱症當然會讓人吃得不健康，但是吃得不健康會讓人憂鬱嗎？如果改善飲食，心理健康也會隨著改善嗎？這些問題現在有答案了，多虧了「微笑試驗」（SMILES trial），也就是澳洲迪肯大學食物與情緒研究中心主任菲莉絲・札卡醫生 2017 年發表的研究。

札卡醫師與研究團隊讓嚴重憂鬱症患者吃改良版地中海飲食（以新鮮蔬菜、水果、無鹽生堅果、雞蛋、橄欖油、魚類、草飼牛肉為主），結果發現患者在總分六十分的憂鬱量表中，分數平均改善了十一分。試驗結束時，32% 的患者分數已降到不算是憂鬱症的標準！而未調整飲食的對照組，分數平均只改善了四分，只有 8% 患者的憂鬱症獲得緩解。

這項數據大幅強化了「我們可以藉由飲食改善情緒」的主張。請上我的官網 http://maxl.ug/felicejackainterview 觀看我深度訪問札卡醫生的影片，片長約一小時。

除了陽光、維生素 D、Omega-3 脂肪酸 DHA 與 EPA，還有什麼神奇的保健品能讓你的血清素增加呢？因為人體能力驚人，就算只是堆堆積木這種最基礎的動作，大腦就能合成神經傳導物質，所以我們知道的能增加大腦中血清素最有效的方法，就是「運動」。我前面就提過，運動能增加血漿中的色胺酸（記住，這是血清素的前驅物），並降低支鏈胺基酸的濃度。支鏈胺基酸雖然重要，但是會跟色胺酸爭搶進入大腦的運輸工具。運動能使大腦獲得的色胺酸大增，且運動結束後效果仍會持續。[24] 另一項成果顯著且清楚的直接對照研究則顯示，要對抗憂鬱症，沒有一種選擇性血清素再回收抑制劑藥物的效果比得上每周做三次運動。就像打網球，一局局、一盤盤地贏，就能拿下整場比賽！

還有另一種方法也能增加大腦中的血清素濃度，這你可能已經很熟悉了，那就是吃碳水化合物和糖。這種能讓心情暫時變好的效果，就是碳水化合物眾多會令人上癮的特性之一。在兩餐之間，體內的碳水化合物減少，於是血清素濃度跟著下降，這會讓我們想吃高澱粉或高糖的食物——這就是為什麼吃碳水化合物不是增加血清素的好辦法。

有幾項關鍵心理研究證實，讓受試者吃糖，會短暫提升意志力與執行功能，但很難分辨是糖真的改善了執行功能，或只是糖治療了戒斷糖所引發的症狀。如果這些研究結果能在脂肪適應人士*5身上重現，會有助於分辨此事。不過，無論如何，用外部刺激（糖、藥物、性交，或持續規律地進行長時間高強度的有氧運動）讓大腦的獎勵系統短路，長期來看很少有什麼正面效果。吃糖會讓你一整天就像坐在胰島素的雲霄飛車上，而且可能讓你體重增加、代謝失調、身體的發炎機制增強，並讓你憂鬱！

血清素與腸道

一項經常被引用的數據顯示，身體分泌的血清素 90% 都分布在腸道，而不是大腦。的確如此，因為腸道的上皮細胞會製造血清素來幫助消化。那麼，讓我們快樂的關鍵是否也在是腸道呢？沒錯，但原因可能會讓你大吃一驚。腸道的血清素雖然不會穿越血腦障壁，但是腸道可能藉由調節發炎的能力影響大腦的血清素活動。

在第七章，我們討論過腸道健康，以及多吃富含可溶性纖維的蔬菜來維持腸壁完整，因為這些蔬菜有助於「填補」腸道的孔洞。脂多醣是健康腸道裡正常的一份子，但是一旦它透過「滲漏」的腸子滲入體內，就會強力促進發炎。除了讓免疫系統陷入發炎的防衛狀態，它也會直接損害血清素和多巴胺系統。脂多醣也常在實驗中被用做設定條件，研究人員會把脂多醣注射到小鼠體內，以引發小鼠的憂鬱行為與神經退化。請再讀一讀第七章，了解要如何保護並加強腸壁的完整性。

＊5. 脂肪適應（fat-adapted）是指身體適應以脂肪而非碳水化合物作為主要能量來源。

多巴胺：攸關獎勵與強化作用的神經傳導物質

多巴胺和血清素一樣，被認為是讓人「感覺良好」的神經傳導物質。它最著名的特質是與動機和獎勵有關。我們做愛、聽最喜歡的音樂、吃東西、或看到最愛的球隊贏得比賽時，就是多巴胺分泌的時候。我們得到新的工作機會或獲得升遷、在酒吧裡發現某個中意的對象，或在社群媒體的發文被按「讚」時，體內多巴胺的濃度也會升高。當我們達成設定的目標，我們的多巴胺系統就會特別活躍，驅使我們去做那些在演化機制裡對自己和人類有利的事。但多巴胺系統就像很多其他系統一樣，在現代世界裡可能出現機能失調。

由於多巴胺在刺激動機上扮演的角色深深影響著執行功能的各種層面，包括調節人體的運動控制、喚醒和強化。上癮者體內的多巴胺會降低，這使得他們會藉由物質或行為來拉高多巴胺到正常濃度。這就是那些令人興奮的物質之所以容易讓人上癮的原因。這些興奮劑會透過各種機制讓大腦中的多巴胺濃度升高。以古柯鹼為例，它會抑制多巴胺的再回收，使得神經元間隙中多巴胺的濃度增加。甲基安非他命則會讓突觸前神經元大量湧出多巴胺，同時防止這些多巴胺再回收。「冰毒」是甲基安非他命的一種型態，它具有高度的神經毒性，會殺死天然的多巴胺製造細胞，並讓多巴胺的高度成癮性再提高（也讓沃特‧懷特的製毒生意能繼續做下去）。*6

在帕金森氏症患者的大腦中，製造多巴胺的特殊部位「黑質」（substantia nigra）細胞是受損的，因此患者可以服用會促進多巴胺生成的藥物，暫時緩解症狀。不過，這些藥物到最後還是會失效，因為人工誘發出的大量多巴胺，會讓整個大腦的多巴胺受體不敏感或變少。[25] 這其實是一個自我調控的機制，所有神經元都必須減少或增加細胞對神經傳導物質的敏感度，但對多巴胺的敏感

---

* 6. 沃特‧懷特（Walter White）是美國知名影集《絕命毒師》（*Breaking Bad*）中的主角，原本是收入不豐的高中化學老師，為養家鋌而走險製造冰毒。

度進行增減特別危險。對帕金森氏症患者進行加強多巴胺療法，有一個特有的副作用是可能增加「危險行為」，包括無法控制的賭博、強迫性性行為、還有血拼過度。

　　注意力不足過動症（ADHD）患者因為突觸後神經細胞上的多巴胺受體比較少，因此多巴胺分泌也會減少。這表示，他們需要更多的多巴胺，才能維持注意力集中。但這究竟是疾病，還是患者天生的大腦結構就讓他們想追求新事物呢？

你是憂士還是勇士？

　　某些基因能調控神經傳導物質，因此我們性格上的重要特質會受到影響。COMT 基因是其中被研究得比較深入的基因之一。這種基因負責製造兒茶酚胺 - 氧 - 甲基轉移酶（catechol-O-methyltransferase，COMT），這種酶會分解大腦前額葉裡的多巴胺。前額葉能讓我們的認知與執行功能變得更好。

　　每個人從父母遺傳的 COMT 基因，可能是兩個 A，可能是兩個 G，也可能是一 A 和一 G。這些字母代表的是對偶基因。有兩個 A 的人，COMT 酶的活性比有兩個 G 的人少了三到四倍，有一 A 一 G 的人則介於兩者之間。每個人體內的多巴胺在神經突觸分解的速度快慢，依據 COMT 基因組合而有所不同。如果你的 COMT 基因是兩個 A，那麼你平常大腦前額葉裡的多巴胺會比較多（因為多巴胺分解得比較慢），如果你的 COMT 基因是兩個 G，你大腦前額葉裡的多巴胺最少（因為多巴胺分解得比較快）。如果你的 COMT 基因是一 A 一 G，你前額葉的多巴胺濃度就是中等。

　　A 對偶基因被認為是「憂士」基因，有兩個 A 基因的人往往比較神經質，也比較內向。憂士們大腦中的多巴胺升高時，他們真的能感覺到，這就是為什麼他們往往會感受到「更興奮的興奮」，並且能感知到自己活得更痛快。雖然多巴胺濃度較高似乎是好事，但是突觸後神經細胞受到太多刺激，可能導致認知表現受損。因為如此，憂士們在壓力大的情況下表現比較差，但在一般狀況下的認知表現比較好。憂士們也容易感受到更低的低潮，情緒恢復力比較差，更容易感到焦慮或憂鬱。不過，他們通常也比較有創意。

G 對偶基因則被認為是「勇士」基因，有兩個 G 基因的人通常比較不神經質、比較外向。勇士型的人應付壓力的能力遠勝過憂士，能在強大壓力與不確定的狀況下維持高超的認知能力。他們也展現出比較強的情緒恢復力，工作記憶也比較好。他們比較擅長與人合作、能幫助他人，並且有同理心。不過，這些高貴的勇士也容易覺得自己活得不夠盡興。

正如你所見，這兩種對偶基因都讓人擁有在任何族群中成功的性格特質，而帶有一 A 一 G（稱作「異質接合性」）基因的人，性格則介於勇士與憂士之間，擁有兩個世界中最好（和最壞）的特質。

如果想知道自己的狀況，你可以尋求能提供原始資料的消費性基因檢測服務。搜尋「SNP rs4680」*7 的縮寫，也就是由單一核苷酸 A、T、C 或 G 的變異引起的而引起的 DNA 序列改變。）來了解自己的狀況。只要記得：無論你是勇士或憂士，都只是概括性的用語。每個人都是獨一無二的。舉個最好的例子：在下就是一個勇士，身上還畫著很有創意的條紋！

《紐約時報》近期刊登的一篇投書指出，人類有幾百萬年的時間一直是不斷遷徙的狩獵採集者，也一直在進化，而注意力不足過動症患者大腦偏好追求

＊7. SNP 為單一核苷酸多態性（single nucleotide polymorphism）。

新事物的性格特質，其實是這段時期幫助人類進化的特殊優勢。[26] 這個說法很有道理：成功的狩獵採集者必須非常積極地尋找新的覓食機會，一旦找到，大腦就會發出獎勵回饋。在當前生產線式的教育型態和高度分工的職業選擇中，注意力不足過動症患者可能默默承受著「平靜地重覆」（tranquility of repetition）之苦（「平靜地重覆」這句話是借自我最愛的電影之一）②，到最後經常要服用阿得拉（商品名 Adderall，成分為右旋苯丙胺）*8 和利他能（商品名 Ritalin，成分為派醋甲酯）等藥物。這些藥就像古柯鹼一樣，會抑制多巴胺再回收。

這篇投書的作者理查・弗瑞德曼（Richard Friedman）是康乃爾大學威爾醫學院精神醫學臨床教授，他提到一個成功的案例，說：「（他）只是換個工作環境，從一個有很多例行公事的地方換到一個變化多端、充滿不可預期性的環境，就『治好』了他的注意力不足過動症。」這可以解釋，為什麼注意力不足過動症和有其他學習障礙的人，投入創業的人數會多到不成比例。[27]

對抗「享樂適應」（也就是「人的條件」）

關於多巴胺的一個常見問題是，我們對於它帶來的刺激會產生耐受性。「享樂適應」（hedonic adaptation）的現象很清楚地呈現了這樣的問題。想想你以前曾設定而現在已達成的目標吧。也許是買一輛你一直想要的車，或是獲得升遷，或是搬進一間新房子。當然，這些目標都是人生中很了不起、很令人雀躍的重要里程碑，但只要你是人，在達成目標時最初的悸動消失之後，你的快樂程度一定也會回到原來的基準線。人體這種對多巴胺的「耐受性」，特別是藉由讓大腦的刺激／獎勵途徑短路來使多巴胺

---

②這部電影是《V 怪客》（V for Vendetta），在我看來它完美無瑕。記住，記住⋯⋯
* 8. 商品名 Adderall 的治療過動藥物，在台灣未獲核准。

大量分泌，可能會導致「失樂症」（anhedonia）。這種病會讓人無法對過去能引起愉悅的事物再度感受到快樂。不過，這是有辦法解決的。與多巴胺小別，能讓多巴胺受體情更深。佛教僧侶幾百年前就知道，禁欲是離開「享樂跑步機」*9的好方法。只要長期讓多巴胺減少，就能使受體增加，因而提升我們對多巴胺的敏感度。禁欲主義不是每個人都適用，不過刻意暫停一些會刺激多巴胺分泌的習慣（例如使用科技產品）會是非常有效的辦法，可以強化動機、與親友重新建立良好關係，並增加整體的快樂程度。還沒準備好暫停使用科技產品嗎？試試看這個簡單的快樂小祕訣，只要一週就好：規定自己起床後及睡前一小時內，不看電腦、電郵或訊息。一旦你的系統恢復原本的設定，就會比較容易維持習慣。

讓多巴胺達到最佳化

多巴胺在大腦中是由酪胺酸（tyrosine）這種胺基酸合成，就像其他神經傳導物質一樣，組建原料通常隨時可得，除非人體缺乏蛋白質。從這個角度看來，多巴胺系統的健全與否，其實主要取決於我們的選擇和行為，多半與營養不足無關。吃那些被加工成超順口的食品、從事危險活動、使用那些會劫持並造成大腦獎勵機制短路的毒品，都可能導致我們上癮，不僅不健康，而且也在摧毀自己。糖和消化快速的碳水化合物如小麥，都會刺激多巴胺大量生成，人類會演化出這種機制，原本是為了要在能吃到糖的季節增加身體的脂肪儲存量。糖的成癮性非常強，常被比擬作是前面提過的某些不法藥物。[28] 即使是社群媒體製造出來的回饋迴圈（當然從很多角度看來是正向的力量）都能讓多巴胺系統失調、使人上癮。

＊9.「享樂跑步機」（hedonic treadmill）理論是指人必須拚命追求快樂，才能讓快樂的程度維持在原處。

反過來說，為自己設定短期和長期的目標，則是造成期待（這對於讓快樂持續很重要）與獎勵的好方法。試著建立新的例行運動習慣、學一種新樂器、踏出社交舒適圈、談場戀愛，或是開創副業，這些都是促進多巴胺分泌的健康方法。

去甲基腎上腺素：攸關專注力的神經傳導物質

　　多巴胺和血清素可以說是最知名的兩種神經傳導物質，不過去甲基腎上腺素也同樣值得關注。去甲基腎上腺素對於注意力集中非常重要，每當大腦需要專注時，它就會發揮作用，尤其是處在壓力下的時刻，它能加強長期記憶的形成。你還記得，當你聽說紐約世貿大樓發生九一一攻擊事件時，自己身在何處嗎？我相信那天發生的事一定深深烙印在你的腦海中，所有細節都記得一清二楚。這全都是甲基腎上腺素的功勞。

　　管控去甲基腎上腺素的主要樞紐，是大腦中一個小小的區域，叫作「藍斑核」（locus coeruleus）。所有的壓力刺激來源，無論是恐怖攻擊、和另一半大吵、或是超過二十個小時沒吃東西，都會促使去甲基腎上腺素增加分泌。從演化論的角度來說，這是人類很重要的適應功能。人類存活在地球上，很多時候都會面臨壓力強大的刺激來源，此時我們必須立刻提高注意力，並且需要詳細且能長久維持的記憶，以防止未來再發生類似情況（如果我們在事件初次發生時倖免於難的話）。這叫作「長期增益效應」（long-term potentiation），會在我們恐懼的時候扮演重要角色。正因為去甲基腎上腺素的作用如此強大，要把經歷過的恐怖感受抹去，也需要很強烈的過程——問問那些有創傷後壓力症候群（post-traumatic stress disorder，PTSD）的患者就知道。

　　比較輕微一點的壓力也會啟動很多同樣的作用途徑。學習新樂器、玩填字遊戲，或是接觸新事物（例如探索新的城鎮、在風景不斷變換的路上散步），都能增加大腦中的去甲基腎上腺素。這對人體可能有很大的好處，因為去甲基腎上腺素能強化神經元之間的連結。

讓去甲基腎上腺素達到最佳化

　　去甲基腎上腺素有時對我們並沒有好處。現代的壓力刺激來源和遠古時代不一樣，不一定需要我們立刻保持專注，但是，一旦感覺到有威脅，無論是真是假，我們的心理機制還是會把我們的注意力引導過去。媒體經常利用這種機制──我曾在電視台工作，我很清楚。「只要見血就上頭條」是電視台主管對新聞的典型要求，因此最能誘發壓力的新聞，都會排在最前面播出。這種手法能啟動我們大腦的機制，讓我們把注意力轉移到這些新聞上，好像新聞中的事件能決定我們的存亡一樣，但很顯然，通常不會如此。其實，不看新聞能強化你的專注力和認知能力，好處多多，因為去甲基腎上腺素慢性分泌會傷害你的認知功能，就像急性分泌會增進認知功能一樣。

　　要怎樣增加去甲腎上腺素來提高生產力呢？運動是促進去甲基腎上腺素分泌最有效的方法之一，它的「副作用」則是增進學習與記憶能力。近期一項研究證實了這一點，研究中，大學生年齡的成人一邊騎固定式腳踏車一邊學習一種新語言，他們對於學習內容的記憶和理解，勝過只是坐著聽課的對照組。[29]
被診斷罹患注意力不足過動症的那數百萬人，經常被醫生要求服用去甲基腎上腺素（和多巴胺）再回收抑制劑，但只要用這種方式，就能自然增進認知能力。

絕大多數醫學院的課程中，都沒教過未來的醫生有關運動的內容，但研究已經證實，運動或許是治療注意力不足過動症大腦的最佳藥物：[30] 有一大堆試驗都顯示，參加規律體能活動計畫的孩子，認知表現和執行功能都得到強化，數學和閱讀測驗的分數提高了，注意力不足過動症的總體症狀也降低。下一次學校預算會議中，體育課面臨刪減的時候，也許我們應該記住這件事。

書呆子注意

我和保羅醫師寫這一章的時候，兩人輪流寫稿和做壺鈴擺盪（kettlebell swings）。過去在學校準備讓人緊張的大考時，我們都常用這一招，在圖書館做伏地挺身、深蹲，或是用兩張椅子撐體運動，不但可以在單調的讀書馬拉松當中間歇式休息，也可以增加血流、提升心智敏銳度，還能嚇唬其他學生。

有意思的是，極端溫度是另一種身體上的壓力源，可以誘發類似運動的作用。一項研究發現，男性待在高達攝氏八〇度的三溫暖裡直到再也待不下去，體內的去甲基腎上腺素濃度可以增加三倍[31]（一項針對女性的研究也顯示類似的效果，不過去甲基腎上腺素增加的幅度比較小）。[32] 浸泡冷水是另一種強效的神經調控法，幾世紀以來在許多文化中都用來當作增進健康的工具。覺得精神疲累的人，只要沖個冷水澡，或是泡個冰水浴，就能對精神大有助益——有研究指出，冷休克（cold shock）能讓去甲基腎上腺素大增五倍以上，就像讓大腦重新「上線」。[33] 俄羅斯人在重要節日主顯節時，會在結冰湖面鑿個洞跳進湖水裡。這個節日的英文（Epiphany）有頓悟的意思，或許不是巧合！

去甲基腎上腺素對專心、注意力、形成記憶的作用已有大量文獻記載，除此之外，文獻裡也記載了一些它很有趣的功能。動物的去甲基腎上腺素增加，會提升牠們面對壓力的韌性，增強牠們創傷後恢復的能力。[34] 去甲基腎上腺素在大腦中也有抗發炎的功效，刺激它的分泌會強化腦中某個在阿茲海默症形成初期就受到影響的區域。[35] 南卡羅萊納州大學的研究團隊就說，分泌去甲基腎上腺素的主要樞紐藍斑核，是阿茲海默症的「爆炸中心點」。阿茲海默症患者大腦中，製造去甲基腎上腺素的細胞多達 70% 已消失，而去甲基腎上腺素的濃度下降，與認知受損的進展與程度緊密相關。[36] 科學家在老鼠試驗中證實，誘發去甲基腎上腺素分泌，有助於避免讓神經元發炎，並且不被過度刺激（神經元發炎與受到過度刺激都是阿茲海默症的主要成因）。[37]

優化整套機制

現在你已明白要如何讓每一種神經傳導物質達到最佳狀態，我們來複習一些實用方法，讓你整個大腦的運作狀態隨時處於巔峰。

保護神經突觸

神經元與神經元的接觸點，叫作突觸。每個神經元最多能連結一萬個其他神經元，所有神經元會透過多達一千兆個突觸連接點傳遞訊號 [38]（比起來，孩童的大腦也不遑多讓，因為連三歲幼兒也有一千兆個突觸！）盡量減少過度氧化以維持這些連接點的健康，是優化很多認知程序的關鍵。[39] 事實上，突觸的功能失調是阿茲海默症的初期指標，而隨著年紀漸長而出現的某些典型認知表現衰退，也是突觸功能失調的結果。

以下這些步驟，能保護突觸避免遭受氧化壓力：

▶ 從多油脂的魚攝取 DHA 脂肪，或是考慮補充高品質魚油保健品。

▶ 不吃多元不飽和油（請見第二章），多吃冷壓初榨橄欖油。

▶ 吃足夠的脂溶性抗氧化劑，例如維生素 E（存在於酪梨、杏仁果、草飼牛肉裡），以及葉黃素、玉米黃素等類胡蘿蔔素（存在於羽衣甘藍、酪梨、開心果中），還有蝦紅素（又稱蝦紅素，存在於磷蝦油中）。

拿出你內在的「驚天神力」

我很喜歡在卡爾．薩根小說《接觸未來》（*Contact*）讀到的「驚天神力」一詞。作家用這個詞來形容主角艾麗．阿諾威（Ellie Arroway），她盡畢生之力探索未知的宇宙。新的經驗能激發「突觸新生」，也就是製造新的突觸；突觸減少則與記憶力喪失有關。[40] 踏出舒適圈，探索不熟悉的新領域吧。停滯不前等於死亡，特別是對你的腦細胞而言。

避免接觸有毒的化學物質

影響神經傳導物質功能的潛在因素之一，就是吃下現代食物來源中幾乎無處不殘留的有毒殺蟲劑。殺蟲劑的作用機制，是要快速破壞昆蟲的神經系統，神經系統一旦破壞就無法修復，尤其會影響對於學習和記憶很重要的膽鹼能系統。雖然人體要吸收大量且高濃度的殺蟲劑才會產生同樣的傷害，但是一輩子經由受污染的食物吸收低劑量的殺蟲劑，是不是會影響體內神經傳導物質的功能──在科學上，這還是未知。

目前已有強烈證據顯示，殺蟲劑、除草劑都和帕金森氏症有關聯。帕金森氏症是普及率僅次於阿茲海默症的神經退化疾病，患者的大腦黑質中，製造多巴胺的細胞會壞死。在人體試驗中，只要大量接觸殺蟲劑與除草劑，罹患帕金森氏症的風險就會大幅增加，其中某些殺真菌劑甚至與罹病風險達到兩倍有關！[41] 科學家目前還沒有找出帕金森氏症的致病成因，但接觸有毒物質是主要的嫌犯。

殺蟲劑也可能透過類似的方法傷害到發育中的胎兒。有些研究讓實驗室裡的動物吸收模擬殺蟲劑的化合物，結果顯示，目前廣為使用的許多殺蟲劑都會讓大腦發育產生反效果。但難以理解的是，現在使用殺蟲劑的安全規範裡，並未要求廠商必須檢驗殺蟲劑是否會對發育中的神經系統產生毒性。[42]

要說清楚的是，殺蟲劑會如何影響人類，目前還沒有答案，科學界可能還需要很多年才能獲得確切的結論。不過，產業界在這個問題上涉入太深，我們若期待在不久的將來得到答案，可能是痴心妄想，因為相關研究肯定會深陷在商業利益與科學探究的永恆衝突之中。但是在研究結果出爐之前，我們還是可以選擇有機農產品，或許至少能降低受害的機會。

實行間歇性斷食

巴克老化研究所的新研究顯示，斷食能「微調」神經突觸的活性，讓這些活動頻繁的神經連接點暫時休息，藉此節約能量。研究人員觀察斷食中的果蠅幼蟲神經元，發現它們釋出的神經傳導物質會大幅減少，因此能淨化突觸間隙。這是好事，因為過多神經傳導物質留在突觸間隙裡，可能會產生有害的自由基。[43] 所以，斷食能幫助減少大腦中的氧化損害（還能降低大腦對葡萄糖的依賴）。第十章會再談可行且安全的斷食方法。

避免過度刺激

我們的感官在接收訊息時，身體裡許多系統都會參與運作。一旦我們的感官負荷過度，就可能大幅損耗執行功能。這完美地說明了我們看電影時發生的過程。我們被電影的聲光效果包圍時，會完全沉浸在這部電影的世界裡，這是因為高強度的感覺動作（sensorimotor），抑制了大腦中負責自我意識的部份。[44] 在看電影的時候，這就是我們想要的效果——畢竟這就是電影的本質：觀眾和導演共享同一個夢。但是在日常生活中，無意間讓感官過度負荷可能會損害我們的執行功能。現代世界充斥著太多刺激——包括音樂、電子看板、手機螢幕發出的光、電視螢幕的閃爍，或者僅僅是列車駛進車站。這些都可能讓我們大腦的前額葉負荷過度、損耗神經傳導物質的存量。

可以降低過度刺激的方法包括：

▶ **需要專注（例如工作或用功唸書）的時候，務必選擇沒有歌詞的純音樂**。歌詞會佔據大腦的語言中心，可能損害你在同時進行的其他任務中使用語言的能力。

▶ **降低電視、手機等裝置的聲量**。在可以聽到的情況下，把音量降得愈低愈好。

▶ **調暗螢幕的亮度**。很多人都把智慧手機螢幕亮度設定到最大。請取消自動亮度調整，確定可以自己控制亮度，然後把亮度設定到最低，並且一整天都這麼維持。

▶ **家中使用暖光燈泡**。發光偏橘色燈泡所含藍色波長的光比較少，藍光在晚上可能會過度刺激大腦。

▶ **關掉頭頂上的燈，尤其是在晚上**。頭頂上的燈光會讓大腦以為太陽還高掛天空。在晚上採用大約眼睛高度的燈光，例如桌燈，對於想讓運作變慢的大腦來說，舒緩多了。人類曾有四十萬年的時間晚上用火照明（有些學者研判時間更長），使用頭頂燈泡的時間則不到二百年。[45]

▶ **冥想**。建議你接受適當的冥想訓練。研究顯示，無論選擇哪一種冥想法，都是很聰明的投資。花一些時間把冥想做到位，一輩子都受用！我寫了完整的冥想入門指南，並推薦了很好的網路課程，請見我的網站：

http://maxl.ug/meditation。

接下來，要告訴你最有利大腦建構的生活方式，我們要探究各種荷爾蒙——荷爾蒙與神經傳導物質分分秒秒引導我們的決定。它們牽涉到我們的情緒與代謝，了解它們，是了解如何讓天賦的認知能力達到最佳狀態的最後一片拼圖。

重點整理

陰和陽（麩胺酸與 GABA）

▶ 弄清楚自己有生理興奮模式和抑制模式，並且了解你需要規律地進行兩種模式：運動和恢復，冒險和放鬆。

乙醯膽鹼

▶ 避免有害的抗膽鹼藥物。
▶ 務必在飲食中攝取足夠的膽鹼。

血清素

▶ 攝取足夠的 Omega-3（請重溫第二章）。
▶ 進行血液檢驗，確保體內有足夠的維生素 D。通常必須要特別要求醫師做這項檢驗，費用不貴。雖然科學家還沒有達成共識，不過最新研究顯示，體內維生素 D 在 40 至 60 ng/ml（納克／毫升）之間是最好的（請見第十二章了解詳情）。
▶ 常運動，運動可以讓大腦中的色胺酸大增，而且運動後效果仍會持續一段時間。
▶ 確定每天都要曬太陽，只要不直視太陽。即使是陰天，戶外的光線仍然比室內充足，足以改善情緒。

▶ 遵循第七章的消化道健康計畫。

多巴胺

▶ 選一項新的例行性運動。

▶ 學習一種新樂器。

▶ 踏出社交舒適圈。

▶ 展開一項副業。

▶ 開始寫新的部落格、發新聞信，或是參加新的聚會團體。

▶ 打破「靜態重覆」的工作模式。

▶ 走不同的路線去上班，並且常常旅行。

去甲基腎上腺素

▶ 別再長期收看新聞，因為新聞大多會導致去甲基腎上腺素不必要地升高。

▶ 必須長時間專注時，可穿插多次短暫的體能活動。

超級大腦食物 No.8 青花菜

媽媽是對的。青花菜和其他十字花科蔬菜（包括抱子甘藍、高麗菜、白蘿蔔、芝麻菜、青江菜、羽衣甘藍）都對我們的健康大有助益，部分原因是它們都含有蘿蔔硫素（sulforaphane）。蘿蔔硫素是效果強大的化學物質，是這些植物細胞中存在兩個不同腔隙中的植化素，經咀嚼之後合成出來的。

科學界正在研究蘿蔔硫素對許多疾病的效果，目前已顯示對於治療自閉症、自體免疫性疾病、大腦發炎、消化道發炎、肥胖症有很大的希望。有一項成果很吸引人的研究顯示，小鼠吃了蘿蔔硫素後，再吃會發胖的飲食，增加的體重比沒餵食蘿蔔硫素的小鼠少了 15%，增加的內臟脂肪則少了 20%。蘿蔔硫素不是維生素或是必需營養素，它是能有效調節基因的成分，可以活化體內一條抗氧化途徑 NRF2。這是體內一種主要的轉訊因子，會製造能掃除氧化壓力的強力化學物質。雖然植物多酚等其他的植化素也能刺激這條途徑，不過蘿蔔硫素是目前已知能活化這條途徑最有效的成分。於是我們要問：目前所知的蘿蔔硫素最佳來源是什麼？

年輕就是本錢，青花菜尤其如此。幼嫩的青花菜芽菜中，能合成蘿蔔硫素的植化素含量，是長成後的青花菜的二十至一百倍（如果要嚴格討論微量營養素的含量，長成後的青花菜仍比青花菜芽菜營養），也就是一磅芽菜的蘿蔔硫素生成能力等於一百磅青花菜。

如何使用： 在飲食中加入十字花科蔬菜，生吃熟吃都可以。要注意，高溫烹調時，這些菜所含的兩種能生成蘿蔔硫素的植化素中，其中一種（稱為「芥子酶」的酶）會被破壞。因此，煮熟的青花菜和其他十字花科蔬菜，會喪失經咀嚼而生成蘿蔔硫素的能力。不過，芥子酶可以另外補充。黃芥末粉

（mustard）尤其富含芥子酶，如果灑一些在煮過的蔬菜上，生成蘿蔔硫素的能力就又能恢復了。[1]

專家小祕訣： 自己種青花菜芽菜，既便宜，而且就算是對沒有綠手指的人來說也很簡單。可到我的官網 http://maxl.ug/broccolisprouts 查看種青花菜芽菜的步驟指南，用我發現的最簡單的方法，只要三天就能種出來。可以把芽菜加進果昔、放在草飼牛肉或火雞漢堡上，或大量加進沙拉裡。

Part III

自己掌控方向盤

Chapter 9

神聖的睡眠（與好幫手荷爾蒙）

「務必深思睡眠是多了不起的事……它是一條金鎖鍊，把健康和我們的身體牢牢綁在一起。在睡夢中，誰還會抱怨他的想望、他蒙受的傷害、他牽掛的事物、他遭受的壓迫、他身陷的桎梏？乞丐在睡床上享受到的快樂，與國王相同：我們會因此過度取用這精妙的長壽仙丹嗎？

——托馬斯・德克（Thomas Dekker，1570~1632，英國劇作家）

想來一場「生理改造」嗎？好好睡個覺吧。

我知道，我知道。麥克斯，你說得容易，要做到有多難啊。我是一家公司的老闆耶！我在唸研究所耶！我養了二個半小孩耶！我沒有在追《冰與火之歌：權力遊戲》（*Game of Thrones*）影集啦！我都瞭。我們都有事業、有對親友的責任、有想投入的創造性計畫、有想追的劇。當然，我們還不能不維護自己寶貝到不行的 Instagram、臉書、推特、Snapchat、Tinder 等各種社群帳號。但你馬上會明白，睡眠控制著你這座港灣裡的潮汐。一晚好眠，能讓港灣裡停泊的所有船隻隨著海潮升高。它能讓我們的記憶力強化、創意力提升、意志力增加，還能控制食慾。它能使我們的荷爾蒙分泌恢復到最初設定值，讓神經元好好洗個澡，確保無比複雜的大腦裡各個區域全部正常運作。難怪我們憑直覺就知道，在做出重大決策前，要「經過一晚好眠再做決定」。

反之，大腦如果睡眠不足，就像是把港灣裡的船放逐在退潮的海灘上。一項新的研究甚至認定，睡眠不足會傷害人體內產生能量的粒線體，有害程度和加工油脂與糖屬於同一等級。[1] 發表在科學期刊《睡眠》（*Sleep*）的一項研究顯示，健康的自願受試者只是一晚沒睡，就會導致體內兩種神經受損的標記升高20%。這表示，嚴重的睡眠剝奪只要一次，也會對珍貴的腦細胞造成損害。[2]

這真是讓人擔憂的消息，因為根據美國國家睡眠基金會（National Sleep Foundation）的調查，全美二十五至五十五歲的成人中，有半數在週一至週五晚上睡不滿七小時。[3] 美國心理學會（American Psychological Association）的調查則顯示，有超過 50% 的千禧世代[*1]，在過去一個月內至少有一個晚上因為壓力而失眠。[4]

睡眠不足的大腦是一種原始狀態——但不是好的原始狀態

你是否曾經在看一部好電影、讀一本好書，或是打電玩時，完全沉迷其中，達到「忘我」的境地？運動健身、做愛，或是演奏你最喜歡的樂器時，是否也曾有過這種感受？我們能完全沉浸在這些振奮人心的絕妙感受裡，是因為大腦的前額葉沒有參與其中。前額葉位在大腦最前端，就在額頭後方，負責計畫、決策、性格表達、自我覺察。除了在進行前面提到的那些活動時，前額葉會去度假以外，前額葉能正常運作，對我們的日常生活非常重要。

令人遺憾的是，加州大學柏克萊分校的一項研究顯示，這些大腦區域（以及和這些區域相關的所有任務）在我們的睡眠被剝奪時，狀況都會變差。這種結果可能導致我們調節情緒的能力下降。為什麼呢？因為前額葉

＊1. 千禧世代（Millennials）又稱 Y 世代，一般是指一九八〇年代初期至一九九〇年代中期出生的人，有些用法更涵蓋了二〇〇〇年代初期出生者。

通常能幫助我們把情緒感受放進當下的環境裡，讓我們可以適當應對眼前的狀況；可是在睡眠不足時，這種功能就無法正常發揮，只能讓經由原始本能而產生恐懼的杏仁核（大腦的「恐懼中樞」）去回應。

加州大學柏克萊分校神經成像實驗室主任馬修・沃克（Matthew Walker）在發布研究的新聞稿中說：「缺乏睡眠時，大腦的活動型態就會如同回到更原始，在這種狀況下，它就沒辦法將情緒感受放進當下環境裡，因此無法產生經過克制的適當回應。」沒有前額葉監控的杏仁核，可能對完全沉浸在恐怖片的情緒裡有幫助，但對日常生活不利——尤其是在處理營養的時候。我們的大腦被設計成想吃糖類，以免在冬天來臨後死去。如果讓睡眠不足影響前額葉，那就向你的意志力和自制力說再見吧。如果你本來就容易吃太多，或是愛吃垃圾食品，那麼只要一個晚上睡眠不足，就足以讓你努力進行的健康飲食計畫破功。

膠淋巴系統：大腦的夜間清潔隊

我們的解剖學教科書近年來已很少更新。在顯微鏡問世以後，生理學家很迅速地把人體切片、切塊、染色、比對，然後詳細畫出了人體每一平方毫米的樣貌——才不過短短幾十年，就好像人體就已經被探索完畢了。所以，當學者傑弗瑞・艾里夫（Jeffrey Iliff）與他在美國羅徹斯特大學（University of Rochester）的研究團隊，發現一個之前完全未知的器官——膠淋巴系統（glymphatic system）時，生物學愛好者都興奮若狂。膠淋巴系統會在我們睡覺時把腦脊髓液強力推向大腦各處，夜夜為大腦提供免費的強力清洗服務。

在身體其他部位，淋巴系統是一整套實體結構，會收集白血球與其他殘渣，慢慢將它們從組織裡運送到血液和淋巴結中（你患了重感冒時，下巴下方的腫塊就是啟動後的淋巴結）。但是，膠淋巴系統和淋巴系統不同，它並不是一整套淋巴管和淋巴結組成的完整系統，因為大腦擠在一個硬的腔室裡，已經沒有空間再容納一個大型的實體網路。膠淋巴系統的管路是附著在大腦動脈的排污管路上的。膠淋巴系統將動脈系統巧妙且不浪費地挪為己用，在人體睡眠時接管大腦，讓大腦中的神經元縮小，使神經元間隙膨脹 60%，好讓出空間給負責清潔的腦脊髓液。膠淋巴系統還會徵用動脈的脈搏，藉此將腦脊髓液推向整個膠淋巴系統。

我在前面的章節曾談過類澱粉蛋白，這種有害的蛋白質會聚積在一起，形成阿茲海默症患者大腦中的斑塊。每個人的大腦都會產生這種蛋白質，而膠淋巴系統能幫忙清除廢物，防止類澱粉蛋白堆積。當我們處於深層階段的慢波睡眠時，膠淋巴系統特別活躍，但很可惜的是，當今人們的睡眠型態（與飲食）並不利於膠淋巴系統的活動。[5] 大腦中的類澱粉蛋白數量多與睡眠不足有關。讓睡眠處於最佳狀態，可以幫助我們在這些蛋白質還沒有造成問題之前，就把它們清除。

要如何讓膠淋巴的清潔功能發揮到淋漓盡致呢？膠淋巴是一個科學家近年才發現的系統，我們當然還不知道所有的答案。不過，正如我們在第六章談過的，睡前禁食（以減少血液中的胰島素）可以幫助大腦和身體做好清潔工作。Omega-3 脂肪酸（在野生魚類與草飼牛肉的脂肪中含量豐富）也能幫助膠淋巴系統發揮最佳功能。[6] 遵循「超級大腦飲食計畫」的飲食方式，就能攝取足夠的 Omega-3 脂肪酸。不過，要讓大腦清潔溜溜，最好的辦法就是一直擁有好的睡眠。

會影響睡眠品質的原因太多了——工作壓力、家庭責任、追劇追到半夜（偶爾馬拉松式狂看 Netflix 以後，誰沒有罪惡感？我就有）。不過，飲食對於睡眠品質也很重要：有兩項分別發表在《刺胳針》（The Lancet）和《營養神經科學》（Nutritional Neuroscience）期刊的研究都顯示，體重正常的健康男性只要吃兩天低脂高碳水化合物的飲食，慢波睡眠的時間就會比吃高脂低碳水化合物飲食的時候少。[7]一項對於男女兩性受試者進行的觀察研究也證實，吃較多糖和碳水化合物，與慢波睡眠的時間較短有關聯。反之，某些營養素則可以增進睡眠品質——多吃纖維似乎能促進更深層、清潔效果更好的睡眠。[8]

如果，讓大腦不會出現斑塊這個理由，還不足以讓你重新考慮你的睡眠習慣，那我就再報給你更多新知：優質的睡眠，是讓你擁有堅強意志力去改變其他習慣的先決條件，它能改變荷爾蒙分泌，讓你改變習慣的結果更好。要做到「超級大腦飲食計畫」中列出的所有生活習慣改變，良好的睡眠是最重要的基石。

讓自己好好睡覺的方法

▶ 維持臥室的清涼。人體在睡眠時喜歡較涼的溫度。

▶ 睡前洗個熱水澡。洗完澡走出浴室後體溫降低，是一種訊號，通知身體該睡覺了。

▶ 床鋪只用來睡覺（呃，還有做愛）。醒來以後立刻下床，不要再回到床上，直到晚上準備睡覺以前。

▶ 不要喝酒。雖然酒精能幫助你較快入眠，但會減少快速動眼期（REM），也就是最深層睡眠的時間。

▶ 睡前避免接觸藍光。可以嘗試使用抗藍光眼鏡（如果需要建議，請見本書「資源」章節）。不要看3C螢幕，確定家中燈泡的色溫都是暖光。

▶ 把智慧手機放在離床鋪遠一點的地方。要讓你伸長手臂也拿不到。

▶ 臥室要保持完全黑暗的狀態。即使只有一點點光，也會干擾睡眠。在極微弱的燈光（照度十）之下睡覺，只睡一個晚上，工作記憶和大腦功能就會下降。[9]

▶ 設定咖啡因宵禁時間。規定自己下午四時以後就不再喝咖啡——如果你因為基因問題而代謝比較慢，時間可能要設定得更早（接受 23andme[*2] 的這類基因檢測服務就能知道）。

▶ 多吃纖維、Omega-3 脂肪酸，少吃碳水化合物。身體發炎會影響睡眠品質。跟著攝取纖維而來的副產品（例如丁酸）可以幫助睡眠更深層，更能讓人恢復活力。

▶ 睡前至少一小時停止進食。吃宵夜可能破壞睡眠品質。[10]

▶ 早上醒來後二十分鐘內就讓自己直接曝曬在陽光下，特別是在日光節約時間實施期間，或是在旅途中。明亮的陽光能幫助穩定身體的晝夜節奏，這種節奏控制人體「睡眠－清醒循環」的自然規律。

▶ 用 Sleep Cycle 這類 app 當作鬧鐘。這類 apps 會在你的睡眠進入最淺階段的時候喚醒你，讓你不必在快速動眼期深度睡眠（這是最深層的睡眠階段）時被喚醒。那種感覺很難受。

荷爾蒙好幫手

我們的行為通常是由大腦驅動，但有時這種驅動力量會來自身體。從許多角度來看，意志力只不過是個牽線木偶，由化學信差「荷爾蒙」在操縱。荷爾蒙與神經傳導物質不同，神經傳導物質是幫助神經元與隔壁的神經元溝通；荷爾蒙則是長途信差，由身體的某個部位分泌，但是在另一個部位發揮作用。舉例來說，「瘦體素」荷爾蒙是由腹部周圍的脂肪細胞分泌，但是能對大腦中控制能量消耗的區域下指令。皮質醇這種荷爾蒙，則是由你腎臟上方的腎上腺分泌，但會影響你大腦中負責記憶的區域。

＊2. 23andme 是美國加州一間基因技術公司。

了解睡眠不足與壓力和這些重要荷爾蒙的關係，我們就可望達到能超越意志力的最佳狀態——也就是說，我們就不太需要用到意志力了。

胰島素：關於儲存能量的荷爾蒙

　　我曾在第四章提到，胰島素過量可能使大腦變成堆滿類澱粉蛋白斑塊的垃圾場，但是在極力不讓大腦出現斑塊的戰爭裡，碳水化合物吃太多並不是唯一的壞蛋。要調節我們的荷爾蒙（包括胰島素），睡眠也扮演舉足輕重的角色。有研究顯示，即使只是一個晚上睡眠不足，都可能導致一個健康人士的胰島素抗性暫時升高。[11]

　　短期的睡眠不足已證實會增加罹患第二型糖尿病的風險，但好消息是：一個週末的補眠（每晚睡九・七小時）[12] 可以消除睡眠不足帶來的一部分不良影響。不過，和睡眠玩捉迷藏不僅是不該有的壞習慣，對於長期健康來說也是糟糕的策略。

【醫師小提醒】
睡眠不足可能讓你變胖，或是讓你瘦不下來！

　　睡眠的重要性，再怎麼強調也不為過。在我臨床治療的經驗中，如果有病患來找我的目的是想減重或增肌減脂，但每晚睡不滿七小時，我只會簡短跟她說，如果她不改善睡眠長度和品質，那只是浪費錢而已。近年的研究一再證實，只要一個晚上睡眠不足（也就是睡不到六小時），就會讓人第二天無意間多吃四百至五百大卡的熱量，而且這些額外的熱量幾乎全都來自碳水化合物。把這些熱量乘以幾個晚上，不出幾個星期，你的肚子就會多一圈。對於已經過重的人來說，情況也是一樣。睡眠不足會重創你減重成功的機會。

飢餓肽：關於飢餓的荷爾蒙

另一種影響睡眠的荷爾蒙，就是飢餓肽（Ghrelin）。它是由胃分泌，在飢餓的時候通知大腦。人體內的飢餓肽濃度，會在用餐前或胃部空空時增加、餐後或胃部飽足的時候減少。這種荷爾蒙會影響你的行為：小鼠和人類注射飢餓肽以後，會增加進食次數。

只要一個晚上欠了睡眠債，飢餓肽的濃度就會上升。[13] 這可能是一晚睡眠不足就會讓人第二天平均多吃五百五十大卡熱量的原因，而且多吃的熱量大多來自碳水化合物，這與發炎增加、高血壓、認知問題的成因一致。

除了多睡一點，我們還能怎樣讓飢餓肽為我們效勞？「多量少餐」可以訓練身體少製造一點飢餓肽。科學界已揭露，宣稱少量多餐能「讓新陳代謝的火焰燒得更旺」的說法，純屬胡扯：一項針對代謝的小房間研究（也就是志願者住在一個房間裡，內有各種儀器，測量他們的身體在不同條件下如何消耗空氣、食物、水）顯示，無論你一天吃兩餐或六餐，代謝率完全一樣。這個結果讓人鬆了一口氣，因為多量少餐讓生活多了彈性、讓我們能吃得飽足、減少必須不斷做選擇的疲乏，還能延長胰島素濃度處於最低點的時間。不過，要注意的是，在你把飲食習慣調整成多量少餐以後，至少還要再多過幾天，你的胃才會停止不斷發出「吃飯時間到了！」的訊號。

瘦體素：控制代謝油門的荷爾蒙

睡眠也可能對另一種涉及飢餓的荷爾蒙「瘦體素」產生負面影響。瘦體素是「飽足」荷爾蒙，能藉由抑制飢餓來幫助人體能量調節平衡，而睡眠不足會大幅減少瘦體素的分泌。

瘦體素的工作是針對大腦下視丘（大腦調節代謝的主要部位）發揮作用，藉此控制能量消耗。由於瘦體素是由脂肪細胞分泌，一個人的脂肪細胞愈多，血液循環中的瘦體素也愈多。大腦對較高濃度的瘦體素的解讀是允許催點油門，讓我們的身體燃燒熱量的速率增加——畢竟食物似乎夠了！不過，瘦體素的問題就像胰島素一樣，長期偏高可能導致身體產生抗性。一旦身體產生瘦體素抗性，瘦體素原本會發出的「飽足」訊號以及對代謝的種種好處，都會消失。

對於那些減重後努力避免復胖的人來說，這是很令人遺憾的矛盾結果——他們必須對抗瘦體素減少和瘦體素抗性的接連打擊。瘦體素減少會增加飢餓感，同時降低甲狀腺活動、交感神經張力、骨骼肌的能量消耗，這一切會使原本已大幅減緩的新陳代謝變得更慢。只要經歷過體重大減的人，都明白生理機制的運作會走樣：一個體重從一百一十四公斤減到九十一公斤的人，身體每天燃燒的熱量會比體重一直是九十一公斤的人少了三百至四百大卡。

不過，哈佛大學研究肥胖的學者大衛・路德維希（David Ludwig）近期的研究則顯示，極低碳水化合物的飲食，每天可以補償一百至三百大卡的代謝損失——相當於每天跑四・八公里！好消息是，只要遵循本書列出的方法，就能讓你獲取新陳代謝的「額外獎勵」。

我們實施斷食或極低熱量飲食的時候，體內的瘦體素濃度會降低——但是有助於增加下視丘的瘦體素受體數量。因此，透過斷食，我們可以恢復身體對瘦體素的敏感度，再加入定期的低脂高碳水化合物食物「補碳日」，就能維持新陳代謝的高速運轉，像六〇年代流行的高性能轎跑車一樣。

利用瘦體素讓身材變好

只要你成為脂肪適應者，偶爾吃一餐高碳水化合物，可以讓瘦體素活躍而健康。這是因為吃碳水化合物與繼而引發的胰島素分泌，能強力促使瘦體素分泌，進而對下視丘傳出瘦體素大增的訊號，讓身體的代謝引擎加強運轉。[14] 但如果長期攝取大量碳水化合物，這套機制則會失調，反讓身體的瘦體素抗性增加。不過，如果搭配運動，每週一次吃高碳水化合物的

「補碳日」，則可以增加能量消耗、恢復情緒，還能加速消除脂肪，尤其對減重陷入停滯期的人來說特別有效。

　　補充一百至一百五十克的碳水化合物，應該就能達到這些目的，這樣的碳水化合物分量，還是遠低於採取標準美式飲食者的食用量（據估計，一般西方國家民眾每天大約吃三百公克的碳水化合物）。不能在補碳時藉機吃垃圾食物，因為此時要吃的高碳水化合物食物應該是低脂的，在第二章我們提過，脂肪會加強胰島素升高，並使身體產生暫時性的胰島素抗性（而且脂肪會阻止瘦體素越過血腦障壁）。[15] 適合用來補碳的食物包括米飯（壽司是很棒的選擇）、澱粉類蔬菜如馬鈴薯，或是奇異果、莓果、柑橘類等低果糖水果。

　　瘦體素對於我們的認知功能也扮演要角，因此讓瘦體素維持在正常範圍至關重要（換句話說，不要長期採取低卡飲食或睡眠不足導致瘦體素減少，定期補碳則可以讓瘦體素增加）。雖然一般認為瘦體素傳出的訊息主要是送達大腦下視丘，不過大腦負責情緒的區域也有瘦體素的受體，因此瘦體素濃度過低與憂鬱症和焦慮症有強烈關聯。從演化論的角度看來，這很有道理。瘦體素和胰島素合作，讓大腦明白目前食物供應的狀態──食物稀缺的時候，就可能通知大腦改變行為，以貯存能量。改變行為可能呈現出的是社交退縮、無法感受到愉悅、或缺乏動機。因此，瘦體素抗性可能促成憂鬱症，應該不令人意外。近期一項研究顯示，過重和肥胖的女性雖然體內的瘦體素濃度高於瘦子對照組，但憂鬱和焦慮的症狀明顯較多 [16]。這些有瘦體素抗性的女性雖然體內有瘦體素，但大腦無法感知到瘦體素的存在。

　　對於大腦的整體健康來說，瘦體素也牽涉大腦海馬迴中神經突觸的可塑性，它促進海馬迴的長期增益效應──能建立堅固且持久的記憶。對於實驗室中模擬老化與阿茲海默症狀態的老鼠，瘦體素也證實可以改善牠們的記憶，並加強清除大腦中會隨著年齡而堆積到有害程度的類澱粉蛋白。你對瘦體素的敏感度維持得愈好，就會愈健康（也愈快樂）。

生長荷爾蒙：關於修復與保護的荷爾蒙

成人體內的生長荷爾蒙（簡稱 GH）最為人所知的是它的修復功能。眾所皆知，很多運動員會使用生長荷爾蒙，因為它能加速修復結締組織，提升表現。生長荷爾蒙是由大腦的腦下垂體所分泌，它在調節認知能力上也有強大的效果，能改善大腦功能的許多層面，包括處理速度與情緒。研究顯示，讓年紀較長的成人使用生長荷爾蒙替代療法，只要五個月就能改善輕度知能障礙（Mild Cognitive Impairment，這是失智前兆，經常會發展成阿茲海默症）患者的認知功能，健康人士對照組的認知功能也一樣有所改善。[17] 不過，額外注射生長荷爾蒙不僅違法，也可能造成危險，因此我們提出幾個方法，可以靠自己的力量讓這種強力化學物質自然增加。

孩童若生長荷爾蒙不足，會出現嚴重的生長停滯，身材也會非常矮小（這也是生長荷爾蒙最初發現及命名的由來），不過生長荷爾蒙對成人則有非常不一樣的重大影響，它在饑荒或斷食的時候，可保護身體的瘦肉組織。因此，要促進生長荷爾蒙分泌，最好的方法之一是間歇性斷食。[18] 女性斷食十四至十六小時以上、男性斷食十六至十八小時以上，體內的生長荷爾蒙就會開始增加。有數據顯示，斷食二十四小以後，生長荷爾蒙可以遽增多達 2000%！[19]

除了斷食以外，處於高熱環境（例如使用三溫暖烤箱）也能有效促進生長荷爾蒙。一項以年輕男學生為對象的實驗顯示，在攝氏八十度的烤箱中待二十分鐘，再冷卻三十分鐘，之後再進入烤箱二十分鐘，如此就能讓體內生長荷爾蒙的濃度加倍；同一項研究也顯示，如果在攝氏一百度的烤箱中待個兩次十五分鐘，中間同樣冷卻三十分鐘，生長荷爾蒙更能增加五倍。因為使用三溫暖而升高的生長荷爾蒙濃度，大約能維持兩小時。另一項針對年輕男性的研究則發現，一天兩次待在攝氏八十度的烤箱中，每次停留一小時，生長荷爾蒙濃度會比基準點高出十六倍；不過同樣的療程重覆三天以後，生長荷爾蒙增加的幅度會減少。由於身體會適應這樣的療程，因此隔幾天再進行療程可能會有幫助。[20]

不過，要促進生長荷爾蒙分泌雖然簡單，要耗損它更是輕而易舉——尤其是在今日。慢性壓力是現代社會中打擊生長荷爾蒙的主要因素之一，這對於維持我們珍貴的瘦肉組織大為不利。攝取碳水化合物會讓身體立刻停止製造生長荷爾蒙，這可以說明，沒有限制碳水化合物的低熱量飲食為什麼在減脂的同時也會導致肌肉流失。

每天睡眠不到七小時，對生長荷爾蒙的分泌負面影響更大。我們體內大多數的生長荷爾蒙是在慢波睡眠時產生，因此每晚讓自己睡滿二至三個睡眠週期，非常重要。就以每晚睡滿八小時為目標吧。

皮質醇：及時行樂的荷爾蒙

皮質醇是調節人體晝夜節奏的主要荷爾蒙，在我們清醒時濃度最高，會讓身體暫時處於分解代謝（catabolism）的狀態。人們常以為皮質醇只是壓力荷爾蒙，不過它的重要功能還包括「喚醒」，在清晨分泌讓身體釋出碳水化合物、脂肪、胺基酸的能量，供人體利用。胰島素和皮質醇同時出現的時候（例如吃完一頓高碳水化合物的早餐以後），皮質醇的燃脂作用會被關閉，這時候它只會對肌肉發揮分解代謝的作用——這顯然不是我們樂見的狀況。

最好的選擇就是不吃早餐，讓皮質醇正常運作。如果還是要吃早餐，那麼應該只吃脂肪、蛋白質加上高纖蔬菜——別吃碳水化合物。這和大眾普遍認定要用一大碗燕麥粥或穀片展開一天的信條完全相反（更別提貝果、馬芬、鬆餅、糕點等常見的早餐食物）。

皮質醇的黑暗面

《國家地理雜誌》記者丹・布特納（Dan Buettner）發現全世界有五個居民最長壽的地方（他稱為「藍色寶地」），並針對這些地區進行了詳盡研究。這些地區居民的生活方式提供了典範，讓我們得以了解哪些因素可以讓老年生活健康。例如，這些地方有很多社區都會在每天的工作中安排非休息不可的停工時間（可不只是午餐休息時間）。布特納在他的著作《藍色寶地》（*The Blue Zones*）中說，「全世界最長壽的民族都會安排例行的紓壓程序。」他並寫道：

沖繩居民口中的「生き甲斐」，哥斯大黎加尼科亞人（Nicoyans）說的plan de vida，兩者都可以翻譯成「我早上為什麼醒來」。所有「藍色寶地」的居民，都有工作以外的人生目標。研究顯示，知道自己為什麼而活，可以增加七年的壽命。

除非我們找出能有效紓解壓力的方法（面對事實吧，壓力是活在二十一世紀無法避免的東西），否則體內的皮質醇會長期偏高，導致嚴重的生理後果。

不過，在開始紓解壓力之前，我們要先定義什麼是慢性壓力，什麼不是。偶爾做簡報前的緊張、或是暈車暈船的難受，或是已經遲到了還塞在車陣裡，那些感受都不是慢性壓力。慢性壓力通常以下面這些型態出現（請記住那些你覺得熟悉的項目）：

▶ 每天去上你痛恨的班

▶ 長期的財務困難

▶ 工作上有討厭的主管

▶ 困在關係已經惡化的長期戀情中

▶ 在學校遭到霸凌

▶ 服兵役

▶ 長期處在噪音環境中

▶ 每天通勤上班的壓力

▶ 就讀醫學院（保羅醫師說的）

慢性壓力是令人不愉快並且長時間延續的，從人類演化的角度看來，它是最近才出現的。它會啟動杏仁核，也就是大腦中與恐懼有關的原始求生區域。杏仁核的職責是啟動一大串的生化程序，這些程序本來是在我們的身體面臨威脅時，幫助我們逃離傷害的（比方說，在大草原上有一頭獅子衝向我們的時候）。想像這個場景：你是一個正在工作的狩獵採集者，在東非的烈日下靜靜摘著野莓。突然，有一頭獅子出現在你附近——為了方便講故事，我們就叫這頭獅子「木法沙」吧。*³ 木法沙好幾天沒吃東西了，獅群裡牠那頭飢腸轆轆的兒子（就叫牠「辛巴」好了）也是。在木法沙眼中，你是一頓完美的大餐（富含蛋白質、熱量、Omega-3 脂肪酸），非常適合用來結束牠的空腹狀態，也能餵飽牠的孩子。於是牠朝著你全速奔馳而來。

此時此刻，你的杏仁核（也就是大腦的瞭望台）立刻啟動你的交感神經反應，讓身體做好展開行動的準備。杏仁核啟動了「下視丘－腦下垂體－腎上腺軸」（hypothalamic–pituitary–adrenal axis，又稱 HPA 軸），腎上腺會因此分泌皮質醇與腎上腺素，於是，原本只是平靜採果的你，突然得為了保命而全力奔逃。

＊ 3. 木法沙（Mufasa）是動畫電影《獅子王》（The Lion King）中主角辛巴（Simba）的父親。

下視丘－腦下垂體－腎上腺軸（HPA 軸）——壓力反應主控室

HPA 軸一旦啟動，會從大腦中的「下視丘」（hypothalamus，也就是 HPA 中的 H）部位開始運作。下視丘最重要的功能之一（除了擔任新陳代謝的主要控制者以外），就是透過腦下垂體，把大腦和身體的荷爾蒙系統連結起來。下視丘會向腦下垂體（也就是 HPA 三明治中間的夾餡）送出「促腎上腺皮質素釋素」（corticotropin releasing hormone，簡稱 CRH）。腦下垂體收到下視丘發出的騷亂訊息，會分泌「促腎上腺皮質素」（adrenocorticotropic hormone，簡稱 ACTH）到血液循環系統中（要記得荷爾蒙是長途信差，和神經傳導物質是在神經元之間傳遞訊息不一樣）。促腎上腺皮質素進入血液循環系統後，會對腎臟上方的腎上腺發揮作用，導致皮質醇和腎上腺素大增。

HPA 軸：下視丘→腦下垂體→腎上腺

杏仁核→下視丘（促腎上腺皮質素釋素）→腦下垂體（促腎上腺皮質素）→腎上腺（皮質醇）→血液循環系統

此時在你全身血液中循環的皮質醇和腎上腺素，對你的生理狀態會發揮幾種作用。其一，心跳和血壓會升高。瞳孔放大。唾液停止分泌，消化也變慢（消化作用是勞力相對密集的程序，在逃離木法沙的追趕時，可沒時間利用身體珍貴的資源去吸收營養）。事實上，血液會離開消化系統，更改路線奔向更重要的地方，例如你的肌肉。肝臟會釋出血糖，而那些對於讓你逃離傷害可有可無的身體其他部位，則會對胰島素產生抗性，確定你的肌肉能得到它需要的所有血糖。免疫系統會被壓抑，血液會變得比較黏稠，因為血小板（讓血液凝固的血球）會開始聚集，這是準備面對流血的警戒措施。

如今，我們被獅子追趕的機會已微乎其微。幸運的話，人身安全真正面臨威脅的情況並不常見。不過，雖然我們的壓力來源已經進化了，但我們面對壓力的反應機制還沒有進化。因此，當你和同事吵架、狂奔到月台上卻眼睜睜看著捷運列車尖聲駛走、或是在車陣中被旁邊一輛十八輪大卡車的空氣喇叭巨響驚嚇的時候，你的體內就會產生同樣的骨牌效應。如果你接連受到多重壓力的刺激，身體的反應有可能會引發嚴重的問題。這就是為什麼說壓力是對所有人一視同仁的惡毒殺手——這套已不合時宜的壓力反應機制長期處在啟動狀態之下，過去可以救我們的性命，但現在卻會促使身體發炎、血糖偏高、胰島素抗性、營養不良、腸道通透性增加等等，族繁不及備載。慢性壓力再加上碳水化合物呢？更是會引發災難的配方。

讀到這裡，你應該對於腰圍變大、大腦就會變小這件事不覺得意外了。[21]我們已經談到很多或許可以解釋這個驚人觀察的因素，除了這項：壓力引發的皮質醇長期偏高。

見過那些腹圍特別凸出，四肢卻細得令人訝異的人嗎？這就是慢性壓力的代表形象。這和一般性的肥胖（腿、手臂、臀部都成比例地向外膨脹）完全是兩回事。這是因為，腹部深處的脂肪，也就是包圍在心臟、肝臟、其他主要器官的脂肪，不只得到的血液更多，而且位於此處的皮質醇受體比皮下脂肪（也就是你可以在皮膚下方捏到的脂肪）多了四倍。[22]皮質醇升高時吃下的所有碳水化合物都會立刻儲存成脂肪，尤其容易變成腹部深處的脂肪（稱為「內臟脂肪」）。這是更危險、更容易引起發炎的脂肪。正因如此，對於承受高度壓力的人來說，攝取高密度碳水化合物的傷害特別大（這也是我們不應該在一大早皮質醇自然分泌最多的時候，就先吃碳水化合物的原因）。

遭遇壓力的時候，你的反應應該分為兩層：首先，應付壓力，其次，要特別注意少吃高密度葡萄糖和果糖。以下是一些其他的紓緩壓力之道：

▶ **冥想，不要服藥**。第一次冥想的人可能會覺得膽怯，但它值得讓你努力適應它。泰國一項針對壓力大的醫學院學生進行的小規模研究顯示，冥想四天就能使皮質醇減少 20%。[23]

▶ **多到戶外走走**。我們和大自然失去接觸，不過僅僅是看著一片綠意都能減輕壓力帶來的生理反應，並增進認知功能。[24] 置身於大自然中，也有助於減少憂鬱的念頭，甚至能促進大腦衍生神經滋養因子（BDNF）的生長。[25]

▶ **用更聰明的方式運動**。交替進行「低度且緩慢」的有氧運動（騎自行車或在大自然中健行）和強度較高的有氧運動。長時間的中強度心肺功能運動（例如在跑步機上跑四十五分鐘）其實可能導致皮質醇增加。我們會在第十章討論這件事。

▶ **找人幫你按摩（或是花錢請人按摩——永遠不會是糟糕的投資）**。洛杉磯的西達賽奈醫療中心（Cedars-Sinai Medical Center）2010 年的一項研究發現，接受五個星期瑞典式按摩的受試者，和只接受「輕輕撫摸」的對照組相比，血清中的皮質醇明顯減少。

▶ **深呼吸**。簡單但有效。呼氣會啟動負責身體「休息與消化」程序的副交感神經系統。

　　長久以來人們已經熟知，皮質醇長期偏高會使大腦衍生神經滋養因子（BDNF）的供給減少，還可能導致海馬迴這類脆弱的組織萎縮，甚至使神經樹突（與記憶有關的結構）退縮。[26] 這一切會使壓力帶來的負面作用增強，因為海馬迴在正常情況下會「否決」不當的壓力反應。所以，反覆承受壓力會損害你控制壓力的能力，研究也證實了這樣的結果。那些承受長期「社交挫敗」的小鼠（也就是跟一個霸凌者被關在一起的小鼠們），記憶力都會明顯受損。如果把藉由學習而產生的神經傳導路徑比喻成可以無限延伸的鐵軌，那麼受到脅迫的小鼠就會在鋪設新軌道時產生困難。

近年的一項研究突顯了一種新的機制，顯示壓力可能損害大腦的長期健康。慢性壓力其實會啟動大腦中的免疫系統、導致發炎，彷彿大腦是把壓力當作感染在對付。發炎是很多神經退化疾病的基礎，這是我在本書中反覆提醒的重點。不過，近年來的研究顯示，長期暴露在壓力荷爾蒙之中，也和阿茲海默症患者典型的大腦類澱粉蛋白斑塊沉積有關。皮質醇長期分泌，已證實會降低猴子大腦中胰島素分解酶的濃度。[27] 胰島素分解酶負責分解大腦中的胰島素與 β-類澱粉蛋白——這種蛋白質會聚集成阿茲海默症患者大腦中典型的斑塊（請再次參看第 99 頁，複習一下胰島素分解酶的簡介）。

如你所見，慢性壓力對我們的認知健康構成重大威脅。但壓力也不是生而平等的！下一章，我們要來探究一種特定的壓力，它會是你大腦的好朋友。

重點整理

▶ 睡眠是神聖的，不容犧牲——它能維持荷爾蒙健康、幫助大腦更妥善地調節情緒，甚至可能有助於減重。

▶ 睡眠也是大腦進行自我清潔的時候，因為新近才發現的膠淋巴系統每晚都提供免費的強力清洗服務。

▶ 高纖、低碳水化合物的飲食，可以幫助我們的睡眠與膠淋巴系統達到最佳狀態。

▶ 斷食可以讓生長荷爾蒙大幅增加，這種荷爾蒙可以保護我們的瘦肉組織不流失。

▶ 吃低碳水化合物飲食的脂肪適應人士，偶爾一天「作弊」吃高碳水化合物的低脂飲食，有助於增加體內的瘦體素濃度，瘦體素可以促進脂肪燃燒、改善情緒。

▶ 壓力管理對於健康至關重要——慢性壓力會使你腹圍變大、大腦變小，還會引發損害認知表現的發炎。

超級大腦食物 No.9：野生鮭魚

　　很久以前，科學家就已證實吃野生魚類可以降低罹患心血管疾病、癌症的風險，甚至能使總死亡率下降。不過，它對大腦的影響又是如何？我很高興你問了這個問題，因為吃野生魚類的人確實在老年的認知能力較佳，記憶力也比較好，甚至連腦容量都比較大！[1] 近年的一項研究中，認知正常的年長者每週吃海鮮多於一次（包括魚、蝦、蟹、或龍蝦），五年後的測試結果顯示，他們和每週吃海鮮少於一次的人相比，語文記憶的退化程度較低，知覺速度的退化也比較慢。對於那些帶有阿茲海默症高風險基因（ApoE4 基因）的人來說，吃海鮮與保護認知功能的相關性更高。

　　這些魚類當中的王者是野生鮭魚，它的含汞量較低，而且富含 EPA 和 DHA 這兩種 Omega-3 脂肪酸（這些脂肪酸的好處，已在第二章談過）。野生鮭魚肉的紅色來自一種特別的類胡蘿蔔素，稱為「蝦紅素」（又稱蝦青素），是野生鮭魚從牠的主要食物磷蝦中攝取的。養殖鮭魚的飼料中會添加蝦紅素，以增加魚身特有的「粉紅」色調，但是野生鮭魚的蝦紅素含量多更多（因此魚肉顏色更鮮豔）。蝦紅素對你全身都有益，好處如下：

▶ 提高認知功能、促進神經生成

▶ 保護皮膚不曬傷，還能讓皮膚變好

▶ 保護眼睛，減少發炎

▶ 改變血脂的比例，讓它對心臟更有保護作用

▶ 有強大的抗氧化效果，能清除自由基

鮭魚對人體的益處，有些似乎是由蝦紅素獨特的分子結構促成的，這種分子結構能保護細胞膜不被氧化壓力傷害。最重要的是，它還可以「啟動」那些能保護 DNA 不受損、讓人不受老化壓力傷害的基因，例如 Fox03 長壽基因（請見第 98 頁）。蝦、蟹、龍蝦也富含蝦紅素，是除了野生鮭魚之外換換口味的好選擇。

　　怎麼吃：炙烤、香煎、水煮、生吃（這只適用於生魚片等級的野生鮭）皆宜。

　　專家小祕訣：所有富含油脂的魚類，包括沙丁魚、鯡魚、鯖魚、鱒魚，都是很好的選擇。我常常帶著沙丁魚罐頭出門，可以當作很方便的點心，或是加入正餐裡。沙丁魚罐頭也是我設計的「健腦碗餐」食材之一（第 316 頁）。不過買魚罐頭時要確認是使用橄欖油（最好是冷壓初榨的），或是只用水煮。

Chapter 10

壓力的好處（如何讓自己更強韌）

「大自然並不『安全』，它積極地破壞並取代、篩選並重組。面臨隨機事件時，只有『堅實強壯』絕對不夠。從歷史的長河看來，即使只有些許弱點的事物都會崩毀，因為光陰無情——但地球存在了大概四十億年，必須堅實強壯到完美無缺的地步，才能避免因為一道裂縫而毀滅。不過完美無缺的堅實強壯是可望而不可即的境界，因此我們需要一種機制，讓各種隨機事件、意外震撼、壓力、變動，都能促使系統不斷再生，而非帶來傷害。」

——納西姆‧尼可拉斯‧塔雷伯（Nassim Nicholas Taleb），《反脆弱：脆弱的反義詞不是堅強，是反脆弱》

長話短說，意思就是：

「那些沒能毀了我們的事物，會讓我們更堅強。」

——尼采（Friedrich Nietzsche）

在宇宙中尋找停滯不動的事物是艱難的任務，因為它根本不存在。天體不是正在緩慢形成，就是正在緩慢崩壞。在地球上，停滯會引起腐壞、崩毀，就像一個沒有活水注入的池塘。人體若停滯不動，則等於判了身體的死刑。

我們就像宇宙中所有的物質一樣，受制於熱力學第二定律：熵。這個基礎物理定律是指，所有體系經過時間的洗禮後，都會從複雜性較高衰退成複雜性較低的狀態。所有的恆星、行星、乃至整個銀河系，都會從秩序井然緩慢轉變成混亂失序，人類的老化過程也是如此。

不過，人類的生命在剛開始時似乎是違反這個定律的，因為孩童身上展現出強大的再生能力。孩童很少罹患心血管疾病（插播重大消息：有愈來愈多孩童拜「標準美式飲食」之賜患上心血管疾病，有的孩子八歲就患病），孩童也不會得失智症，而且據統計，小兒科收治的癌症病例中，將近九成是可以治癒的。不過，人類邁入老年以後，這些「超人」能力好像就消失了。

但如果我們其實可以倒轉時光，重拾孩提時期的復原能力呢？也就是「憤怒地抗拒瀕死光焰」*1。我要告訴你，這是可能達到的，而達成它的方法，是主流社會和醫學文獻中長久以來妖魔化的一種東西：壓力。它，就是對付停滯不動的解藥。

在你表示困惑之前，讓我先說清楚：壓力有兩種。一種是慢性壓力──來自不愉快的工作、伴侶關係惡化、長期財務困難，甚至包括我那位寫健身書籍的鐵人運動員朋友馬克·席森（Mark Sisson）說的「長時間有氧運動」（稍後就會說明）。這種壓力會導致熵加速增加與身體衰敗，會導致皮質醇這種荷爾蒙長期偏高，因而減弱肌力，並使體脂肪轉移到腹部，還會導致大腦重要部位萎縮，甚至加速老化進程。

但急性的（或是暫時的）壓力，則完全是另一種怪獸，是我們對抗熵的最有力武器之一。這種壓力有很多種型態，可能是學一種樂器、玩一種特別困難且逼真的電玩，或是聽一堂燒腦的課時產生的心理壓力；也可能是生理上承受的壓力，包括運動、短期斷食、極冷或極熱，甚至是吃某些「高壓力」食物。

---

* 1.「憤怒地抗拒瀕死光焰」一句出自英國威爾斯詩人狄倫·湯瑪斯（Dylan Thomas，1914~1953）的著名詩作《不要靜靜走入長夜》（*Do Not Go Gentle Into That Good Night*），原句為 "rage against the dying of the light"。電影《星際效應》（Interstellar）引用這首詩，被認為是呼應結局中兩名年老人類停留在遙遠星球永保青春。

我最愛的生物學原理「毒物興奮效應」（Hormesis），是指小劑量的壓力能讓細胞運作更有效率，改善人體長期的健康。舉例來說，這類壓力包括高強度健身、在三溫暖烤箱中大量流汗、短期熱量限制（也就是間歇性斷食）。這些特定壓力如果劑量太重，可能帶來傷害，不過如果是小劑量，細胞就能適應，變得更強壯。在這一章裡，我們會探究要如何利用毒物興奮效應來大幅強化認知能力，幫助你活得更好又更久。

運動

「哪，你看看，你必須用盡全力地跑，才能保持在原地。如果想去別的地方，你跑的速度還得再加快一倍！」

——紅皇后，英國作家路易斯・卡羅（Lewis Carroll）作品《愛麗絲鏡中奇遇》（*Through the Looking-Glass*）中的角色

我向來非常害怕運動比賽。爸媽夠大膽把我送去夏令營的那幾個暑假，我遇到美式足球、足球、躲避球等等比賽都會拖拖拉拉，更傾向於選擇射箭、玩火箭、捏陶等活動（而且該游泳的時候，我總是因為害羞而不敢脫衣服，好在長大後我已經擺脫這種不安全感）。中學的時候，很多同儕都加入籃球隊，我則是比較喜歡寫電腦程式。

直到我知道運動可以帶來更強壯、更結實的身體，才開始想去健身房。我漸漸發現，食物和運動就像「程式碼」，能和我內建的生理程式溝通。現在回頭看，我發現讓我被程式設計吸引的回饋迴路，在健身時同樣也會出現，包括簡化程序和除錯的能力。這些回饋迴路刺激多巴胺分泌，讓一個害羞內向的十六歲男孩對於寫程式樂此不疲（當然，因此更受女同學注意的感覺也不賴）。

運動是改善認知功能、情緒和神經可塑性最有名的方法之一，真的沒什麼

好令人驚訝的。歸根結柢，我們天生就是該活動的物種。但是，人類的生活方式就像飲食一樣，從遠古到現代，經歷了翻天覆地的轉變。當人類還是以狩獵採集維生時，需要徒步幾萬哩，不是在走路、健行，就是在跑步──而不是在書桌前、列車上，或是塞在車陣中的汽車裡一直坐著。

我們到底有多適合運動？科學家近年曾分析原始人類的腳印化石，從平均跨步幅度看來，我們的祖先至少可以跑得像奧運一百公尺短跑冠軍尤賽恩·波特（Usain Bolt）一樣快。我們身體的其他跡象也很明顯：擅長藉由流汗來散熱，而且腿長、膝蓋寬、腳後跟的阿基里斯腱像彈簧一樣（姑且不論其名，阿基里斯腱其實是動物界最強壯的軟組織）＊2，我們的背部面積相對寬廣，耐疲勞的慢速收縮肌纖維也在全身佔了很大的比例。我們可能也是動物界耐力比較好的運動員。

然而，如今我們買外帶午餐，坐在辦公桌前獨自進食。我們在上班日大多都坐一整天，連通勤時也是。下班回家後，我們又坐在沙發上，狂看電視好幾個小時。近幾年的研究已經驗證，長時間久坐對我們是有害的。因為傷害太大，有些專家甚至說，久坐對人體的有害程度相當於吸菸。也許聽來誇張，但久坐過度已證實和早死有關──全世界每年的死亡人數中，有4%與久坐有關。[1] 不過，只要每天多活動一點點，就能大幅降低久坐與早死的關聯。[2] 美國猶他大學（University of Utah）一項研究發現，只要每坐一小時就走路兩分鐘，就能使早死的風險大幅減少33%；英國劍橋大學的研究則顯示，一小時的中強度運動就能完全消除久坐一天的早死機率。[3]

此外，不斷有研究證實，運動可能也是大腦的萬靈丹，無論認知能力是正常或是受損，運動都會有幫助。它既是藥，也是補品，能讓我們脆弱的器官包

＊ 2. 腳後跟腱被稱為阿基里斯腱（Achilles tendon），源於希臘天神阿基里斯出生時，其母海洋女神忒提斯（Thetis）捉住他的腳踝，將他放入冥河裡浸泡，日後他全身近乎刀槍不入，只有腳後跟因被抓住而沒有沾水，成為全身唯一的弱點。

圍在各種「智慧型」分子組成的化學雞尾酒中，成分從強力抗氧化劑到神經生成因子一應俱全。讀完這一章以後，你會知道，要怎麼運動才能讓認知能力獲得最大的益處。

大腦生長推手

好了。現在你相信運動有多棒了。那要怎麼開始呢？

你可以訓練兩大主要的能量系統——有氧和無氧。簡單講，有氧運動類似長途騎自行車或健行，無氧運動通常涵蓋重量訓練和短跑。我們可以把有氧運動想成是燃燒脂肪和氧氣，後者則是燃燒糖。

有氧訓練能讓心跳加快，並且可以持續比較長的時間。人體一天當中絕大多數的時間都是在有氧呼吸的狀態下運作，有氧運動只是在類似的代謝情況下，增加代謝的強度和需求。

有氧運動

低度且緩慢！

▶ 健行

▶ 騎自行車

▶ 長距離快走

▶ 輕緩瑜伽

所有型態的運動都有助於增加通往大腦的血流量，把身體迫切需要的氧氣和營養素推向生理控制中心，不過有研究證實，有氧運動特別能增加大腦衍生神經滋養因子（BDNF）。我在這本書中已經用「大腦的奇蹟肥料」、「大腦的

終極肥料」來形容 BDNF 促進神經可塑性、保護腦細胞的強大效果，不過我承認，這些概念看起來還是蠻抽象的（可惜，我們無法在鏡子裡看到海馬迴在伸展）。但如果你有核磁共振掃描儀，就能看到 BDNF 促進大腦生長的效果。

2011 年發表的一項重大研究，就讓科學家有機會這麼做。[4] 研究中有一百二十名認知能力正常的成人受試者，其中半數受試者規律進行每週三次的有氧運動計畫，一年後，研究人員為受試者做磁振造影，發現有氧運動使受試者大腦的海馬迴體積增加了 2%。這增幅看似微小，你可能會嗤之以鼻，但你得先知道，人在年滿五十歲後，海馬迴會每年萎縮 1% 至 2%。事實上，對照組的受試者就有海馬迴萎縮的現象，磁振造影顯示，他們的海馬迴萎縮的程度，跟運動組受試者海馬迴增加的程度是一樣的。研究人員特別指出，有氧運動把海馬迴的時鐘倒轉了一至二年，而海馬迴是大腦的記憶形成中樞。在我寫書的當下，人類已知的宇宙中還沒有任何藥物有這麼強大的威力。更讓人振奮的是，運動組獲得的好處不僅是腦容量增加，前往熟悉地點時需要用上的記憶功能也變得更好。

用克洛素包覆大腦

克洛素（KLOTHO）是一種攸關長壽的蛋白質，依據希臘神話中命運女神之一的名字克洛托（Clotho）命名，克洛托紡出了生命之紗。如果克洛托真的存在，知道她與這種能「抑制老化」的蛋白質有關聯，應該會很高興。克洛素的職責之一，是讓神經突觸（進行神經溝通程序的微小連接處）連接得更緊密、更完好。

除了能讓健康的大腦減緩老化以外，克洛素也對改善認知能力有顯著效果。[5] 大約每五人中就有一人帶有能製造更多克洛素的基因，而近年的一項研究顯示，帶有這種基因的人，接受廣泛的認知能力（包括語言、執行功能、視覺與空間智能、學習與記憶）測試時，平均分數比沒有這種基因的人高出六分。你可能想大喊：「看吧，都是基因的問題！」不過好消息是，有氧運動也可以增加人體的克洛素。而且，克洛素像 BDNF 一樣，發揮效果的程度和體能狀態息息相關。因此你做的運動愈多（體能狀況變得愈好），每次運動時提升克洛素的效果也愈好。[6]

不過，增大海馬迴的好處，不僅止於幫助避免老化。海馬迴不但是阿茲海默症患者大腦中率先受攻擊的區域，也很容易被慢性壓力傷害。當身體的「戰或逃」機制被過度刺激，造成皮質醇長期偏高，海馬迴就可能受到傷害。這會產生負面的回饋迴路，因為大腦回應一件事時會有多冷靜（或多瘋狂），主要是由海馬迴在控制，原因是大腦中涉及恐懼與情緒的區域，會先「徵詢」海馬迴的意見，再決定如何做出最好的回應。研究顯示，用運動強化海馬迴這個攸關記憶力的構造，能強化大腦，讓它在面臨心理壓力時復原得更快。

運動：失智症殺手？

在本書中，「載脂蛋白基因 E 第四型對偶基因」（ApoE4）一再出現。雖然帶有這種基因不等於會失智，但它是目前已知的唯一一種阿茲海默症風險基因，帶有一套或兩套這種基因的人，確實比較可能出現認知衰退的情況。研究顯示，運動可以把這種基因對大腦的影響消除一部分。能有這種效果，部分原因是運動可以將大腦的葡萄糖代謝「正常化」（在第六章談過，帶有 ApoE4 基因的人，大腦的葡萄糖代謝會降低），減少斑塊堆積（帶有 ApoE4 基因的人，大腦斑塊堆積會加速）。有趣的是，ApoE4 對偶基因被認為是 ApoE 基因中的「祖先」（也就是最古老的），在人類必須採獵食物的時代就出現了。它和現代疾病的負面關係，可能只是人類近年運動量相對變少的後果，而我們遭到食品業破壞的飲食習慣，又將這種負面關係放大了。

如果神經衰退是不運動的後果，多運動是否真的可能翻轉已經受損的認知能力呢？2013 年曾有一項針對這個問題的研究，結果發現，不運動且有輕度知能障礙的人，在規律運動三個月後，記憶力和腦細胞的運作效率都變好了。[7]這項研究也包括一組認知能力正常的對照組，運動對他們也有類似的效果；更重要的是，受試者的心肺耐力只增加了 10%，顯示只要體能有一點點改善，認知能力就會大幅進步。

2015 年發表的追蹤研究更發現，健康的年長者和有輕度知能障礙的年長者，都可因為運動而使大腦皮質增加。皮質是大腦的包覆層，會在阿茲海默症晚期大幅萎縮。打一個非常簡化的比方：我們可以把皮質看成是大腦的硬碟，海馬迴則是大腦的鍵盤，記憶由海馬迴輸入後，就存在皮質裡。體能改善最多的受試者，皮質層也增加得最多。這類研究非常重要，因為輕度知能障礙是認知衰退的關鍵階段，可能演變成阿茲海默症或其他型態的失智症。

強化新陳代謝

「無人有權在體能訓練上只是業餘者。人若活到老都未曾得見自己身體所能呈現的力與美，殊為可恥。」

——蘇格拉底，約於西元前 400 年

有氧運動是用新的腦細胞強化大腦的主要方法，無氧運動則是讓這些細胞保持健康與代謝效率的最佳工具。

有氧運動可以持續幾個小時（尤其是低強度至中強度的運動），但無氧運動就不同了，它的代謝型態是藉由高強度的體能活動爆發出來的，因此運動時間不可能持續太久。這類運動包括以全速短跑十至二十（或甚至三十）秒，休息一下，然後再重覆。阻抗訓練（例如舉重）也是無氧運動。每個人的無氧運動門檻不同，但原則是相同的，那就是讓身體過度負荷一小段時間，強烈刺激細胞去適應、變得更強壯、運作更有效率。

無氧運動

困難又快速！

▶ 所有「爆發性」運動（例如短跑、高強度自行車、划船、戰繩訓練（battle ropes）

▶ 舉重

▶ 攀爬陡坡

▶ 間歇型訓練

▶ 等長收縮訓練（Isometrics）

▶ 強力瑜伽

無氧運動的明顯好處是，持續一段期間後，肌肉量會增加。這對於維持體重特別有幫助。無氧運動本身燃燒的熱量雖然比有氧運動（例如在跑步機上長跑）要少，但即使只增加一點點肌肉，都對長期減重有益，因為身上的肌肉量愈多，身體的工作能力就愈強，可以承受比較高強度的活動，也能吸收更多熱量但不會囤積成體脂肪。每當你健身時達到「乳酸閾值」時，也就是肌肉開始發熱顫抖、做不到要做的動作，那就是肌肉中儲存的碳水化合物已耗盡，身體已變成一枚能量海綿。這代表你在吃下米飯或地瓜等澱粉類食物後，其中的碳水化合物更可能被運送到你的肌肉細胞，並儲存在其中，等著作為下次健身時的能量。增加肌肉量也表示，身體為了供應能量給這些肌肉，必須燃燒更多熱量，即使你只是在超市排隊等候結帳。

用運動把自己推到生理極限的好處，不只是穿泳裝時能展現傲人身材，從最微觀的層次看來，你的粒線體（細胞製造能量的胞器）也能感受到需求增加帶來的負荷。部分原因是粒線體製造的活性含氧物會大增，這是代謝的正常副產物。你可能知道活性含氧物的另一個名字——自由基。在一般情況下，我們要讓體內的自由基保持在最少量，但在運動時，自由基增加是強大的訊號發送機制，啟動基因和細胞一連串保護人體的行動——並讓我們在未來面對壓力時能更快恢復。

【醫師小提醒】
遵從你的生理需要

偶爾感覺憂鬱，是人活在世上很正常、甚至很健康的一面。但如果憂鬱變成負面的自我對話，請記住：除非你有規律運動的習慣，否則別評斷自己的想法或情緒。如果你養狗卻沒有每天遛狗、沒有帶牠出去玩耍到處跑，會被認為是虐待動物；但是，對於自己不運動，我們好像就認為沒關係。在你覺得忙碌或疲累時，運動應該是最後放棄而不是最先忽略的事。曾有研究將運動與各種抗憂鬱藥進行對照實驗，結果顯示，一周三天的溫和運動，就能產生和藥物一樣的效果，更讓人開心的是，它完全沒有副作用！對待自己至少要像對待狗狗一樣好——這是你應得的。

進行無氧運動時，會激發一種酶生成，它叫作「腺苷單磷酸活化蛋白激酶」（adenosine monophosphate-activated protein kinase，簡稱 AMPK）。AMPK 是新陳代謝的「總開關」，就像粒線體的音叉，能增加脂肪燃燒與葡萄糖的攝取量，啟動廢物處理機制，清出細胞的垃圾（包括回收老舊而受損的粒線體）。啟動 AMPK 對於增強細胞活力的效果非常強大，因此科學家已經在研究：能刺激 AMPK 生成的糖尿病藥物 Metformin [*3] 是否能用於「防老介入」（也就是抗老化）（初步研究顯示，它或可改善阿茲海默症的初期症狀，並且有助於降低罹患阿茲海默症的風險）。但是，要啟動 AMPK，其實不需要服藥，更不必忍受藥物的潛在副作用，因為短時間的爆發性高強度運動就能達到效果。

AMPK 強化代謝最重要的方法之一，就是刺激更多粒線體生成，這個過程稱為「粒線體生合成」（mitochondrial biogenesis）。人體內的粒線體數量多，一般認為是好事，因為肌肉長期不使用、久坐不動、老化等原因，都會分別導致粒線體的成分和功能衰退。

讓肌肉產生新的粒線體，能增進體能與代謝健康——包括胰島素敏感度。這就是為什麼用無氧運動（如重量訓練和短跑）來刺激 AMPK 生成，是翻轉胰島素抗性最著名的方法，跟改變飲食一樣[①]。但 AMPK 不只能刺激肌肉組織內的粒線體大幅增加，也能對脂肪細胞發揮同樣的效果，這個過程稱為「棕化」（browning）。棕色脂肪是富含粒線體的脂肪組織，科學家過去本以為它只存在於新生兒體內。它的主要功能是在我們覺得寒冷時燃燒熱量，讓身體暖起來（這個過程叫作「生熱作用」〔thermogenesis〕）。

動物實驗顯示，藉由運動刺激的「粒線體生合成」作用，也會發生在大腦細胞。[8] 這顯示，運動不僅可能對抗心理疲勞與認知能力老化，對於和粒線體失

＊3. 二甲雙胍，常見商品名為伏糖錠、庫魯化錠等。
①很多肥胖及胰島素抗性的病患，都會聽說要盡量「多做有氧運動」來減重，但這種建議忽略了增加肌肉會是更恰當的目標，因為可以恢復胰島素敏感度。

調有關的神經退化疾病可能也有幫助，包括阿茲海默症、帕金森氏症、肌肉萎縮性脊髓側索硬化症（俗稱「漸凍人症」）。英國倫敦國王學院一項雙胞胎研顯示，腿部力量（人體最大的肌肉）和腦容量有強烈關聯，在研究進行的十年間，腿部肌力較強的人，認知老化程度也較低。運動能刺激大腦細胞的「粒線體生合成」作用，可能是原因。[9]

這種種原因告訴我們，無氧運動是優化大腦健康與認知能力的方程式中非常重要的一環。維吉尼亞大學夏洛特維爾分校（university of virginia in charlottesville）運動生理學實驗室主任亞瑟・威特曼（Arthur Weltman），在接受「科學新聞」網站（ScienceNews）訪問時把這個觀點說得再好不過：「要讓生理系統適應不同的環境，必須先讓它們過度負荷。」無論是去舉重室「舉起重物」、在固定式腳踏車上全速快騎幾分鐘（休息後再重複），或是在有氧運動中加入幾次全力衝刺，在運動計畫裡加入無氧運動，都是讓認知功能達到最佳狀態的重要機會。

高劑量抗氧化劑──細胞的拐杖？

運動讓自由基帶來的壓力短暫升高，是細胞機制變得更強大的訊號。沒有這種壓力，運動就沒那麼有效。西班牙瓦倫西亞大學的研究證實了這一點。這項研究讓運動員在訓練前先服用高劑量的抗氧化劑維生素 C。結果他們不僅運動成績變差，前面提到的運動益處（擴大抗氧化物的效果、粒線體生合成作用）都消失了。[10]

這樣的研究突顯了一個重點：高劑量的抗氧化保健品可能有負面作用。在生理方程式中加入過量的抗氧化物補充劑，反而會阻擋強化身體必要的刺激，因此我不建議補充過量的抗氧化劑。比較聰明的做法是用運動和其他方法，引誘身體自行增加抗氧化物的生成（效果遠比另外補充的抗氧化劑更強大），並且多吃富含抗氧化物的全食物，如酪梨、莓果、羽衣甘藍、青花菜、黑巧克力（正好都是「超級大腦食物」的成員）。

如何讓運動發揮最大效果

如你所見，有氧和無氧運動對大腦和身體都有獨特的好處，遠遠不只是能燃燒熱量而已。但是你得多努力才能獲得最大的益處呢？很驚訝吧，遠比你以為的少很多。最新研究顯示，做有氧運動應該要久一點、慢一點，無氧運動則應該短一點、強度更高一點。絕對要避免「長時間有氧」運動，或持續的高強度訓練，例如每周多次長跑四十五分鐘。我們為了刺激身體適應變化而對身體施加的壓力是有頂點的，超過這個頂點不見得會更好。舉例來說，長期跑馬拉松的選手，會有瘦肉組織流失、睪固酮濃度降低、腸道通透性增加等問題，甚至還有心肌與心臟電傳導系統受損的現象，因而導致危險且威脅生命的心律不整，更別提動輒跑數萬步對關節造成的磨損。

所以，運動到什麼程度最恰當呢？基本上，與其折磨自己全程一臉痛苦地長跑四十五分鐘，不如健行九十至一百二十分鐘，還能一邊走一邊談笑風生。緩慢而低強度的運動，例如健行，也能幫助淋巴液在全身上下流動、促進微血管床增生，並且維持關節的健康。除此之外，運動時只把 20% 的時間花在以90% 至 95% 的力氣短跑，和全程持續不斷進行有氧運動相比，改善心肺功能與耐力的效果是一樣的！

適當的例行運動模式應該要打散在整體的生活方式裡，包括有氧運動（長距離步行、健行、騎自行車上下班等等）和集中式的費力無氧運動。如此一來，可以藉由有氧運動促進 BDNF 生成，使神經可塑性達到最佳狀態；又可藉由無氧運動達到增強代謝的效果。

　　在一次健身中結合有氧和無氧兩種運動，是辦得到的。例如，如果你喜歡重量訓練、討厭跑步，只要縮短每一組重訓之間的休息時間，就可以同時產生有氧運動的效果。或者，你也可以在一星期裡某幾天只做無氧運動、另幾天只做有氧運動。無論你怎麼選擇，只要堅持你喜歡的方式，並且交替進行不同強度的運動就可以了。此外，每週一到兩天休息不運動，可以確保不會發生適得其反的「過度訓練」。

　　一星期的運動可以這樣安排：

週一	週四
重量訓練	重量訓練
A 方案：深蹲、硬舉、壺鈴擺盪、臥推、伏地挺身、雙槓屈臂支撐、划船、跨步蹲	A 方案：深蹲、硬舉、壺鈴擺盪、臥推、伏地挺身、雙槓屈臂支撐、划船、跨步蹲
B 方案：「推舉」訓練：臥推、上斜臥推、過頭上推、戰繩	B 方案：「拉舉」訓練：引體向上、划船、二頭肌彎舉、直腿硬舉、戰繩
週二	週五
瑜伽	瑜伽
週三	週六
騎自行車上下班	公園短跑
	週日
	長距離健行或走路

高熱環境

如果說有哪個民族一手把高熱療法推進主流，那非芬蘭人莫屬。在芬蘭，三溫暖是日常生活的一部分，平均每個家庭都有一套三溫暖設備！[11] 有些三溫暖設置在看起來最不可能的地方——一座廢棄的電話亭裡、一艘船上、或者是一輛固定式露營車裡。在一部怪誕的紀錄片《蒸騰的生命》(Stream of Life，暫譯) 中，收錄了這些三溫暖設備的畫面，記錄這個水汽氤氳的全國性休閒活動。在其他國家，三溫暖通常是在 Spa 會館或高檔健身房才有的設施。

你可能嗤之以鼻，認為三溫暖不過是讓人流流汗的休閒活動，但科學界已證實，三溫暖是能有效調節健康狀況的活動。一項近期的研究在實驗與觀察兩方面都證實，溫熱療法能強力鍛鍊大腦，或許可以有效保護大腦避免老化。

熱休克蛋白：蛋白質保鑣

坐在很熱的三溫暖設備裡，會對身體產生一種壓力，叫作「熱壓力」。人類在東非的氣候中鍛鍊出身體的高度適應力[*4]，身體知道在高熱環境下可能致命，因此自行採取預防措施來保護自己。其中一種保護措施，就是啟動熱休克蛋白（heat shock proteins，簡稱 HSPs）。顧名思義，高熱溫度是讓熱休克蛋白啟動的主要變數，不過運動和寒冷溫度也會啟動熱休克蛋白。

熱休克蛋白會保護其他蛋白質，讓它們避免「錯誤摺疊」（misfolding）。蛋白質錯誤摺疊會帶來廣泛的影響。蛋白質獨特的 3D 立體結構，讓它們容易被各種受體辨識，因此能發揮有如「鑰匙開鎖」的作用，使它們能在全身各處執行很多重要工作。錯誤摺疊的蛋白質會變形，不但能發揮的作用減少，還會讓免疫系統無法辨識，可能會引發自體免疫反應。

蛋白質錯誤摺疊也會導致幾種大家很熟悉的疾病：阿茲海默症、帕金森氏症、雷維體失智症等。這些疾病都屬於「蛋白質構象疾病」，也就是蛋白質錯誤摺疊後聚積成斑塊。導致阿茲海默症的是 β-類澱粉蛋白；導致帕金森氏症和路易氏體失智症的則是 α-突觸核蛋白（alpha synuclein protein）。不過，任何人體內其實都會形成這些斑塊，不只是失智症患者。盡可能預防這些斑塊形成，是很值得的──況且，只要坐在三溫暖設備裡就能辦到。

2016 年發表在《年齡與老化》（*Age and Ageing*）期刊的一項研究，率先提出大規模的人口數據，顯示經常使用三溫暖確實有助於防止大腦衰老。研究追蹤逾二千人超過二十年，顯示每週使用烤箱四至七次，罹患阿茲海默症或其他失智症的風險會降低 65%，即使研究人員已經把第二型糖尿病、社經地位、心血管疾病等風險變因納入控制，仍呈現出這樣的結果。

[*4]. 過去人類學界普遍認為最早的智人是在近二十萬年前起源於東非，不過 2017 年發表的兩項研究指出，人類學家在摩洛哥掘出了大約三十萬年前的智人骸骨化石，顯示人類的起源地可能是整個非洲。

能促進大腦生長的大腦衍生神經滋養因子

誰不想偶爾享用一頓免費的午餐？運動是讓大腦受到大腦衍生神經滋養因子（BDNF）滋養的好方法，而熱壓力（例如健身後使用三溫暖）能讓運動增加的 BDNF 更上一層樓。[12]

為了進一步探究運動與環境溫度之間的綜效，美國休士頓大學科學家研究了小鼠在華氏四十度（約攝氏四度）的寒冷溫度或華氏九九・五度（攝氏三七・五度）的炎熱溫度中跑步對神經系統的影響。[13] 結果顯示，在兩種環境下，小鼠的大腦海馬迴中都增生了大量的神經元，儘管牠們跑的距離都比在室溫下跑步的對照組少很多。這顯示了在寒冷或炎熱的環境溫度中做短時間的運動，就能使運動對大腦的好處加速產生——對於講求效率或行動不便的人來說，都很有幫助（當然，如果你的身體有疾病，一定要先詢問醫師這麼做安不安全）。

仰慕我的髓鞘嗎？

催乳激素是一種功能廣泛的荷爾蒙，男女體內都有，但它最出名的作用是讓快當媽媽的婦女開始分泌乳汁。催乳激素對大腦的影響也非常耐人尋味，經證實可重建大腦中的髓鞘，也就是隔絕神經元的保護層，讓大腦可以運作得更快。[14] 懷孕婦女的催乳激素分泌會大增，而多發性硬化症（髓鞘會遭受攻擊的自體免疫疾病）患者懷孕時，症狀也會緩解。

別擔心，懷孕不是促進催乳激素分泌的唯一方法，高熱環境也能大幅增加體內的催乳激素。一項研究顯示，男性若待在攝氏八十度的三溫暖裡，催乳激素會增加十倍。另一項研究則顯示，女性若有使用三溫暖的習慣，在乾的烤箱內待二十分鐘後，催乳激素就會大增 510%。[15]

用三溫暖促進催乳激素分泌，可以治療多發性硬化症嗎？如果是已經罹患多發性硬化症，使用三溫暖要非常小心，因為已有研究證實，對溫度敏感的多發性硬化症病患，使用三溫暖後認知功能會暫時退化。至於用三溫暖來預防多發性硬化症，則還是未知的領域——不過基於前文所述，這麼做當然可能是有效果的。

你是長期溫度控制的受害者嗎？

數百萬年來，靈長類與早期人類都經歷過種種生理壓力，包括氣溫的變化。但今天的人類已經缺乏這樣的「熱運動」，這可能損害我們的健康與大腦功能。不過，溫度到底該極端到什麼程度，才能引發人體的正面效應呢？答案是，不必太極端。即使只暴露在微寒的溫度中，都能引發「非顫抖性生熱作用」，也就是身體會自己暖起來，避免體溫流失。要達到這個目的，體內棕色脂肪裡負責製造能量的粒線體，必須多燃燒熱量。棕色脂肪是我們希望能增加的脂肪，因為它可以讓代謝變得更好。棕色脂肪積極地燃燒熱量，讓「非顫抖性生熱作用」佔了人體代謝率多達 40%，成為一種強力運動，而你連動都不必動！

暴露在寒冷環境中對荷爾蒙的好處不少，其中一個很棒的例子是：研究人員讓第二型糖尿病患者每天在華氏六十度（攝氏十五・五度）的微寒溫度中待六小時。短短十天，他們的胰島素敏感度就大幅改善 40%。[16] 你可能想到在第四章談過，胰島素敏感度與大腦健康和腦力有高度關聯。其他研究則顯示，處在更不冷的華氏六六度（攝氏約十八・九度）溫度中，仍然能引發生熱作用（也就是為了保暖而燃燒熱量），同時對代謝也有好處。

如果你想到要處在這種其實不冷的溫度中，還是忍不住抓起離你最近的毯子，別緊張。告訴你，我們愈常身處寒冷一點的溫度中，對健康就更有幫助。如果我們在心理上適應比較冷的溫度，好處會更大。所以，下次當你站在調溫器前想著要把室溫設在幾度時，請記住，長期處在舒適氣溫中，和糖一樣會促使代謝混亂。

間歇性斷食

　　間歇性斷食是增進活力、改善健康的最佳方法之一，近年來有愈來愈多人知道。在第六章，我曾談過間歇性斷食可以怎樣藉由降低胰島素而促進生酮（酮是大腦比較喜歡的燃料），不過把斷食當作一種激發本能的壓力源，還能啟動很多我們談過的修復基因，增加抗氧化作用與 BDNF 生成。

　　身體把這些沒有進食的「休息」時段當作大掃除、回收受損蛋白質、重建免疫系統的機會（好像「警衛換班」）。在古代，我們的身體本來就知道會有斷食期，因為並不是一年到頭都會有充足的食物。時至今日，人類才不得不承認，沒食物的時候「不吃」，遠比在忙碌的生活中安排斷食期要容易得多。不過，花心思實行斷食是非常值得的，接下來我們會詳細說明。

　　無論是限制進食時間或間歇性低熱量飲食（稍後會詳述），斷食的好處太多了：

▶ 改善決策能力。[17] 從演化的角度來看，這是言之成理的：如果人類沒有食物可吃就會變得愈來愈笨，還有多少生存下去的機會？恐怕很快就絕種了！

▶ 改善胰島素敏感度。斷食可以改善代謝的健康指標，包括有效利用葡萄糖（和脂肪）作為燃料的能力。

▶ 加強減脂。皮質醇在清晨時分會自然升高，我們體內儲存的脂肪酸和糖在此時得以被內臟動用，作為燃料。實施斷食可以讓皮質醇發揮最大的功能。

▶ 能啟動涉及保護和修復抗氧化物的生存基因。間歇性斷食是立刻啟動 NRF2 因子的最佳方法之一，NRF2 是擴大抗氧化範圍的基因主控開關。

▶ 啟動自噬作用。自噬作用是身體的廢棄物處理系統，能清除細胞廢物（包括可能致癌的受損細胞），其中有很多會促進發炎的成分。[18] 加強這些廢物的清理程序，已證實和動物的生存壽命與健康壽命大增有關聯。

▶ 改善荷爾蒙組成。斷食是提升生長荷爾蒙分泌的最佳方法之一，生長荷爾蒙有保護神經的作用，有助於保存肌肉組織。

▶ 增加大腦衍生神經滋養因子（BDNF）與神經可塑性。斷食是增加 BDNF 的強效工具，BDNF 可以促進任何年齡人士的神經可塑性。神經可塑性是長出新的腦細胞、保護舊的腦細胞的能力，甚至有助於改善情緒。

▶ 促進膽固醇回收。斷食不久後，體內過量的膽固醇就會開始分解成有用的膽汁酸。[19]

▶ 降低發炎、增強對氧化壓力的抵抗力。[20] 有多項研究以伊斯蘭教齋戒月期間每天都必須斷食的齋戒者為對象，結果顯示，他們體內的發炎標記在這段期間大幅降低。

▶ 加強保護神經突觸。一項新研究顯示，斷食可防止神經傳導物質過度分泌，藉此減少突觸的活動。[21]

最受歡迎的間歇性斷食法是「16：8」斷食法，也就是限制進食時間的飲食法。這種方法是一天當中連續十六小時斷食，但在八（或十）小時的「進食時段」可以無限制地吃。你可以依照最適合自己的情況調整「進食時段」的長短②，女性的斷食時段即使縮短一些，效果也一樣好（前面提過，女性的荷爾蒙系統對於缺乏食物的訊號更敏感。這只是一種理論，不過對於較長時間的斷食，女性的反應確實和男性不同）。

記得，在進食時段不要苛待自己。你要在這段時間裡攝取大腦和身體一天所需的健康油脂、蛋白質、高纖蔬菜。記住：營養不良絕對不是最終目標！你

---

②雖然我們推測，把一天當中的進食時段延後，不要一早就吃東西，對於身體的荷爾蒙組成會比較好（讓皮質醇能好好地把身體儲存的脂肪釋出用作燃料），但是也要確定睡前空出足夠的消化時間（大約二至三小時）。吃完東西立刻睡覺會干擾睡眠，也會干擾大腦的維護程序。

的目標只是要恢復合成代謝（儲存）和分解代謝（分解）這兩種狀態的平衡。在斷食時段，你可以想喝水就喝水，也可以喝茶和黑咖啡，都是無熱量的飲料。

另一種斷食法是隔日斷食。伊利諾大學學者克莉絲塔‧瓦拉迪（Krista Varady）研究過這套方法，每隔一天的斷食日，有一段很短的進食時段（中午十二時至下午二時）。也就是在斷食日可以吃一頓正餐，進食日的飲食則沒有限制。[22] 還有其他有效的斷食法，例如連續幾天吃極低熱量的飲食，這叫作「仿斷食飲食法」，是學者瓦特‧朗戈（Valter Longo）提出的構想。對於某些人來說，每兩個月進行一次二十四至三十六小時的斷食，才能讓他們感覺有生理「大掃除」的作用。

雖然間歇性斷食有各式各樣的方法，但其中的作用機轉都類似，如何選擇端看個人喜好。想多嘗試不同方法也不用害怕。很多人覺得，把一天當中不吃東西的時間延長幾個小時，比計算熱量要簡單得多（兩位作者也這麼認為）。

「有壓力」的食物

「劑量決定毒性。」（萬物皆有毒，無物不含毒，唯有劑量能使某物不是毒藥）。

——帕拉塞爾蘇斯（Paracelsus）[*5]

帶來壓力的食物？我知道，聽起來不怎麼令人開心。但是很多你每天都在吃的、最有營養價值的食物，就是藉由向細胞施加壓力來發揮益處。

植物跟很多生物一樣，並不想被吃掉。不過它們比較劣勢，因為面對獵捕

---

* 5. 帕拉塞爾蘇斯（約 1493-1541），生於瑞士蘇黎世，日耳曼文藝復興時期的醫生、煉金術士、占星師。他強調在診療時要結合觀察與既有智慧，被視為當時「醫療革命」的先驅，也被認為是「毒理學之父」。

者無法逃跑，也無法用牙齒、武器抵抗回擊。於是，面對威脅時，它們轉而仰賴化學來自我防禦，生成能毒害昆蟲、真菌、細菌的植化素。這些天然的植物防禦性化學物質，有很多是你已經很熟悉的：橄欖油裡的橄欖油刺激醛、紅葡萄酒裡的白藜蘆醇、甚至包括薑黃裡的薑黃素。不過，如果我們的飲食富含蔬菜，經常攝取的植化素其實多達數千種，而我們才剛開始了解它們對我們的影響——大多數的植化素都還沒被命名呢！

這些化學物質包括多酚，是一大類來自植物的營養素，許多人都知道它有益健康。近期的研究讓人注意到，多酚的抗發炎效果非常廣泛，可以保護身體避免產生和老化有關的發炎，也有預防癌症、心臟病、失智等慢性病的作用。攝取多酚對身體帶來種種好處，背後的運作機制難以捉摸，不過有科學家認為，多酚帶來的「毒物興奮效應」是原因之一。

以下是幾種常見的多酚：

多酚種類	食物來源
兒茶素	綠茶、白茶、葡萄、可可、莓果
黃烷酮	柳橙、葡萄柚、檸檬
黃烷醇	可可、綠色蔬菜、洋蔥、莓果
花青素	莓果、紅葡萄、紫洋蔥
白藜蘆醇	紅酒、葡萄皮、開心果、花生
薑黃素	薑黃、芥末
橄欖油刺激醛	冷壓初榨橄欖油

這些植化素是藉由對人體細胞產生少量壓力為我們帶來好處。我們吃下多酚以後，細胞會出現防禦反應，打開基因活動的開關，增加抗氧化物的產量。

事實上，在多酚的刺激下而生成的抗氧化物，清理自由基的效果更勝維生素 E、C 等常見的抗氧化物。維生素 E、C 的抗氧化行動是「一對一單挑」，也就是一個維生素 C 分子擺平一個自由基。但多酚刺激人體產生的抗氧化物——例如對抗自由基的戰士「麩胱甘肽」，卻可以打敗無數個自由基。[23] 因此，吃富含多酚的食物，就像讓細胞做一次健身，用挑戰它們的方式幫它們解毒、適應、面對壓力更有韌性（要讓身體製造更多號稱「抗氧化物之母」的麩胱甘肽，可以吃更多富含硫的食物，包括青花菜、大蒜、洋蔥、韭蔥、雞蛋、菠菜、羽衣甘藍、草飼牛肉、魚、堅果）。[24]

每一種多酚化合物各有不同的益處，而研究發現，有幾種多酚的好處特別多。冷壓初榨橄欖油裡的橄欖油刺激醛可以幫助大腦自己清理斑塊，讓前面提過的自噬（自動清理）程序力道更強。另一種叫作「洋芫荽黃」（apigenin）的多酚化合物，在洋芫荽（又稱洋香菜或巴西利）、鼠尾草、迷迭香、百里香等植物中含量豐富，它能促進神經生成、強化神經突觸連結。也許「賽門與葛芬柯」*6 就是在吃了洋芫荽以後受到啟發，才寫下那首熱門歌曲！

以下是其他知名的多酚化合物與它們的益處：

多酚	食物來源	益處
白藜蘆醇	紅酒、黑巧克力、開心果	增進大腦的葡萄糖代謝力與認知功能
槲皮素	洋蔥	強化腸壁緊密度，減少腸通透
花青素	藍莓	降低認知能力的老化程度與阿茲海默症風險
黃櫨素	草莓、小黃瓜	降低大腦發炎、保護大腦避免認知衰退

＊6. 賽門與葛芬柯（Simon and Garfunkel）是一九六〇年代知名的美國民謠二重唱組合，他們膾炙人口的歌曲《史卡博羅市集》（*Scarborough Fair*）開頭著名的歌詞就是：「你要去史卡博羅市集嗎？（那裡有）洋芫荽、鼠尾草、迷迭香、百里香。」（Are you going to Scarborough Fair? Parsley, sage, rosemary, and thyme）。

又一個該吃有機食物的理由

科學研究已充分證實，選擇有機農產品，可以避免吃下化學合成的除草劑和殺蟲劑，這些物質不僅會干擾神經傳導物質的運作，還會增加罹患某些神經退化疾病的風險。[25] 另一個要選擇有機品牌的原因則是：在農作物上使用化學合成殺蟲劑和除草劑，會阻礙這些作物發展出自我防禦的機制——也就是我們想要的多酚化合物。[26] 很多研究只比較慣行農法與有機種植農產品所含的維生素，但都忽略了比較兩者的多酚含量。農產品中最有益健康的營養素，不一定是維生素，而是多酚這種天然防禦化合物，吃了以後能加強我們體內的基因修復途徑。

另一大類知名的植物性防禦化學物質，是「硫化葡萄糖苷」化合物。十字花科蔬菜如青花菜、高麗菜、羽衣甘藍等，都富含這類化合物，青花菜芽菜更是目前已知含量最豐富的硫化葡萄糖苷來源，含量是長成後青花菜的二十至一百倍。這些蔬菜經過咀嚼後，其中的硫化葡萄糖苷會與蔬菜中的一種酶結合，在你的口中形成一種新的化合物——蘿蔔硫素。

感謝達爾文，你不是昆蟲，如果你是的話，蘿蔔硫素會毒害你！不過，蘿蔔硫素到了人體內，反而成了抗癌物，還能啟動重要的排毒因子 NRF2，它能大幅增加蘿蔔硫素的生成。[27] 多項動物研究已反覆證實，蘿蔔硫素能直接消除大腦中的發炎現象，即使有高度促發炎的有害物質來踢館，依然有一樣的效果。[28] 因此，科學家已研究蘿蔔硫素是否可能治療與預防帕金森氏症、阿茲海默症、腦部創傷、思覺失調症，甚至憂鬱症——這些都是已證實和過度氧化及大腦發炎有關的病症。一項針對年輕人進行的試驗甚至發現，蘿蔔硫素（自青花菜芽菜萃取）能顯著改善中度至重度自閉症的症狀。不過在療程結束後，症狀改善的成效就減弱了。[29]

十字花科蔬菜與甲狀腺

十字花科蔬菜，如青花菜、白花椰、羽衣甘藍、青江菜、高麗菜，生食名聲都不太好，大多是因為它們所含的某些化合物會干擾甲狀腺功能。這種化合物就是硫化葡萄糖苷，生食咀嚼時，能產生有益健康的蘿蔔硫素。

問題是硫化葡萄糖苷會暫時抑制碘被甲狀腺吸收，這並不是好事，因為碘是甲狀腺製造荷爾蒙的必需元素。在一九五〇年代，缺碘是很普遍的狀況，在其他方面很健康的十字花科蔬菜，卻導致很多人罹患甲狀腺機能低下症，於是政府強制規定食鹽都必須添加碘。這樣問題應該就解決了吧？在當時是的。但是到了今天，有健康意識的人大都把加碘鹽換成無碘鹽，例如海鹽。諷刺的是，人們又開始面臨缺碘的風險了。要對抗缺碘，重要的是多吃海菜（最佳選擇是乾燥海苔或寒天冬粉），還有其他富含碘的食物，如扇貝、鮭魚、雞蛋、火雞肉。三盎司（約八十五公克）的蝦或烤火雞胸肉，各含三十四微克的碘。大約是建議每日攝取量的 23%。與此對比，四分之一盎司（約七公克）的海藻就能提供四千五百微克的碘——建議每日攝取量的 3000%。

在不缺碘的情況下，生吃十字花科蔬菜是非常安全的。重點是要記住，這些化合物都符合一個通用的生理原則：它們是必須吃，但不表示吃愈多愈好。生的十字花科蔬菜可以自由攝取——只要不過量就好。

好了，現在我們可以確定，對的！壓力真的可以做我們的好朋友。這些正面的壓力源是讓大腦和身體更強健的關鍵。要記住，在任何情況下，都應該傾聽身體的反應，並了解這些壓力並不是沒有風險的。但是只要你慢慢起步，引誘你的身體獲得更強大的復原力，不用太久，你就會知道自己可以厲害到什麼地步。

重點整理

▶ 有氧運動應該要「低強度且和緩」，以促進神經生成，並避免「長時間有氧」導致皮質醇的分泌增加。

▶ 無氧運動應該「困難而迅速」，促進肌肉和大腦的代謝補償。

▶ 有氧和無氧兩種型態的運動都很重要！

▶ 運動後使用三溫暖可以發揮輔助效果，不運動時使用則可以促進大腦健康。

▶ 斷食能幫助身體恢復合成代謝／分解代謝的平衡、啟動修復基因、燃燒體內儲存的燃料、降低氧化壓力。

▶ 必吃蔬菜和低糖水果──蔬果富含多酚與其他化合物，能讓細胞有效解毒。

超級大腦食物 No.10：杏仁果

杏仁果[*1]除了是很方便的零嘴之外，也是很有效的健腦食物。原因有三個。首先，杏仁果的皮有益菌質（又稱益菌生）的效果，你也許記得，益菌質對於滋養腸道菌叢非常重要。有研究讓受試者吃杏仁果皮或整顆杏仁果，發現兩者都能使益菌增加、病原菌減少。其次，杏仁果富含多酚——也就是植物性的防禦化合物，對你和你的腸道細菌都有抗氧化效果。[1]第三，杏仁果是脂溶性抗氧化物維生素 E 的豐富來源，維生素 E 能保護神經突觸的細胞膜避免氧化，維持神經可塑性。[2]科學家已發現，年長人士血漿中的維生素 E 濃度降低，與記憶表現較差有關。[3]一項 2013 年進行的試驗甚至發現，高劑量的維生素 E 能明顯減緩阿茲海默症患者的退化，最多能讓病程延緩六個月。研究結果發表在《美國醫學會期刊》。

杏仁果含有大量多元不飽和脂肪，你應該還記得，這是很容易氧化的脂肪。所以，杏仁果和所有堅果，我都比較喜歡生吃。不過，如果你比較喜歡烘烤過的堅果，應該也能鬆口氣，因為杏仁果的脂肪在烘烤過程中還是相對不容易氧化的，這顯示堅果也含有大量的抗氧化物。[4]但是一定要選擇標示「乾烤」（dry roasted）堅果，因為只標示「烘烤」（roasted）的堅果，幾乎一定用品質不良的植物油炸過。

怎麼吃：生吃當作零食，和黑巧克力與莓果混合成「什錦乾果」、或是加入沙拉裡。但是要注意，杏仁果因為含有大量油脂，所以熱量很高，可能在體

---

[*] 1. Almond，其實是扁桃的果仁，又稱大杏仁、杏仁果。杏果的果仁，才是我們所稱的「杏仁」，又稱為南北杏。

內快速囤積。每天最多吃一到兩把的量就好。

　　專家小祕訣：所有的堅果都有益健康。除了杏仁果必吃以外，夏威夷豆、巴西堅果、開心果也是很棒的選擇。開心果的葉黃素和玉米黃素（這兩種類胡蘿蔔素可以加快大腦運作速度）含量比其他堅果都多。它也含白藜蘆醇，這是一種強效的抗氧化物，已證實可以保護並增進記憶功能。[5]

Chapter 11

超級大腦飲食計畫

　　在這一章裡，我們要整合之前所有的章節，歸納出「超級大腦飲食計畫」，詳細解析你必須怎麼吃才能讓認知能力達到最佳狀態。我們也會說明你可以如何微調「超級大腦飲食計畫」，以符合你自己的生理狀態，讓你的認知能力和身體狀況達到自己設定的目標。

　　要吃出大腦的最佳效能，關鍵是要多吃營養密集的食物（例如雞蛋、酪梨、深綠色葉菜、堅果等），不吃會導致荷爾蒙失調、氧化壓力、發炎的食物（例如加工油脂、穀類製品）。一旦你告別了高密度加工碳水化合物與加工油脂，會立刻感受到這些改變：

▶ **體重會減輕**。因為體內受到刺激而分泌的胰島素會大幅減少，讓你的代謝機制有機會把身體儲存的脂肪清理出來，當作燃料使用。還記得嗎？胰島素是合成代謝（生長）荷爾蒙，它就像是通往脂肪細胞的單向閥門，胰島素降低是脂肪燃燒的先決條件。

▶ **活力、耐力都會增加**。採取高碳水化合物飲食的人，經常會在吃糖的時候感覺到精神大振。這表示糖能改善你的整體狀態嗎？錯！它只是治療了沒吃糖的戒斷症狀。脫離碳水化合物上癮的循環，才是讓人持續維持良好狀態的最佳方法。

▶ **可將罹患糖尿病前期／代謝症候群，甚至第二型糖尿病的風險降到最**

低。[1]胰臟分泌胰島素的需求降低，能促使胰島素敏感度達到最佳狀態。

▶ **如果你已經處於糖尿病前期，或已罹患第二型糖尿病，減少攝取碳水化合物有助於讓胰島素抗性消失。**和代謝正常的對照組相比，胰島素抗性與大腦中堆積更多斑塊、認知功能較差有關。有研究將醫師處方的傳統「抗糖尿病」飲食（含有義大利麵、低脂墨西哥捲餅等食物）與完全不含穀類食物的飲食（以蔬菜和健康油脂為主）相比，結果顯示，不含穀類的飲食更能改善健康。

▶ **體內產生的糖化終產物會比較少。糖化終產物是會加速老化的「老化毒物」。**減少糖化終產物，能保護眼睛、腎臟、大腦、肝臟、心臟。如果這些好處還是讓你無動於衷，那麼、讓皮膚減少皺紋和鬆弛的效果也許會讓你心動。

▶ **全身的發炎狀況都會減少，因為發炎而導致的各種症狀也會因而減輕。**發炎是阿茲海默症、帕金森氏症、漸凍人症、自閉症等許多神經退化疾病的共同特性，也是促使身體老化的主要原因。發炎會影響基因，讓你無論外貌或自我感覺都比實際年齡還老。

▶ **能讓你更開心、社交生活更活躍。**發炎會導致各種「疾病行為」，這是為了防止身體受到更多傷害、促進身體療癒，但也會讓人減少社交活動。展現出的狀態包括認知能力降低、憂鬱、嗜睡、無法專心、焦慮。

▶ **飢餓將成為過去式。**一些已習慣高碳水化合物飲食的人也許一開始會出現頭痛症狀，但很快就會過去。如果你原本只餵大腦吃葡萄糖，一旦葡萄糖耗盡，大腦就會高喊「快餵我吃東西！」不過，身體囤積脂肪的能力倒是無止盡的——讓脂肪燃燒吧！

▶ **餐盤會有更多空間放蔬菜。**攝取蔬菜和其中的營養，與大腦運作加速、失智風險降低有直接的關聯。

廚房大清理

點播搖滾歌曲《虎之眼》的開頭旋律（還是你比較喜歡《最後倒數》？也行！）當作配樂[*1]，你要開始徹底盤點廚房的存貨，並且清理掉那些不再適合你吃的食物。拿個垃圾袋，準備把它裝滿──會很好玩的！先從丟掉這些東西開始：

▶ **所有精製、加工碳水化合物**：包括所有玉米製品（還有玉米糖漿）、太白粉、在來米粉。這些食品常見的型態包括洋芋片、鹹餅乾、甜餅乾、早餐穀片、燕麥片、糕點、馬芬蛋糕、披薩麵團、甜甜圈、堅果燕麥棒、蛋糕、含糖零食、糖果、能量棒、冰淇淋和優格霜淇淋、果醬／果凍／蜜餞、肉汁、番茄醬、蜂蜜芥末醬、市售沙拉醬、煎餅粉、加工乳酪抹醬、果汁、果乾、運動飲料、含糖飲料／蘇打水、油炸食品、冷凍包裝食品。

▶ **所有含小麥和麩質的食物來源**：吐司、義大利麵、圓麵包、早餐穀片、烘焙食品、麵條，以及任何成分表中含有小麥麵粉、營養強化小麥麵粉、全麥麵粉、或者雜糧麵粉的食品。大多數燕麥片都含有麩質，除非特別標明「無麩質」的產品。

▶ **含有工業級乳化劑的製品**：成分表中含有「聚山梨醇酯-80」（polysorbate-80）或羧甲基纖維素（carboxymethycellulose）的任何食品。常見的產品有冰淇淋、奶精、堅果奶、沙拉醬等。

▶ **工業化飼養及加工的肉品與乳酪**：穀飼紅肉、來自大型養殖場的雞肉、

---

*1 《虎之眼》（Eye of the Tiger）是美國搖滾樂團「生存者」（The Survivor）一九八二年發行的著名歌曲，也是電影《洛基3》（Rocky III）的主題曲。「最後倒數」（The Final Countdown）則是瑞典搖滾樂團「歐洲」（Europe）一九八六年發行的招牌歌曲。

加工乳酪。

▶ **所有濃縮甜味劑**：蜂蜜、楓糖漿、玉米糖漿、龍舌蘭糖漿或花蜜、一般糖漿、紅糖和白砂糖（別擔心，我馬上就會列出安全的無熱量甜味劑讓你選擇）。

▶ **市售烹飪用油**：乳瑪琳（人造奶油）、植物性奶油、噴霧式食用油，以及菜籽油、大豆沙拉油（有些廠商稱為植物油）、棉籽油、紅花籽油、葡萄籽油、米糠油、小麥胚芽油、玉米油等油脂。即使這些油是有機的，也要全部丟掉。記住，這些油通常也出現在各種醬料、美乃滋、沙拉醬當中，除了讓你吃下被破壞且氧化的 Omega-6 和 Omega-3 脂肪之外，對你沒有任何好處。要改從全食物來源攝取 Omega 脂肪酸。

▶ **非有機、非發酵的大豆製品**：豆腐。

▶ **人造甜味劑**：阿斯巴甜、糖精、蔗糖素、乙醯磺胺酸鉀。

▶ **飲料**：果汁、汽水（正常或無糖都是）、市售果昔。

必備食物：要多儲糧備用

這些食物是在「超級大腦飲食計畫」任何階段都可以隨意吃的，通常不必計算熱量，不過如果你的目標包括減重，那麼要少吃一些高密度脂肪（油、奶油等等）。如果你是要維持或增加體重，可以多吃點脂肪。要記住：除了冷壓初榨橄欖油以外，我們不見得支持大量添加脂肪的飲食，因為純油脂的營養密度並不太高。

▶ **油脂與脂肪**：冷壓初榨橄欖油、草飼牛脂、有機或草飼奶油、無水奶油、酪梨油、椰子油。

▶ **蛋白質**：草飼牛肉、放養土雞和家禽類、放牧豬肉、全蛋（請再參看第

140 頁的健康雞蛋選擇）、野生鮭魚、沙丁魚、鯷魚、貝類和軟體動物（蝦、蟹、龍蝦、貽貝、蛤蜊、牡蠣）、低糖牛肉乾或鮭魚乾。

▶ **堅果與種子類：**杏仁果和杏仁醬、巴西堅果、腰果、夏威夷豆、開心果、胡桃、核桃、亞麻籽、葵花籽、南瓜籽、芝麻、奇亞籽。

▶ **蔬菜：**綜合葉菜、羽衣甘藍、菠菜、甘藍葉菜、芥菜、青花菜、甜菜、高麗菜、洋葱、蘑菇、白花椰、抱子甘藍、德式酸菜、韓式泡菜、醃黃瓜、朝鮮薊、苜蓿芽、四季豆、芹菜、青江菜、西洋菜、蘆筍、大蒜、韭葱、茴香、紅葱、青葱、薑、豆薯、洋芫荽（洋香菜）、荸薺、紫菜、海帶、紫紅藻。

▶ **非澱粉類根莖蔬菜：**甜菜、紅蘿蔔、白蘿蔔、大頭菜、蒲芹蘿蔔（parsnips）。

▶ **低糖水果：**酪梨、椰子、橄欖、藍莓、黑莓、覆盆子、葡萄柚、奇異果、甜椒、黃瓜、番茄、櫛瓜、南瓜、茄子、檸檬、萊姆、可可豆碎粒、秋葵。

▶ **香草植物與調味料：**洋芫荽、迷迭香、百里香、芫荽（香菜）、鼠尾草、薑黃、肉桂、孜然（又名「小茴香」）、多香子、荳蔻、薑、卡宴辣椒（cayenne）、芫荽籽、牛至、葫蘆巴、紅甜椒粉、鹽、黑胡椒、醋（蘋果醋、白醋、義大利香醋）、芥末、辣根、橄欖醬、莎莎醬、營養酵母粉。

▶ **發酵有機大豆製品：**納豆、味噌、豆豉、有機無麩質日式溜醬油（tamari sauce）。

▶ **黑巧克力：**可可含量至少 80% 以上（最好是 85% 以上）。

▶ **飲料：**過濾水、咖啡、茶、無糖杏仁奶、無糖亞麻籽奶、無糖椰奶、無糖腰果奶。

可偶爾吃的食物：要適量攝取

這些食物應該適量地吃，不要一大早就吃，而且要在實行極低碳水化合物飲食兩週後再加入飲食裡。「適量」的意思是，一星期最多吃個幾份就好。再次提醒：請盡可能選擇有機產品。

▶ **含澱粉根莖類蔬菜：** 馬鈴薯、地瓜。

▶ **不含麩質的無加工穀類：** 蕎麥、米（糙米、白米、野米）、小米、藜麥、高粱、苔麩（Teff）、無麩質燕麥、非基改玉米或爆米花。天然燕麥並不含麩質，但常在處理過小麥的機器裡加工，因此遭到污染，所以要特別找包裝上標明「無麩質」的燕麥。

▶ **乳製品：** 無抗生素與荷爾蒙的全脂草飼優格、鮮奶油、硬乳酪，都是可以接受的。

▶ **完整的甜水果：** 雖然低糖水果永遠是最佳選擇，不過蘋果、杏子、芒果、哈密瓜、鳳梨、石榴、香蕉，也能提供各種營養和不同類型的纖維。至於除去水分、含有高密度糖分的果乾類則要特別小心，因為很容易吃到過量。這些水果最好都在剛健身完的時候吃。

▶ **豆科植物：** 豆類、扁豆、豌豆、鷹嘴豆、鷹嘴豆泥、花生。

▶ **甜味劑：** 甜菊、非基改糖醇（赤藻糖醇最好，其次是由白樺樹天然提煉的木糖醇）、羅漢果。

很重要的是，如果要吃玉米或大豆製品，就必須吃有機且非基改的製品，因為這兩種作物往往是最容易經過基因改造的，目的是讓它們禁得起大量噴灑的農藥和除草劑。

請記住，大腦一旦變成脂肪適應狀態，偶爾吃一餐高碳水化合物（尤其是在運動前後吃），不會出什麼差錯。到了這時候，以上表列的食物可以增加份量，但是每天吃的淨碳水化合物（碳水化合物總重減去內含纖維的重量）應該少於七十五公克。

【常見問題】

我的活動量非常大——是不是表示我可以多吃一點碳水化合物？

答：是的，從事激烈運動讓你可以多吃一點碳水化合物——請見「碳水化合物計算金字塔」（第 302 頁）查看你可吃的確實份量。不過，多數人的活動量都不是很大，即使自以為運動很多的人，也無法與我們的祖先相比。

進食計畫

早餐

人類並沒有一大早就必須吃東西的生理需求，最常見的早餐食物只會幫助我們囤積脂肪。[2] 最好的早餐通常是一杯水、或是黑咖啡，或是不加糖的茶。如果你要吃早餐，要確定是以蛋白質、脂肪、纖維為主（例如第 306 頁我的「乳酪感」炒蛋）。

午餐

幾個不錯的午餐選項：

▶ 一大份烤雞肉沙拉（請見第 294 頁的「每日大沙拉」規則）。

▶ 一大碗烤蔬菜佐放牧豬五花肉、野生鮭魚、或是草飼牛肉。

▶ 一整顆酪梨加一個野生沙丁魚罐頭。

晚餐

吃大量蔬菜和正確飼養來源的蛋白質，吃到心滿意足為止！別忘了隨意澆上冷壓初榨橄欖油作為醬料（每人可吃一到二湯匙）。舉幾個很棒的晚餐例子：

▶ 烤抱子甘藍佐冷壓初榨橄欖油、古巴草飼牛肉醬（Picadillo）（見 304 頁）。

▶ 冷壓初榨橄欖油炒青菜（見 315 頁）、野生鮭魚佐胡椒鹽。

▶ 一大份「乳酪感」羽衣甘藍沙拉（見 317 頁）、超酥脆水牛城烤雞翅（見 313 頁）。

點心

▶ 藍莓

▶ 豆薯條

▶ 黑巧克力

▶ 半顆酪梨佐海鹽

▶ 堅果種子類

▶ 低糖牛肉乾或鮭魚乾

▶ 西洋芹佐生杏仁醬

▶ 一個野生沙丁魚罐頭佐冷壓初榨橄欖油（這是我的最愛！）

▶ 撒上大量營養酵母粉的放牧豬皮（我也很愛這一味！）

一週「超級大腦飲食計畫」範例

請見第十二章參看更多食譜。

星期一

晨起：水、黑咖啡或茶

第一餐：二至三顆蛋、半顆酪梨

點心：半顆酪梨，撒上海鹽和冷壓初榨橄欖油。

晚餐：野生鮭魚排、一大份多脂沙拉

星期二

晨起：水、黑咖啡、或茶

第一餐：「健腦碗餐」（第 316 頁）

點心：一把生堅果、藍莓、幾片黑巧克力

晚餐：草飼牛漢堡排、鷹嘴豆泥、炒青菜

星期三

晨起：水、黑咖啡或茶、空腹健身

第一餐：大份多脂沙拉、大蕃薯

點心：一罐沙丁魚或野生鮭魚

晚餐：炒雞肝（第 311 頁）、烤抱子甘藍

星期四

晨起：水、黑咖啡或茶

第一餐：雙面半生荷包蛋佐韓式泡菜、冷壓初榨橄欖油

點心：西洋芹佐生杏仁醬和可可粒（cacao nibs）

晚餐：牙買加聰明餐（第 307 頁）、炒青菜

星期五

晨起：水、黑咖啡或茶、空腹健身

第一餐：「乳酪感」炒蛋（第 306 頁），大蕃薯、半顆酪梨

點心：低糖牛肉乾、紅茶菌一瓶

晚餐：無麩質超酥脆水牛城雞翅（第 313 頁）、炒青菜

星期六

晨起：水、黑咖啡、或茶

第一餐：三顆炒蛋佐蔬菜

點心：放牧豬皮佐營養酵母粉

晚餐：大份多脂沙拉、一罐沙丁魚

星期日

晨起：水、黑咖啡或茶

第一餐：水煮蛋配炒青菜，加冷壓初榨橄欖油

點心：一整顆酪梨加海鹽、一把堅果

晚餐：不吃

關於堅果奶的提醒

「超級大腦飲食計畫」允許喝無糖堅果奶，但是要確定你喝的堅果奶裡，

沒有市售製品非常普遍添加的乳化劑聚山梨醇酯-80和羧甲基纖維素。這些化學物質的用途是讓加工食品增加滑順口感，但動物研究證實，它們在腸道中會導致發炎和代謝異常，因此對大腦來說是潛在的威脅。請見第285頁，了解更多這類化學物質的害處。

還要記住的是，喝一杯八盎司（約二百二十七公克）的杏仁奶，營養價值其實不如吃一小把真正的杏仁果，價格還貴了十倍——一加侖（約三‧七八五公升）杏仁奶所含的杏仁果，大約只值三十九美分（約十二元台幣）。

選擇有機產品

盡可能選擇有機食物。不過，如果有機食物的價格讓你躊躇不前，那就參照美國環保署每年更新的最新版「十二種最髒蔬果」（Dirty Dozen）和「十五種最乾淨蔬果」清單。這些清單列出了慣行農法農產品中農藥含量最少（最乾淨）和最多（最髒）的蔬果。以下是本書撰寫時的最新版清單中，能優化大腦的蔬果分類：

最髒蔬果——應該都買有機產品	最乾淨蔬果——不必買有機產品
羽衣甘藍	蘆筍
甘藍葉菜	酪梨
菠菜	高麗菜
草莓	白花椰
小黃瓜	洋蔥
甜椒	茄子
小番茄	

分區攻佔你的餐盤

說到動物性蛋白質與蔬菜的攝取比例，蔬菜通常要用體積來計算，脂肪則大多要以熱量計算。因為蔬菜會帶來飽足感，但沒有太多熱量。脂肪會是你一天攝取的熱量中最主要的來源，但餐盤上大部分的空間則要留給五顏六色的高纖蔬菜。以大量蔬菜為主的飲食，也能讓烹調過程中（例如肉類）產生的氧化自由基，在進入血管以前就被中和。

遵循「只有一天不開心」原則

在本地牧場飼養、而且可以吃自己喜歡的食物的牲畜，日子過得比較開心，也比較健康。很多本地畜牧業者都悉心照顧他們的動物，並善加對待。飼養的動物一生中「只有一天不開心」（one bad day），讓這些業者引以為豪。呈現強烈對比的是，當今絕大多數家畜是被迫在擁擠的籠子裡過著悲慘生活。牠們吃著會讓牠們生病的飼料，幾乎無法接觸戶外空間，甚至不能接觸其他的家畜。吃動物的肉在人類演化過程中扮演很重要的角色，但是身而為人，人道精神也很重要——況且，選擇人道飼養的肉類，也會讓你和環境都更健康。

我建議遵循以下的原則：只吃那些確定一生中「只有一天不開心」的動物。

每天要吃超大份「多脂」沙拉

要打好飲食根基，最好的辦法之一就是每天都吃一大份沙拉，並加入健康的脂肪和蛋白質。吃沙拉讓你更健康，聽起來好像是理所當然，不過，為自己建立每一天都要吃一大份沙拉的規矩，更能確保你的大腦受到多樣植物性營養素和纖維的滋養。況且，要攝取冷壓初榨橄欖油，沒有比沙拉更適合的媒介了！

無論是午餐吃或晚餐吃，每次吃沙拉，都是讓大腦（和腸道微生物）又一次獲得營養的機會。給自己一個非常大的碗（愈大愈好，我喜歡玻璃碗，可以看到我要吃下去的各種顏色），然後盡情享用吧。選擇營養密度高的蔬菜為沙拉打底——不要選結球萵苣（西生菜），它所含的營養很貧乏，大部分只是水而已，所以請改用深綠色葉菜，菠菜或羽衣甘藍是很棒的選擇。以下給你兩個點子——當然你也可以即興發揮：

▶ 羽衣甘藍、黃瓜、墨西哥辣椒薄片、生的青花菜、葵瓜子、酪梨、烤雞肉、冷壓初榨橄欖油、義大利香醋、鹽、胡椒、檸檬。

▶ 菠菜、芝麻菜、番茄、甜椒、奇亞籽、酪梨、烤蝦、冷壓初榨橄欖油、義大利香醋、鹽、胡椒、切碎的生蒜粒、檸檬。

自製沙拉的好處，就是沒有規則！隨意加入蔬菜，愈多愈好，然後澆上橄欖油，能幫助你吸收更多蔬菜的營養素（包括能加速大腦處理速度的類胡蘿蔔素）。重點是每天都要吃一大份沙拉，至於沙拉的材料可以有很大的變化空間。

能吃乳製品嗎？

據了解，全世界的成年人口中，75% 有乳糖不耐症。哈佛大學公共衛生學院建議的「健康飲食餐盤」（Healthy Eating Plate）當中，近年也限制了乳製品。這到底是怎麼回事？

乳蛋白對胰島素刺激的效果和白麵包差不多，從演化的角度看來，這應該是為了要讓新生小牛快速增加體重。但是牛分泌的乳蛋白特別會代謝出類似嗎啡的化合物，稱為「酪啡肽」，似乎會促使腸道發炎。酪啡肽也證實會與神經傳導物質相互作用，也和頭痛、心理動作發展遲緩、自閉症、第一型糖尿病等疾病有關。[3]

這對於一般人的大腦會有怎樣的直接影響，目前醫學文獻還沒有證實。不過有另一系列的研究，我認為值得一提。牛奶會讓人體內的「尿酸」化合物減少，尿酸值太高會引起痛風，但維持在正常值的尿酸似乎對大腦有強力抗氧化效果，尤其能預防帕金森氏症。喝牛奶和尿酸值降低，這兩件事都與罹患帕金森氏症的風險升高有關。科學家也正在研究提高尿酸值能否減緩帕金森氏症的病程。

基於這些原因，我不建議吃奶油和無水奶油以外的乳製品。不過如果你對牛奶不會過敏，想偶爾享用，請選擇全脂的乳製品。

避開假的「無麩質」食品

不吃含麩質食品，卻改吃高度加工的無麩質替代物（比方大多數的無麩質餅乾和麵包製品），絕對是行不通的——這些食品經常是用高度加工的穀粉和精製糖來製造，可能會使血糖大幅升高，沒有乳糜瀉的人吃無麩質飲食的好處，幾乎都會因此抵消。而且，這些食品通常含有很容易氧化的多元不飽和脂肪，產生的大量自由基會進入血管。一定要選擇原本就沒有麩質的食物，而不是經過工業化改造的仿真食品。

可以喝酒嗎？

關於酒精，一方面有研究指出，適度飲酒的人（男性每天最多兩杯、女性一杯）通常健康狀況比較好；但是另一方面，乙醇（也就是讓我們醺醺然的成分）也是一種神經毒素。如果只看大腦受到的影響，研究結果就不那麼令人陶醉了：一項長達三十年的研究發現，即使是有節制地飲酒（每星期喝五至七份酒），大腦海馬迴縮小的風險也會增加到滴酒不沾者的三倍。[4]

酒是社交場合的潤滑劑，也是紓壓良方，適度飲酒帶來的精神助益並不小。如果我們身處一個理想的世界，人人都會有良好的紓壓機制，能少量喝酒，每星期最多喝一到兩杯——但我們並不是整天只是在森林裡嬉戲撿野莓、完全沒有壓力的活著。雖然我的建議是完全不要喝酒，但如果你選擇要喝，這裡也提供一些訣竅，盡量讓你在喝酒時也能維持大腦的健康。

▶ **不要在睡前喝酒**。酒精會明顯降低睡眠品質，影響睡眠期間多種荷爾蒙的分泌，尤其是生長荷爾蒙。[5]

▶ **遵循「一比一」原則**。喝完一杯酒後，一定要喝一杯水。酒精會刺激腸道，一旦腸道受到傷害，就比較難再補充水分。

▶ **在水裡加一點鹽**。酒精是一種利尿劑，可能導致鈉這一類的電解質被排出體外。攝取一點鹽，可以補充流失掉的鈉。

▶ **只喝紅酒、不甜的白酒、或是烈酒**。點烈酒時要選擇「加冰塊」，或加蘇打水和一片萊姆。無論如何都要避免加入甜的飲料，如果汁或汽水。

▶ **要空腹喝酒**。這是比較有爭議性的訣竅，不過空腹喝酒能讓肝臟處理酒精更有效率，不干擾消化程序。酒精會阻礙低密度脂蛋白的回收，並使飯後血液中的三酸甘油酯上升幅度更高。請在晚餐前後喝酒，不要邊吃飯邊喝——不過要小心，因為酒進入空空的胃裡，可能讓人感覺勁道更強。

▶ **不喝含麩質的飲料，因為會造成接連而來的傷害**。麩質會增加腸道通透性，酒精也會。愛喝啤酒的人，我就是在說你們。

清理藥櫃

要維持長期的健康、並隨時保持身心安好與運作效能，確認浴室裡存放的產品都有益健康，是不應該忽略的細節。改變以下幾件事，會帶來很大的影響。

▶ **改用不含鋁的體香劑**。很多體香劑都含鋁，而過量接觸鋁已證實與失智風險增加有關。雖然研究尚未證實兩者之間有因果關係，但何必冒險呢？其他選擇：購買不含鋁的體香劑，或是自己用椰子油（是獨特的殺菌劑）和小蘇打製作。

▶ **避免經常服用非類固醇消炎藥（NSAID）來止痛**。經常服用非類固醇消炎藥，如伊布洛芬（ibuprofen）和那普洛仙（naproxen），近來已證實和心臟病風險升高有關。這些藥常用於治療比較輕微的疼痛，但是它們會「攻擊」細胞粒線體，降低粒線體製造能量的能力，並使活性含氧物（也就是自由基）增加。這些現象雖然是出現在心臟細胞，但這類藥物可以輕易穿越血腦障壁。其他選擇：試試改用薑黃素，這種消炎物質已證實有減緩疼痛的效果。Omega-3 脂肪酸 EPA 也有幫助，有強大的消炎效果。

▶ **避免長期使用乙醯胺酚（acetaminophen）類藥物**。乙醯胺酚是常見的止痛成藥[*2]，會減少體內的麩胱甘肽，這是主要的大腦抗氧化物。其他選擇：薑黃素或 EPA。

▶ **停止服用抗膽鹼能藥物（在第八章曾說明）**。這類藥物普遍用於治療過敏症狀，或用於夜間助眠藥物。它會阻斷神經傳導物質乙醯膽鹼，而乙醯膽鹼對於學習和記憶非常重要。其他選擇：詢問你的醫師是否開了這類藥物。

▶ **丟掉制酸劑，尤其是氫離子幫浦阻斷劑（proton pump inhibitor，PPIs）**。這些藥物通常是因為胃酸逆流而服用，但可能改變消化機制，阻斷必要營養素如維生素 B_{12} 的吸收，進而升高認知功能異常和失智的風險。其他選擇：少吃碳水化合物，應該就能減少胃酸逆流的症狀，也就減少了服藥的需求。[6]

▶ 除非必要，否則別用抗生素，尤其是廣效抗生素。其他選擇：請醫生開

＊2. 是普拿疼的主要成分。

立窄效抗生素。

第一天－第十四天：清空體內貯藏物

現在你已經把廚房和藥櫃清空，並且補充了許多能增進腦力的食材。是時候展開第一階段為期兩週的「超級大腦飲食計畫」了。

第一週，重點應該是把飲食中的垃圾食品全部排除，改吃能增進認知能力、燃燒脂肪的食物。首先要排除的是那些人類生理機制絕對不需要的食品，也就是不吃所有的加工食品，以及含有精製過的小麥、穀物、種籽油、添加糖分的食品（還有飲料！）把日常飲食中的這些食品全部扔掉，就已經去除了西方國家大多數人攝取的大半熱量。這些熱量來自「極度加工」的食品，是食物中最糟糕的壞份子。它們會消化得很快，讓血糖急邊升高，因此身體必須分泌大量胰島素來平衡，血糖如此忽高忽低會讓人感到疲倦——因此你應該在計畫的第一週開始，就把它們永遠摒除在飲食之外。

在第一週的計畫中，我們也會展開只吃極低碳水化合物的階段，這個階段會從第一週持續到第二週。這表示我們要移除飲食中所有無麩質的穀物、豆類、以及其他高密度植物性醣類的來源，包括根莖類植物及甜度高的水果。這是為了要幫助身體將代謝能力恢復到「原廠設定值」，這很重要，能讓習慣燃燒碳水化合物作為燃料的身體，轉變成習慣以脂肪作為燃料，並藉此增加代謝靈活度。這個突破時期的飲食，還是會包含你需要的一切碳水化合物，只是這些碳水化合物的型態是高纖蔬菜和低糖水果。在這個極低碳水化合物階段，每天可以攝取的碳水化合物總量（碳水化合物總量減去膳食纖維量）在二十公克至四十公克之間，應該以非澱粉類綠色蔬菜為主。初期吃的碳水化合物愈少愈好——不過別擔心，因為到了第三週，我們就會開始把碳水化合物加回飲食中，以支撐我們的活動量。

在初始的兩星期裡，你攝取的 Omega-3 和 Omega-6 脂肪酸比例會開始與符合生理系統需求的比例相符，你也會開始覺得自己的精神耐力與專注力都改善了，情緒也變好了。這兩週結束時，你應該會發現自己不但因為多吃蔬菜纖維而改善了消化能力，睡眠也變得更深層。近期的研究顯示，纖維攝取量增加能改善睡眠品質，尤其能增加慢波睡眠的時間。[7] 這是生長荷爾蒙分泌最旺盛的時段，大腦也在此時清理一天下來累積的廢物。當你睡醒的時候，應該會覺得自己獲得更充分的休息、精神狀態更好。

預防「低碳水化合物流感」

有些人第一次改吃低碳水化合物飲食時，會出現像突然完全戒毒一樣的戒斷症狀。以往你可能會在血糖降低時吃碳水化合物來「自我治療」，但這只會導致惡性循環不斷延續。策略性地使用椰子油或中鏈三酸甘油酯油，能在你的燃脂機器加強運轉的同時，幫助大腦戒掉葡萄糖。在最開始的兩週低碳水化合物飲食階段，我建議每天吃一－二湯匙的椰子油或中鏈三酸甘油酯油。吃這些油要先從少量開始，以免胃部感到不適（吃過多中鏈三酸甘油酯可能出現這種狀況）。

同時，在這段時期會發生的胰島素降低，也會導致腎臟排出鈉，加重這個「流感」的症狀，所以你可能要增加鹽的攝取量。我在第 154 頁曾詳細說明這個常被忽略的狀況，不過基本上，在低碳水化合物飲食的第一週，你每天會需要多攝取兩公克的鈉（大約相當於一茶匙的鹽）才能維持在最佳狀態，第一週結束後就可以減至多攝取一公克的鈉（相當於半茶匙的鹽）。

在第一階段可以每天喝一到兩杯咖啡，但不宜再多。雖然咖啡含有很多保護大腦的化合物，在近年的研究中也證實有很多好處，但它對於中樞神經系統仍然是一種刺激物，可能干擾交感神經（負責做出戰或逃反應）與副交感神經（負責休息和消化）的自然平衡。此外，也要盡量避免在下午兩點以後喝咖啡，以免干擾睡眠。每月安排一星期改喝無咖啡因咖啡，讓咖啡因耐受度恢復到初始狀態，會更有幫助。你很可能根本不會發現有什麼差別——千萬別小看你沒意識到的古典制約的威力！

第十五天後：在飲食中策略性加回碳水化合物

這時候，你已經吃極低碳水化合物的高纖飲食兩星期了。你的代謝機制很可能已經適應了燃燒脂肪為燃料。此時你可以開始每週一天加入高碳水化合物、低脂肪的「補碳餐」（詳見第 302 頁的「碳水化合物計算金字塔」）。碳水化合物和胰島素並不邪惡——只是如今已經過剩而且被誤用。策略性地增加它們，可以達到兩個目的：補充肌肉儲存的葡萄糖；並使那些因為長期低碳水化合物飲食而減少分泌的荷爾蒙回升，包括主要的代謝調節荷爾蒙——瘦體素。

如何（以及何時）補碳

在兩週的極低碳水化合物飲食後，並不是每個人都需要把碳水化合物加回飲食裡。如果你體重過重或有胰島素抗性，繼續維持極低碳水化合物飲食（每日淨碳水化合物二十公克至四十公克）比較重要，這樣才能減去過多的體重，並恢復代謝靈活度。你的目標應該是先恢復胰島素敏感度（也就是降低飯前胰島素和血糖值），然後再開始試著補充比較多的碳水化合物。

至於代謝正常的脂肪適應人士（請再參閱第 155 頁，了解脂肪適應的定義，以及它帶來的感覺），偶爾在運動後吃一餐高碳水化合物且低脂的食物，是有好處的。例如，在高強度的重量訓練後吃碳水化合物，有助於提升運動表現。正常情況下，細胞需要胰島素來和血液中的葡萄糖運輸受體（glucose-transporter, 簡稱 GLUT）討價還價，說服它們移動到細胞膜表面；但在剛做完重量訓練後的一段時間內，肌肉會像海綿一樣吸收糖，不需要胰島素就能帶走血液中的葡萄糖。這些碳水化合物比較不會變成脂肪囤積在體內，身體也會很快回到燃燒脂肪的狀態，因此而增加的肌肉量也會提升你的整體基礎代謝，在身體出現多餘熱量時又多了一道緩衝。

　　適合用來補碳的食物包括已出現斑點的熟香蕉、莓果、白米或糙米、澱粉類蔬菜和其他低果糖食物。吃七十五公克至一百五十公克的淨碳水化合物，能刺激合成代謝，又不會改變脂肪適應狀態（和「標準美式飲食」每天三百公克以上的碳水化合物相比，這個份量仍然是小巫見大巫）。每個人都可以試驗自己適合的補碳方式，但請盡量在接近運動的時間吃碳水化合物，才能把脂肪囤積量降到最低，同時依據訓練程度的不同，可以每週補碳一次到數次。

　　要提醒的是：關於補碳，科學研究沒有定論，但可以肯定的是，偶爾讓胰島素升高不但沒有害處，而且對於刺激合成代謝、維持睪固酮及甲狀腺功能、保持瘦肉量都很重要。不過，雖然如此，我們仍然必須降低胰島素分泌總量，並且避免胰島素在一天當中因為吃多次碳水化合物而忽高忽低。

量身定製的碳水化合物金字塔

　　由於身體型態和遺傳特質有百百種，請利用以下的概略指南，試驗出你要恢復代謝靈活度最適合的碳水化合物攝取量。碳水化合物攝取量（分為三級）：

極低碳／生酮（第一天－十四天）

▶ 每天只吃二十公克至四十公克碳水化合物。

▶ 在最初的十天至十四天，把碳水化合物攝取量維持在這一級，讓肝醣
（儲存在體內的糖）消耗殆盡，並使大腦適應以脂肪為能量來源。

▶ 如果你要為了減重而延長這樣吃的時間，請安排每周一天的補碳日，補
充較多的碳水化合物。這表示你可以一週一次大啖高澱粉食物（但必須
是低脂肪的餐點），藉此補充肌肉儲存的能量。關於該補多少碳，沒有魔
法數字，不過可以把補碳餐的目標放在一餐至少吃一百公克至一百五十
公克碳水化合物。

（較）低碳（在最初的十四天之後）

▶ 每天吃五十公克至七十五公克碳水化合物。

▶ 要維持體重而且只從事輕度體能活動的人，應該維持在這一級。

可自行選擇是否採用：碳水循環飲食法

▶ 可以在高強度訓練後吃更多碳水化合物（請參照第十章及以下列出的無
氧運動項目）。

▶ 每天吃七十五公克至一百五十公克碳水化合物。

▶ 這個份量仍然遠低於傳統美式飲食平均攝取的碳水化合物份量，你可以
交替實行低碳水化合物日與高碳水化合物日，為健身與增肌提供能量，
在減去體脂肪的同時維持肌肉量。

在高強度健身的日子，可在健身後吃一百公克至一百五十公克碳水化合物，不過當天要少吃脂肪。消耗肝醣的健身方式，包括多組高強度複合式訓練。每個肌肉群要重覆四十次至七十次，每次健身要訓練二至三個肌肉群，複合式訓練包括槓鈴深蹲、硬舉、引體向上、伏地挺身、臥推、跨步蹲和雙槓撐體。我和保羅醫師都建議，第一次做舉重時要找經驗豐富的健身教練。

▶ 蛋白質攝取量：

• 從每磅（約等於〇‧四五四公斤）體重攝取〇‧五公克開始。如果要減少或增加體重，或是在高強度重量訓練之後，可以增加到每磅體重攝取〇‧八公克。

▶ 用餐時機和頻率：

• 碳水化合物要在健身前少吃一點，健身後多吃一點。

• 盡量把碳水化合物集中在一餐吃完，避免胰島素一直維持在高點。

• 每天吃二至四餐。

▶ 斷食：

• 選擇一段每天可進食的時間（例如男性八小時、女性十小時），並考慮省略早餐。

• 嘗試各種斷食方法，看看哪一種最適合你（第十章詳列了幾種選擇）。

• 斷食的時候，一定要喝很多水分，並補充鹽等電解質。

一週範例：

	運動	碳水化合物	進食餐數
週日	長距離健行或健走	20－40 公克（低碳水化合物）	兩餐
週一	阻抗訓練	150 公克（較高碳水化合物）	三餐

週二	瑜伽、健走	20 − 40（低碳水化合物）公克	三餐
週三	騎自行車	20 − 40 公克（低碳水化合物）	三餐
週四	阻抗訓練	150 公克（較高碳水化合物）	三餐
週五	瑜伽	20 − 40 公克（低碳水化合物）	三餐
週六	公園快走	75 公克（低－中度碳水化合物）	兩餐

結語

套一句電影圈的用語：「殺青了！」希望你讀《超級大腦食物》一書時，就像我在研究寫作並親身實踐這本書裡的觀念時一樣，收穫良多。而且和保羅醫師共同協作，大部分時候蠻愉快的（開玩笑的，跟他合作真是太棒了）。

請記住：營養學是一門不斷進化的科學——這門科學鮮少有黑白分明的事實。在現實世界裡，尤其是網路上，人們往往像信仰宗教一樣堅持著自己信仰的營養學觀念。但科學的本質就是要冷靜——要冷靜地問問題並尋找答案，即使答案不是你想聽到的。請你找出你自己的真相，經常挑戰自己的假設，不要懼怕權威，要對一切抱持質疑的態度——即使是書本裡寫的內容也一樣（包括本書）。

你選擇閱讀《超級大腦飲食計畫》一書，令我誠惶誠恐，也備感榮幸（希望你會考慮把它推薦給親朋好友——這對我是至高無上的讚美）。做研究並寫出《超級大腦飲食計畫》一書，對我來說是一趟有趣又迷人的旅程，出發點是希望媽媽能恢復往日的健康。寫這本書，唯一的意圖是幫助其他人過得好一些、痛苦少一點。這樣一來，我的努力就沒有白費。

現在，我懇請你利用書中陳述的這些發現，寫下屬於你自己的健康故事。

Chapter 12

食譜與保健品建議

　　學著做自己愛吃又健康的食物，是你能送給自己最好的禮物之一，也讓你有藉口邀朋友到家裡開派對，不但好玩，也能讓自己獲益良多。接下來我要提供一些食譜，有的出自我本人的創意，有的則來自才華洋溢的朋友。

「乳酪感」炒蛋

　　這道菜我喜歡到可以天天吃。要做出超美味的蛋，必殺技就是：火愈小、炒得愈慢，就愈柔滑可口。而且，一定要在蛋還沒達到你想要的熟度之前，就把鍋子從爐上移開（因為蛋在離開熱源後，還會再變熟一點）。

1 人份

準備食材：

- 酪梨油或冷壓初榨橄欖油 1 大匙（1 大匙約 15ml）又 1 茶匙（即 1 小匙，約 5ml）
- 放牧雞蛋或 Omega-3 雞蛋 3 顆，打散
- 營養酵母（nutritional yeast）1 又 1/2 茶匙
- 鹽 3 小撮

烹調：

1. 在平底鍋裡倒入 1 大匙油加熱，火要非常小。將蛋液倒進鍋裡用耐熱刮刀慢慢攪動。把營養酵母粉過篩撒在蛋上攪拌。加 2 小撮鹽。
2. 在蛋達到你想要的熟度前，把鍋子從爐上移開。

上菜：

1. 在蛋上再滴一茶匙初榨酪梨油或冷壓初榨橄欖油，並加 1 小撮鹽。我常吃這樣的炒蛋，旁邊放一整顆酪梨切片。如果要做點變化，可以先炒一些洋蔥丁、甜椒、或蘑菇，再倒下蛋液去炒。

牙買加聰明餐

　　小時候住在紐約時，放學後最最喜歡吃的點心，就是在披薩店買的牙買加牛肉餡餅（Jamaican beef patties）。不過，它們雖然美味，應該也充滿了反式脂肪和加工油脂。現在我把這道菜裡的牛肉調味方式改頭換面，而且很愛搭配炒青菜一起吃。這是一道很營養的菜。

2-3 人份

準備食材：

- 無水奶油 1 茶匙
- 黃洋蔥半顆，切碎
- 蒜頭 5 粒，拍碎
- 草飼牛絞肉 1 磅（約 0.454 公斤）
- 鹽 1 茶匙

- 孜然粉 1 大匙
- 薑黃粉 1 又 1/2 茶匙
- 芫荽籽 1/2 茶匙
- 多香果 1/2 茶匙
- 白荳蔻 1/2 茶匙
- 黑胡椒 1/4 茶匙
- 1/4 杯營養酵母（不一定要放，但建議放）

烹調：

1. 把無水奶油放入中型平底鍋，以中火加熱。放進洋葱末，花四至五分鐘炒軟。放進拍碎的蒜頭，花一分鐘炒出蒜香。加入牛絞肉，放入鹽和所有調味料，不斷拌炒至牛肉變色，大概需要 10 分鐘左右。大方撒上營養酵母粉（也可不加）。

上菜：

用炒青菜襯底或當作配菜（見第 315 頁）。我最喜歡的是羽衣甘藍。

古巴草飼牛肉醬（Picadillo）

我大學時代在邁阿密住了四年，愛上了古巴菜，尤其是古巴肉醬（picadillo），百吃不膩。以下是這道傳統菜色的健康版食譜，我經常做。

2-3 人份

準備食材：

- 冷壓初榨橄欖油 1 大匙

- 大型黃洋蔥 1 顆，切得細碎

- 蒜頭 4 粒，拍碎

- 草飼牛絞肉 1 磅

- 鹽 1 茶匙

- 現磨黑胡椒 1 又 1/2 茶匙

- 紅椒碎片 1/4 茶匙（也可不加）

- 1/3 罐 12 盎司的無加糖有機番茄糊（番茄糊一定含有少許來自番茄的天然糖分）

- 去核橄欖 1/2 杯，切片（有西班牙辣椒調味的橄欖也可以）

烹調：

1. 將橄欖油倒入大型平底鍋中以中火加熱。放入碎洋蔥，花四至五分鐘炒軟。放入拍碎的蒜頭，花一分鐘炒出蒜香。放入牛絞肉，撒上鹽和胡椒（以及紅椒碎片，如果要的話）。持續翻炒，將牛肉翻鬆，並炒至變色。加入番茄糊和橄欖，用極小火燉煮十分鐘。

上菜：

用炒青菜襯底或當作配菜（見第 315 頁），或用白花椰「米」襯底或當配菜（用蒜頭、鹽、冷壓初榨橄欖油炒過）。

香煎阿拉斯加野生鮭魚，佐薑黃、薑泥與芝麻味噌醬

現在你已經知道野生鮭魚是一種超級大腦食物了，讓我教你怎麼把普通魚排變身成為超級營養又美味的餐點，只要幾個步驟就行。這份食譜是出自我的

好友暨健康廚師米沙・海曼（Misha Hyman）。

2-3 人份

準備食材：

鮭魚：

- 1 磅新鮮或冷凍的阿拉斯加野生鮭魚
- 鹽適量
- 粗磨黑胡椒適量
- 冷壓初榨橄欖油

芝麻味噌醬：

- 中東芝麻醬（tahini）1/4 杯
- 糙米味噌 1/2 杯
- 焙煎芝麻油 1/4 杯
- 薑泥適量
- 蒜泥適量
- 新鮮薑黃泥適量
- 鮮榨檸檬汁

裝飾：

切得細碎的青蔥 1 把
切碎的新鮮芫荽 1 茶匙
黑芝麻 1 把

烹調：

1. 準備鮭魚：先將新鮮鮭魚自冰箱取出，放在室溫下一小時再烹調。這道程序非常重要，因為這樣才能讓魚的熟度平均。如果你用的是冷凍鮭魚，要在室溫下完全解凍。撒上的鹽和胡椒，下手要大方。

2. 將烤箱預熱到華氏 425 度（約攝氏 218 度）

3. 製作芝麻味噌醬：將味噌醬的全部材料倒入食物調理機，攪拌到質感滑順。在你烹調鮭魚時先放在一旁。

4. 烹調鮭魚：將油倒入平底鍋，用中火加熱。油夠熱後，將鮭魚放入平底鍋，魚皮朝上。將鮭魚在爐上煎 3 至 4 分鐘，再放入已預熱的烤箱，烤 6 至 8 分鐘，視你喜歡的鮭魚熟度而定。

5 起鍋後立刻將味噌醬薄薄地刷一層在魚片上。用碎青蔥、香菜和黑芝麻粒裝飾。

上菜：

1. 將有機蘆筍用大蒜、薑黃泥、草飼奶油熱炒，最後加入新鮮菠菜，炒軟，再撒上大麻籽。這道蔬菜和這道鮭魚很搭。

炒雞肝

這道食譜來自我的朋友瑪麗·珊諾達（Mary Shenouda），她的 Instagram 帳號是 @PaleoChef。之前我從來沒吃過雞肝，但嚐過這道菜後就立刻愛上了。雞肝真的很美味，而且也富含膽鹼、維生素 B_{12}、葉酸、維生素 A 等營養素。

2-3 人份

準備食材：

- 1 磅有機飼養雞肝，切碎
- 3/4 茶匙鹽
- 1/3 杯無水奶油
- 6 粒蒜頭，壓扁後切碎
- 1 顆大型青椒，切碎
- 1 根墨西哥辣椒，去籽後切碎
- 1 大匙孜然粉
- 1/2 茶匙肉桂粉
- 1/4 茶匙薑粉
- 1/4 茶匙丁香粉
- 1/4 茶匙小豆蔻粉
- 1 顆萊姆，榨汁

烹調：

1. 雞肝洗淨，大致切碎。撒上鹽、拌勻，醃二至三分鐘。
2. 將無水奶油放入大型煎鍋中用中大火加熱。倒入雞肝，煎至兩面呈咖啡色。倒入蒜、青椒、墨西哥辣椒，拌炒至蔬菜開始變軟，大約需要 5 分鐘。再加入孜然粉、肉桂粉、薑粉、丁香粉，小豆蔻粉拌炒，轉中小火，蓋上鍋蓋，再煮 5 至 8 分鐘。加入萊姆汁，刮起黏在鍋底的食材，徹底攪拌均勻。離火。

上菜：

1. 再加一點融化的無水奶油、一點萊姆汁、一撮香菜裝飾。

超酥脆無麩質水牛城雞翅

　　雞翅料理大多都很不健康，將圈養動物的身體部位用不健康的油去炸，還裹了精製麵粉（好噁心！）這道菜則是用烘烤作法，不含穀類成分，只有滿滿的營養。其實雞皮充滿膠原蛋白，雞翅的關節部位則有豐富的軟骨組織。膠原蛋白含有多種在現代飲食中已經相對少見的重要胺基酸。注意：某些辣醬含有許多垃圾成分，選擇辣醬時，要確定只含紅辣椒、醋、鹽、大蒜。

2-3 人份

準備食材：

- 軟化或融化的椰子油
- 有機放養雞翅 1 磅
- 蒜味鹽（我喜歡 Redmond 有機蒜味鹽）
- 辣醬 1/2 杯（我喜歡 Frank's 辣卡宴紅椒醬）
- 草飼奶油 2 大匙
- 卡宴辣椒粉（可不加）

烹調：

1. 烤箱預熱至華氏 250 度（約攝氏 120 度）。在烘焙紙上薄薄塗一層椰子油。
2. 將雞翅放在已抹油的烤盤上，並撒上蒜味鹽，平均抹在所有雞翅上（只抹一面即可）。
3. 雞翅烤 45 分鐘。為什麼用這麼低溫烤？因為這可以先烤乾雞翅的水分，並烤出多餘的脂肪和結締組織。這個步驟非常重要！（注意：這步驟完成後，雞翅還沒烤好，還不能吃！）

4. 將烤箱溫度調高至華氏 425 度（約攝氏 230 度），再烤 45 分鐘。雞翅烤好後會呈現漂亮的金黃色並縮小很多。將雞翅移出烤箱，並放在室溫中 5 分鐘。

5. 烤雞翅的時候，將辣醬和兩大匙的草飼奶油放進小的醬汁鍋中混合（也可再加卡宴辣椒粉），用極小火加熱至奶油融化即可。

6. 將醬汁快速攪拌後，倒進大碗中，放入雞翅裹上醬汁。吃吧！

上菜：

1. 我強烈推薦用這道雞翅搭配一大份沙拉、烤蔬菜，或其他蔬菜類食物。

薑黃杏仁雞柳條（Chicken FINGERS）

滑嫩多汁的雞肉，有誰不愛？這道食譜來自《地球自然飲食》（The Earth Diet，暫譯）一書作者黎安娜・韋納－葛瑞（Liana Werner-Gray），用杏仁果粉和薑黃作為雞柳條的裹粉，不但讓你避免吃到穀物和麵包粉，也能用美味的方法把薑黃融入菜餚。你也可以用雞塊代替雞柳條，只要把雞肉切成方塊狀即可。小孩子都超愛這道菜！（我是依照「芬蘭老年醫學介入研究：認知損傷與失能的預防」〔FINGER〕來為這道菜命名，你可以回到第 25 頁重讀有關這項研究的說明。）

2-3 人份

準備食材：

- 3/4 杯冷壓初榨椰子油
- 1 顆雞蛋

- 1 磅有機放養去骨去皮雞胸肉，切成條狀（或買已切成雞柳的雞胸肉，以節省時間）
- 1 杯杏仁果粉
- 1 又 1/2 大匙薑黃粉
- 1 茶匙鹽
- 新鮮現磨黑胡椒少許

烹調：

1. 油倒入大型煎鍋內，用中大火加熱。
2. 一邊熱油，一邊用一個大碗打蛋，放入雞肉裹上蛋液。
3. 在一個小碗內混合杏仁果粉、薑黃、鹽、胡椒，然後將混料倒在盤子上。
4. 拿出蛋液中的雞柳條，放進杏仁果混合粉中。每一面都仔細裹上粉。
5. 在油內撒入一小撮杏仁粉，如果滋滋作響就表示油已經夠熱了。把雞柳放進煎鍋內，每一面煎 4 至 5 分鐘，直至雞柳表面變成金黃色，內部也熟透。
6. 煎好後撈出放在紙巾上以吸去多餘的油。

上菜：

1. 這道料理非常適合搭配炒青菜或「乳酪感」羽衣甘藍沙拉。

炒青菜

炒青菜是我的常備菜色，它適合作為本書任何一道菜色的襯底。炒羽衣甘藍或任何深綠色蔬菜時，記得蓋上鍋蓋，讓水蒸氣把菜蒸熟。

2-3 人份

準備食材：

- 2 大匙冷壓初榨橄欖油
- 1 顆洋蔥，切碎
- 4 粒蒜頭，拍碎並去皮
- 1 大把羽衣甘藍，去除葉梗和莖，菜葉切碎或撕碎
- 1/4 茶匙鹽
- 1/4 茶匙新鮮現磨黑胡椒

烹調：

1. 在大型煎鍋裡用中火熱油。放入洋蔥，炒至軟，約需 4 至 5 分鐘。加入拍碎的蒜頭，炒 1 至 2 分鐘至蒜香四溢。加入羽衣甘藍、鹽、胡椒。轉至中小火，蓋上鍋蓋，不時翻炒，直至菜葉變軟（約需時 10 分鐘）。

上菜：

我喜歡用炒青菜搭配草飼牛漢堡排、或一片鮭魚、或 2 至 3 顆水煮蛋（或微微煎熟的蛋），或一些雞腿一起享用。

健腦碗餐

這是一道非常簡單的食譜（如果算是食譜的話），可以提供大腦很需要的營養，包括單元不飽和脂肪、葉黃素、玉米黃素、Omega-3、纖維。

1 人份

準備食材：

- 1 個沙丁魚罐頭（我喜歡的品牌是 Wild Planet 的冷壓初榨橄欖油浸沙丁魚（檸檬口味）
- 1 顆酪梨
- 1 瓣檸檬
- 1 茶匙 Primal Kitchen 牌的墨西哥辣椒萊姆美乃滋（可不加）

烹調：

1. 將整罐沙丁魚倒入大碗中，酪梨切片後也加入大碗中。擠些檸檬汁在上面。如果你想將風味往上提升一級，就加些墨西哥辣椒萊姆美乃滋。

「乳酪感」羽衣甘藍沙拉

這是一道很容易做的美味沙拉，好吃到能讓最討厭沙拉的人改變心意。

- 2-3 人份
- 準備食材：
- 1 大把羽衣甘藍，去除葉梗和莖（留著打果汁或之後再吃）
- 2 大匙冷壓初榨橄欖油
- 2 大匙蘋果醋
- 1/2 個青椒，切碎
- 1/4 杯營養酵母
- 1 茶匙大蒜粉
- 3/4 茶匙鹽

烹調：

1. 將羽衣甘藍的葉子撕成小片，放入大碗中。將油和醋放入大碗，和菜葉一起攪拌或用手輕揉，讓葉子變軟。加入青椒、營養酵母粉、大蒜粉和鹽，攪拌至所有食材均勻。

上菜：

1. 就這樣吃，或再加入一些朝鮮薊。或是放上一塊草飼牛肉漢堡排！

健腦生巧克力

黑巧克力近年來常登上研究期刊，原因就在於它促進認知的作用。為了打造無糖版黑巧克力的食譜，我請來好友泰羅・艾索考皮拉。他不僅創辦菇類栽植企業 Four Sigmatic，也是我所知道對巧克力的主成分——可可豆最了解的人之一。

3-4 人份

準備食材：

- 1 杯切得細碎的可可脂
- 1 杯冷壓初榨椰子油
- 2 大匙無糖甜味劑（我推薦羅漢果、赤藻糖醇、或甜菊葉）
- 1/2 茶匙香草粉
- 1 小撮海鹽
- 3 包 Four Sigmatic 牌的猴頭菇粉末（或 1 茶匙猴頭菇萃取粉末），可省略
- 1 杯無糖生可可粉，可視需要增加

烹調：

1. 將可可脂切得愈碎愈好，放進雙層鍋或耐熱碗中，然後放在另一個裝水的鍋子上方加熱，水煮到微微沸騰即可（要確定裝可可脂的碗不能碰到鍋裡的水，而且一定要用小火，以保留可可中的酵素和健腦成分）。邊加熱邊攪拌，到可可脂完全融化後，加入椰子油，用打蛋器或奶泡機攪拌到脂肪乳化。加入甜味劑、香草粉、鹽、猴頭菇粉末（也可不加）。再次徹底攪拌均勻。

2. 將可可粉一邊過篩一邊慢慢撒入融化的可可脂，直到混合物的稠度像濃厚鮮奶油一樣。也可以加入超過一杯的可可粉，以達到理想的稠度。

3. 將混合物倒入冰塊盒，放進冷凍庫約 30 至 60 分鐘，使它變硬。從冷凍庫取出後，放置 5 至 10 分鐘，讓它軟化後再享用。

保健品

魚油（EPA/DHA）

魚油，我是多麼愛你？讓我一一細數[*1]。要攝取既成的 Omega-3 脂肪酸 EPA 和 DHA，高品質的魚油保健品是豐富又務實的來源，在飲食中加入魚油保健品，是增進大腦健康與功能最有效的步驟之一。我外出旅行時一定帶著魚油保健品，只有在吃了油脂豐富的魚的日子，才會略過不吃。一個很重要的考量是：一定要查看魚油保健品中 EPA 和 DHA 的含量，而不是所含魚油的總量。例如，含有一千毫克魚油、但 EPA 和 DHA 的比例相對較低，這種保健品的品

---

*1. 出自英國詩人伊莉莎白・巴雷特・布朗寧（Elizabeth Barrett Browning）的著名情詩《我是多麼愛你》（*How Do I Love Thee*），原文為：How do I love thee? Let me count the ways.

質就很差。

　　建議：每天從魚油或多脂魚肉攝取五百毫克 DHA 和一千毫克 EPA。魚油保健品要冷藏以保新鮮。

鯨魚懂，但我們不懂的事 魚油 Vs. 磷蝦油

　　脂肪酸結合三酸甘油酯是遍布人體的脂肪構造。但人體的細胞膜（包括神經元的細胞膜）是由磷脂構成的，不是三酸甘油酯。許多魚油保健品提供的是三酸甘油酯型態的 Omega-3 脂肪酸 DHA 和 EPA，而磷蝦油提供的 Omega-3 則和細胞膜的磷脂型態相同（磷蝦油是由無脊椎甲殼類動物製成的，這些動物是鯨魚的主要食物來源之一）。

　　那些證明 Omega-3 保健品對大腦健康和功能有幫助的研究，大部份都是使用魚油，不過有新的研究顯示，磷蝦油能提供更好、生物有效性更高的 Omega-3，尤其是 DHA，能讓神經細胞膜更容易吸收整合。磷蝦油也含有很多其他的重要營養素，如膽鹼和蝦紅素。膽鹼是神經傳導物質乙醯膽鹼的前驅物，乙醯膽鹼對於優化記憶力非常重要；蝦紅素則是強效的脂溶性抗氧化物。

　　所以，我們應該用磷蝦油取代魚油嗎？最聰明的解決辦法是吃野生魚類，因為野生魚類含有三酸甘油酯和磷脂兩種型態的 EPA 和 DHA。魚卵（例如魚子醬，壽司控則可以吃紅魚子或是飛魚卵）也是攝取磷脂型態 Omega-3 的美味來源。如果價錢不是問題，那就可以選擇吃保健品，三酸甘油酯型態的魚油和磷蝦油都吃，會有很多好處。如果必須考量成本或可行性，那麼光吃高品質的三酸甘油酯魚油應該就有不錯的效果。

維生素 D₃

　　近期一項整合分析顯示，在所有會導致失智症的環境風險因素中，維生素 D 含量過低是致病風險最高的因素。缺乏維生素 D 也會損害大腦將色胺酸（血清素前驅物）合成為血清素的能力，使血清素這種重要的神經傳導物質在大腦中的濃度降低。這會導致憂鬱症與腦霧。

　　維生素 D 的主要來源是曝曬陽光中的紫外線 UVB，但今天許多人大部分時間都待在室內，皮膚很少曬太陽——表示我們體內的維生素 D 含量很可能偏低。人體合成維生素 D 的能力也因人而異，年輕人體內生成的維生素 D 會比老人多——舉例來說，一個七十歲老人藉由曬太陽生成的維生素 D，就比一個二十歲的人少了四倍。膚色較深的人體內生成的維生素 D 也比較少（讓膚色變深的麥拉寧色素，是演化帶來的天然防曬劑），也就是說，住在高緯度而膚色較深的人，補充維生素 D 特別重要。

　　過重的人可利用的維生素 D 也比較少，因為維生素 D 是脂溶性維生素，會儲存在脂肪組織裡，其他的脂溶性維生素（如維生素 E）也有這種情形。這可以解釋過重和肥胖的人為何比較可能缺乏維生素 D，即使他們曬太陽的時間和比較瘦的人一樣多。據估計，全美國有四分之三的青少年和成人缺乏維生素 D，和肥胖症的流行比例相當。這也許不是巧合。

維生素 D：是抗老化維生素嗎？

　　人類是在陽光與維生素 D 之中進化的，維生素 D 是人類生理系統逐漸仰賴的一種苦力型化學物質，對於控制人體內近一千種基因（將近人類基因組的 5%！）的表達非常重要，幾乎可以說是一種神奇維生素，只不過它甚至不是一種真正的維生素，而是必須藉由曬太陽而產生的荷爾蒙。

維生素 D 的眾多職責包括了抑制促炎反應，以及防護細胞避免受到老化的損耗。事實上，女性若血液中的維生素 D 濃度在四十至六十奈克／毫升之間，和同齡的對照組女性相比，染色體上的端粒最長。端粒能預防 DNA 受損，通常會隨著年齡增長而變短。一般相信，無論任何年齡的人，都是端粒長一點比較好。

另一項針對女性同卵雙胞胎的研究則發現，體內維生素 D 值較低的受試者，端粒也比較短，相當於生理老化加速五年。這當然能幫助我們了解能否「健康」老化究竟是受先天（遺傳因素）還是後天（環境因素）影響。這些女性有一樣的先天特質（基因組成一樣），但其中維生素 D 濃度較低的人，透過顯微鏡看來生理狀態就是比較老！

如果要補充維生素 D，請記住：血液中的維生素 D，有可能會補充過量。維生素 D 會增加鈣質吸收，而維生素 D 中毒的最大風險就是罹患高血鈣症，也就是血液中的鈣質過多（請見後面談到的維生素 K2），可能導致動脈鈣化或腎結石等問題。不過，只曬太陽是不可能導致維生素 D 過量的──但要記得採取適當的防護措施，別曬傷了。

目前科學界對於人體的維生素 D 標準含量還沒有共識，不過讓血液中的維生素 D 濃度維持在四十至六十奈克／毫升，似乎能在特定時間段中達到最低的總死亡率（因為非意外的任何原因死亡）。只要請醫生做例行性的抽血檢查，就可以輕易測出你的維生素 D 濃度。美國內分泌學會（Endocrine Society）認為維生素 D 的重要性廣泛，遠遠不只是對骨骼健康有幫助；該學會認定的維生素 D 不足，是濃度不滿三十奈克／毫升。

建議：每天補充二千至五千單位的維生素 D3，每六個月請醫生檢查血液中的維生素 D 濃度是否維持在四十至六十奈克／毫升。

葉酸、維生素 B₁₂、維生素 B₆

維生素 B 群包括維生素 B9（又稱葉酸），或是維生素 B12（又稱鈷胺素）。B12 對於維持神經功能正常、預防貧血（紅血球不足）很重要。葉酸（我在談深綠色葉菜的好處時曾經提過）也在「甲基化循環」中扮演很重要的角色。攝取充足的葉酸（及 B12），能讓體內的有害胺基酸——升半胱胺酸維持在低點。請醫師簡單驗血就能得知你體內的的升半胱胺酸濃度；升半胱胺酸偏高很普遍，全世界六十五歲以上人士有 30% 有這種狀況。[1]

升半胱胺酸偏高不只和認知表現較差有關，也會使罹患失智症、心臟病發、中風的風險增加到兩倍。升半胱胺酸偏高的患者，大腦萎縮的機率比升半胱胺酸正常的人高出十倍。[2] 攝取含有葉酸、B12、B6 的維生素 B 群，能讓升半胱胺酸濃度維持在正常而健康的範圍內。

很多人已經在不自知的情況下補充了葉酸，因為很多麵包等食品和綜合維生素都有添加。不巧的是，很多人因為帶有一種常見的突變基因「葉酸代謝基因」（methylenetetrahydrofolate reductase，MTHFR），無法將人造的合成葉酸（folic acid）在體內轉化成活性葉酸（folate）。這種情況會帶來許多潛在問題，包括讓體內的升半胱胺酸升高。

補充維生素 B 時，不要服用高劑量的保健品。高劑量完全沒必要，但在市售保健品中很常見。如果你 B12 不足，又服用太多葉酸，反而可能加速大腦老化；兩者都達到最適合的含量時，才會產生你想要的保護效果。要確保達到 B12 和葉酸的健康平衡狀態，有一個方法很簡單：只要多吃富含天然葉酸的食物（蔬菜），同時也吃富含 B12 的蛋黃、牛肉、雞肉、鮭魚、或沙丁魚。

建議：盡量從食物攝取維生素 B。請醫生檢查你體內的葉酸、B12、升半胱胺酸含量。如果維生素 B 的濃度太低，或升半胱胺酸濃度太高（低於九 μ mol/L 才理想，一般來說愈低愈好），可以考慮吃保健品，從每日服用四百微克活性葉酸（甲基葉酸 methylfolate 或甲基四氫葉酸 methyltetrahydrofolate）、五百微克維生素 B12（甲鈷胺 methylcobalamin）、二十毫克維生素 B6 開始。

維生素 K2

維生素 K2 是必需營養素，有助於維持血液中鈣質濃度的恆定性，確保體內鈣質留在應該存在的地方（例如骨骼和牙齒），而不會堆積在不該存在的地方，例如血管和腎臟。很多人，包括某些醫生，都會混淆維生素 K2 和 K1，後者是與血栓有關的維生素。缺乏維生素 K1 是很少見的情況，而且從血流不止、嚴重瘀青等症狀就能輕易發現；缺乏維生素 K2 則比較常見，不幸的是還很不容易看出來。攝取維生素 K2 和降低癌症發生率、提高胰島素敏感度、增進大腦健康、以及更多好處都有關聯。

建議：每天攝取五十至一百微克維生素 K2（MK-7）。

薑黃

薑黃是一種根莖類，在阿育吠陀料理中已用了幾千年。它有兩種值得注意的化合物，一是「薑黃素」，這是一種有抗發炎效果的多酚；二是芳香物質「薑黃酮」，有助於增加大腦中的幹細胞。我很鼓勵在料理中加入薑黃，並且以薑黃保健品來止痛或消炎。

建議：視需要服用五百至一千毫克薑黃。要確定配方中含有胡椒鹼（黑胡椒萃取物），能提升生物可用度。如果含有薑黃根莖萃取物或薑黃磷脂複合物，也表示配方的生物可用度較高。

蝦紅素

蝦紅素是一種類胡蘿蔔素，在磷蝦油中很常見，也是鮭魚和紅鶴的外觀會呈現偏紅色的原因。對於這種名氣不大的抗氧化物，目前的研究還不多，但已足以讓我把它加入每天的養生食療法當中。蝦紅素已證實對全身都有好處，包括增進認知功能、防止皮膚曬傷、改善膚質、保護眼睛、降低發炎、將血脂轉換成對心臟保護力更強的比例、提供強大的抗氧化效果、清除自由基等等，族繁不及備載。它能上調那些防止 DNA 受損、抗老化壓力的基因（包括 FoxO3 基因），可能因此帶來某些好處。我每天都服用蝦紅素，它和其他類胡蘿蔔素一樣是脂溶性的，所以要和含油脂的食物一起吃。

建議：每天服用十二毫克，和含油脂的餐點或點心一起吃。

益生菌

關於益生菌的研究領域還很新，仍在持續進展。我很愛吃含益生菌的食物（韓式泡菜、紅茶菌等等），不過服用益生菌保健品也沒壞處，尤其是對不愛吃益生菌食物的人來說。

建議：如果你選擇吃保健品，要找含有多種不同菌株的產品（我們的腸道裡存在著數百種不同菌株的微生物群！），劑量在五〇億至一〇〇億個菌落形成單位（CFU）。益生菌要和益菌纖維一起吃，能幫助微生物更容易留在存活不易且高度競爭的腸道環境中。

致謝

麥克斯

太多人用他們的時間、智慧、才華、能力幫助我完成這本書，我很難向所有人一一致謝，但我會盡力。

首先最重要的是，要感謝全世界所有致力於相關研究的科學家。你們證明了我們所做的各種選擇，對於認知能力與大腦長期健康至關重要。我尤其要感謝那些願意與我通電話、歡迎我造訪實驗室、透過 Skype 和我交談、藉由電郵回答我問題的無數專家。特別是以下幾位：Robert Krikorian、Miia Kivipelto、Agnes Flöel、Suzanne de la Monte、Alessio Fasano、Lisa Mosconi、Mary Newport、Melissa Schilling、Kelly Brogan、Nina Teicholz、Felice Jacka。同時也要感謝曾歡迎我造訪的以下機構：紐約大學醫學院、哈佛大學、布朗大學、康乃爾大學威爾醫學院／紐約長老會醫院與阿茲海默防治診所、瑞典卡羅林學院、夏綠特醫院。

特別要感謝理查‧艾薩克森。你是我的導師、同事、朋友，你啟發了我。我從你這裡學到許多科學知識。每當我能跟你合作進行研究，我都心懷感謝，期待未來繼續攜手努力。（包括一起上飛輪課。）

感謝我的著作經紀人吉爾斯安德森（Giles Anderson）：你在整個出書過程中給予的指導，無價。

Harper Wave 書系團隊：你們太太了不起了。我很開心能和你們合作出這本書。凱倫，妳像是個發光體。莎拉，謝謝妳編輯這些文字。對於我們共同完成的這一切，我感到無比驕傲。

保羅·葛雷沃，謝謝你為我的書貢獻寶貴時間和專業知識。我不可能找到比你更好、更聰明的共同作者。也謝謝你在寫作休息時間，不厭倦地嘗試教我怎麼把壺鈴擺盪的動作做到位。我想我現在做得很正確。

梅默特·奧茲醫生、Ali Perry、以及整個 Dr. Oz 節目團隊，我要你們知道，我覺得當這個節目的「核心專家」是世界上最酷的事，其實我感到很光榮。

Craig 與 Sarah Clemens，我好愛你們！Craig，謝謝你為我的寶寶（這本書）命名，並用你的聰明才智幫助這本書發揮更大的影響力。期待下次再一起歡唱卡拉 OK！

Kristin Loberg，感謝妳在我寫作過程中慷慨提供許多高見與回饋，讓我備受鼓舞。我還欠妳一堂瑜珈課。

Crosby Tailor，謝謝你的生酮點心、你的溫暖友誼、還有你帶來的啟發。我還是覺得你對貓的看法有誤。

Kendall Dabaghi，和我同一天生日的兄弟，謝謝你總是支持我，給我仔細又坦誠的回饋。

Michele Promaulayko，謝謝你，只因為你就是你。你是個了不起的人，謝謝你總是支持我的工作。

Mary Shenouda，謝謝妳充滿智慧的話語，也謝謝妳教我雞肝可以很美味。妳帶給我力量，很開心身邊有妳。

Chris Gartin，謝謝你的珍貴友誼、為我打氣的談話和忠告。

Liana Werner-Grey，妳是一道光，我好感謝生命中有妳。謝謝妳的無窮活力、妳的友誼、還有妳送我的鹽燈。

Tero Isokaupilla，很感謝能與你結為朋友。如果要和某人一起困在沙漠暴雨中的帳棚裡，我想不出有誰比你更適合。

Matt Bilinsky 為我提供一切法律及其他事務的相關諮詢。

電視節目 The Doctors 製作群，謝謝你們多次邀請我上節目，還讓我向主持人灌輸古怪的健康潮流。我這麼做完全是出於善意！

給所有在健康與保健領域的朋友，謝謝你們支持鼓勵我的加入，包括：David and Leize Perlmutter, Mark Hyman, Ben Greenfield, William Davis, Terry Wahls, Mary Newport, Abel James, Dave Asprey, Kelly LeVeque, Mike Mutzel, Erin Matlock, James Maskell, Alex Doman, Mark Sisson, Pedram Shojai, 還有數位原住民（Digital Natives）團隊。

寫一本書，要投注驚人的心力，也需要龐大的支持。其他曾提供珍貴見解、回饋、建議、評論、或只是在我對自己出現懷疑時（這種時刻很多）支持我的人有：Amanda Cole, Noah Berman, Misha Hyman, Maria Shriver, Mike Berman, Alex Kip, Ryan Star, Hilla Medalia, Rachel Beider, James Swanwick, Sean Carey, Dhru Purohit, Andrew Luer, Nariman Hamed。如果漏了你的名字，我很抱歉——快通知我，我會請你來我家吃晚餐。

最後也很重要的是，非常感謝在臉書、推特、IG 上追蹤我的每一個人，你們日復一日鼓勵我要持續不懈追求真相。你們的私訊讓我自愧不如，我也要大聲呼喊我的臉書社團 The Cortex 和街頭宣傳團隊的每位成員，還有用電郵訂閱我文章的網友。當然，還要大大感謝所有在我的紀錄片《麵包頭》（*Bread Head*）群募時出資贊助的人。這部片開啟了這一切。謝謝、謝謝、謝謝你們的支持，對我意義非凡。

最後，謝謝兩個弟弟 Andrew 和 Benny、爸爸 Bruce、媽媽 Kathy，以及 Sam、Debora、Delilah。

保羅

首先，我要感謝我的祖母賈絲珀‧考爾（Jaspal Kaur）。她長年在阿茲海默症的魔掌中掙扎，因而埋沒了她絕佳的腦力與精神。從出身澳門的孤兒，一直到在印度一手成立地方上首間男女同校的小學，她是開拓者，是先驅者。本書所列的強化大腦對策，只要能讓一個人免於遭受我祖母受的苦，我們的心血就沒有白費。

媽媽，謝謝妳將聰穎天資的一小部分刻劃在我們身上。爸爸，我很慶幸你因為賣掉課本去買賽鴿，被你的母親趕出印度。

Alex、Rikki、Sean、Jim、Upkar，謝謝你們對我寫作的回饋與溫暖友誼。

麥克斯，很榮幸能認識你，同時和你合作寫書；這是畢生難逢的機會，我會牢記你決定大膽相信我，把我納入對你個人深具意義的寫作計劃中。

參考資源

加入臉書不公開社團 The Cortex
http://maxl.ug/thecortex

對於本書有任何問題，尋求解答的首選就是 "The Cortex"。這是我成立的臉書不公開社團，讓踏上自己健康旅程的人分享秘訣、竅門、食譜、研究、以及更多。很多成員都經驗豐富，也遵循「超級大腦飲食計畫」，也有些人是剛起步。加入後請記得自我介紹！

紀錄片《麵包頭》
http://breadheadmovie.com

我的電影《麵包頭》（Bread Head）紀錄了我的故事，這是第一部、也是唯一一部專門討論失智症預防的紀錄長片，因為早在記憶力衰退的症狀初次出現之前幾十年，大腦的改變就已經開始了。請到 http://breadheadmovie.com 觀看這部電影，或是看看片花、尋找你所在的地方的放映資訊，並成為《麵包頭》（Bread Head）倡議者。

訂閱我的官方新聞信
www.maxlugavere.com

希望直接在收件匣看到研究解析文章嗎？我會定期在新聞信中分享研究文章（附有易讀的摘要）、即興訪問、以及其他能改善生活又容易消化吸收的資訊。絕對不會有垃圾信——別擔心，我保證！

研究資源

想獲得保證牢靠的資訊，最佳方法之一就是確定資訊來源是可以信賴的，而且愈科學愈好。要追蹤、搜尋科學研究，以下是我少數推薦的幾個來源：

ScienceDaily 網站
http://sciencedaily.com

這個網站轉載各大學的新聞稿，通常是隨著最新研究的出版而發布。網站彙集了所有領域的研究，但下拉到 Health News 或點選最上方選單列的 Health 一欄，都能找到好東西。

請注意：大學發布的新聞稿不見得完美，但它們是了解相關研究很好的起點，而且新聞稿提及的研究，通常會附上連結。同時閱讀新聞稿和研究報告，能幫助你明白要如何解讀那些研究。而且記者撰寫報導經常是以新聞稿為來源，因此，利用這些網站，基本上就是直接找到新聞報導的來源！

Medical Xpress 網站
http://medicalxpress.com

這個網站和 Science Daily 相似，不過只彙集醫學／健康相關研究的新聞稿。

EurekAlert 網站
http://eurekalert.com

跟前兩個網站一樣彙集新聞稿，但由出版《科學》（Science）期刊的美國科學促進會（American Association for the Advancement of Science）營運。

PubMed 網站
http://www.ncbi.nlm.nih.gov/pubmed

要尋找資訊時，我經常用 PubMed。若用 Google 搜尋 PubMed 的內容，只需在 Google 搜尋關鍵字時加上 site:nih.gov 即可。例如在搜尋列輸入 alzheimer's insulin site:nih.gov，就能搜尋到美國國家衛生研究院（NIH）網站（其中包括 PubMed）裡所有提及阿茲海默症和胰島素的文章。

產品資源

想知道我用的抗藍光眼鏡品牌嗎？或是我最喜歡的冥想線上課程？或是想知道有什麼簡單方法，能找到每月固定空運最高品質肉品給你（無論你在世界哪個角落）的商家？我都幫你準備妥當了。多年來我已經熟知很多食品製造商、供應商、以及產品本身。我推薦的每一樣商品都是我親自篩選過、而且自己也在使用的好物。要看本書提到的物品中我推薦哪些品牌，請上我的官網：http://maxl.ug/GFresources。

要聯絡兩位作者演講、教學事宜，或只是打個招呼，請利用下列管道：

麥克斯・盧加維爾（Max Lugavere）

官方網站：www.maxlugavere.com

電子郵箱：info@maxlugavere.com

臉書：facebook.com/maxlugavere

推特：twitter.com/maxlugavere

IG：instagram.com/maxlugavere

保羅・葛雷沃醫師（Dr. Paul Grewal）

官方網站：http://mymd.nyc

推特：twitter.com/paulgrewalmd

IG：instagram.com/paulgrewalmd

NOTES

CHAPTER 1: THE INVISIBLE PROBLEM

1. Claire T. McEvoy et al., "Neuroprotective Diets Are Associated with Better Cognitive Function: The Health and Retirement Study," *Journal of the American Geriatrics Society* 65, no. 8 (2017).

2. P. Eriksson et al., "Neurogenesis in the Adult Human Hippocampus," *Nature Medicine 4*, no. 11 (1998): 1313-17.

3. John Westfall, James Mold, and Lyle Fagnan, "Practice-Based Research—'Blue High-ways' on the NIH Roadmap," *Journal of the American Medical Association* 297, no. 4 (2007): 403-6.

4. O. Rogowski et al., "Waist Circumference as the Predominant Contributor to the Micro-Inflammatory Response in the Metabolic Syndrome: A Cross Sectional Study," *Journal of Inflammation* 26 (2010): 35.

5. NCD Risk Factor Collaboration, "Trends in Adult Body-Mass Index in 200 Countries from 1975 to 2014: A Pooled Analysis of 1698 Population-based Measurement Studies with 19.2 Million Participants," *Lancet* 387, no. 10026 (2016): 1377-96.

6. Jeffrey Blumberg et al., "Vitamin and Mineral Intake Is Inadequate for Most Americans: What Should We Advise Patients About Supplements?" supplement to *Journal of Family Practice* 65, no. 9 (2016): S1-8.

GENIUS FOOD #1: EXTRA-VIRGIN OLIVE OIL

1. Michael Hopkin, "Extra-Virgin Olive Oil Mimics Painkiller," *Nature,* August 31,2005, http://www.nature.com/drugdisc/news/articles/050829-11.html.

2. A. Abuznait et al., "Olive-Oil-Derived Oleocanthal Enhances B-Amyloid Clearance as a Potential Neuroprotective Mechanism against Alzheimer's Disease: In Vitro and In Vivo Studies," *ACS Chemical Neuroscience* 4, no. 6 (2013): 973-82.

3. E. H. Martinez-Lapiscina et al., "Mediterranean Diet Improves Cognition: The PREDIMED-NAVARRA Randomised Trial, " *Journal of Neurology, Neurosurgery, and Psychiatry* 84, no. 12 (2013): 1318-25.

4. J. A. Menendez et al., "Analyzing Effects of Extra-VirginOlive Oil Polyphenols on Breast Cancer-Associated Fatty Acid Synthase Protein Expression Using Reverse-Phase Protein Microarrays," *International Journal of Molecular Medicine* 22, no. 4 (2008): 433-39.

CHAPTER 2: FANTASTIC FATS AND OMINOUS OILS

1. Antonio Gotto Jr., "Evolving Concepts of Dyslipidemia, Atherosclerosis, and Cardio-vascular Disease: The Louis F. Bishop Lecture, *"Journal of the American College of Cardiology* 46, no. 7 (2005): 1219-24.

2. Ian Leslie, "The Sugar Conspiracy," *Guardian,* April 7, 2016, http://www.theguardian.com/society/2016/apr/07/the-sugar-conspiracy-robert-lustig-john-yudkin?CMP=share_btn_tw.

3. Cristin Kearns, Laura Schmidt, and Stanton Glantz, "Sugar Industry and Coronary Heart Disease Research: A Historical Analysis of Internal Industry Documents," *JAMA Internal Medicine* 176, no. 11 (2016): 1680-85.

4. Anahad O'Connor, "Coca-Cola Funds Scientists Who Shift Blame for Obesity Away from Bad Diets," *New York Times,* August 9, 2015, https://well.blogs.nytimes.com/2015/08/09/coca-cola-funds-scientists-who-shift-blame-for-obesity-away-from-bad-diets/?_r=O.

5. L. Lluis et al., "Protective Effect of the Omega-3 Polyunsaturated Fatty Acids: Eico-sapentaenoic Acid/Docosahexaenoic Acid 1:1 Ratio on Cardiovascular Disease Risk Markers in Rats," *Lipids in Health and Disease* 12, no. 140 (2013): 140.

6. National Cancer Institute, "Table 2. Food Sources of Total Omega 6 Fatty Acids (18:2 + 20:4), Listed in Descending Order by Percentages of Their Contribution to Intake, Based on Data from the National Health and Nutrition Examination Survey 2005-2006," https://epi.grants.cancer.gov/diet/foodsources/fatty_acids/table2.html.

7. K. Chen, M. Kazachkov, and P. H. Yu, "Effect of Aldehydes Derived from Oxidative Deamination and Oxidative Stress on B-Amyloid Aggregation; Pathological Implica-tions to Alzheimer's Disease," *Journal of Neural Transmission* 114 (2007): 835-39.

8. R. A. Vaishnav et al., "Lipid Peroxidation-Derived Reactive Aldehydes Directly and Differentially Impair Spinal Cord and Brain Mitochondrial Function," *Journal of Neu-rotrauma* 27, no. 7 (2010): 1311-20.

9. G. Spiteller and M. Afzal, "The Action of Peroxyl Radicals, Powerful Deleterious Re-agents, Explains Why Neither Cholesterol nor Saturated Fatty Acids Cause Atherogen-esis and Age-Related Diseases," *Chemistry* 20, no. 46 (2014): 14298-345.

10. T. L. Blasbalg et al., "Changes in Consumption of Omega-3 and Omega-6 Fatty Acids in the United States During the 20th Century," *American Journal of Clinical Nutrition* 93,no. 5 (2011): 950-62.

11. Sean O'Keefe et al., "Levels of Trans Geometrical Isomers of Essential Fatty Acids in Some Unhydrogenated US Vegetable Oils," *Journal of Food Lipids* 1, no. 3 (1994): 165-76.

12. A. P. Simopoulos, "Evolutionary Aspects of Diet: The Omega-6/Omega-3 Ratio and the Brain," *Molecular Neurobiology* 44, no. 2 (2011): 203-15.

13. Janice Kiecolt-Glaser et al., "Omega-3 Supplementation Lowers Inflammation and Anxiety in Medical Students: A Randomized Controlled Trial," *Brain, Behavior, and Immunity* 25, no. 8 (2011): 1725-34.

14. Lon White et al., "Prevalence of Dementia in Older Japanese-American Men in Hawaii: The Honolulu-Asia Aging Study," *Journal of the American Medical Association* 276, no. 12(1996): 955-60.

15. D. S. Heron et al., "Lipid Fluidity Markedly Modulates the Binding of Serotonin to Mouse Brain Membranes," *Proceedings of the National Academy of Sciences* 77, no. 12 (1980): 7463-67.

16. A. Veronica Witte et al., "Long-Chain Omega-3 Fatty Acids Improve Brain Function and Structure in Older Adults," *Cerebral Cortex* 24, no. 11 (2014): 3059-68; Aaron T. Piepmeier and Jennifer L. Etnier, "Brain-Derived Neurotrophic Factor (BDNF) as a Po-tential Mechanism of the Effects of Acute Exercise on Cognitive Performance," *Journal of Sport and Health Science* 4, no. 1 (2015): 14-23.

17. Paul S. Aisen, "Serum Brain-Derived Neurotrophic Factor and

the Risk for Demen-tia, *"Journal of the American Medical Association* 311, no. 16 (2014): 1684-85.

18. Bun-Hee Lee and Yong-Ku Kim, "The Roles of BDNF in the Pathophysiology of Major Depression and in Antidepressant Treatment," *Psychiatry Investigation* 7, no. 4 (2010): 231-35.

19. James V. Pottala et al., "Higher RBC EPA + DHA Corresponds with Larger Total Brain and Hippocampal Volumes: WHIMS-MRI Study," *Neurology* 82, no. 5 (2014): 435-42.

20. Ellen Galinsky, "Executive Function Skills Predict Children's Success in Life and in School," *Huffington Post,* June 21, 2012, http://www.huffingtonpost.com/ellen-galin sky/executive-function-skills_l_b_1613422.html.

21. Kelly Sheppard and Carol Cheatham, "Omega-6 to Omega-3 Fatty Acid Ratio and Higher-Order Cognitive Functions in 7- to 9-year-olds: A Cross-Sectional Study," *American Journal of Clinical Nutrition* 98, no. 3 (2013): 659-67.

22. M. H. Bloch and A. Qawasmi, "Omega-3 Fatty Acid Supplementation for the Treat-ment of Children with Attention-Deficit/Hyperactivity Disorder Symptomatology: Systematic Review and Meta-Analysis," *Journal of the American Academy of Child Ad-olescent Psychiatry* 50, no. 10 (2011): 991-1000; D. J. Bos et al., "Reduced Symptoms of Inattention after Dietary Omega-3 Fatty Acid Supplementation in Boys with and without Attention Deficit/Hyperactivity Disorder," *Neuropsychopharmacology* 40, no. 10(2015): 2298-306.

23. Witte, "Long-Chain Omega-3 Fatty Acids."

24. G. Paul Amminger et al., "Longer-Term Outcome in the Prevention of Psychotic Disor-ders by the Vienna Omega-3 Study," *Nature Communications* 6 (2015).

25. Christine Wendlinger and Walter Vetter, "High Concentrations of Furan Fatty Acids in Organic Butter Samples from the German Market," *Journal of Agricultural and Food Chemistry* 62, no. 34 (2014): 8740-44.

26. D. F. Horrobin, "Loss of Delta-6-Desaturase Activity as a Key Factor in Aging," *Medical Hypotheses* 7, no. 9 (1981): 1211-20.

27. Tamas Decsi and Kathy Kennedy, "Sex-Specific Differences in Essential Fatty Acid Metabolism," *American Journal of Clinical Nutrition* 94, no. 6 (2011): 1914S-19S.

28. R. A. Mathias et al., "Adaptive Evolution of the FADS Gene Cluster within Africa," *PLOS ONE* 7, no. 9 (2012): e44926.

29. Y. Allouche et al., "How Heating Affects Extra-Virgin Olive Oil Quality Indexes and Chemical Composition," *Journal of Agricultural and Food Chemistry* 55, no. 23 (2007): 9646-54; S. Casal et al., "Olive Oil Stability under Deep-Frying Conditions," *Food and Chemical Toxicology* 48, no. 10 (2010): 2972-79.

30. Sara Staubo et al., "Mediterranean Diet, Micronutrients and Macronutrients, and MRI Measures of Cortical Thickness," *Alzheimer's & Dementia* 13, no. 2 (2017): 168-77.

31. Cinta Valls-Pedret et al., "Mediterranean Diet and Age-Related Cognitive Decline," *JAMA Internal Medicine* 175, no. 7 (2015): 1094-103.

32. W. M. Fernando et al., "The Role of Dietary Coconut for the Prevention and Treatment of Alzheimer's Disease: Potential Mechanisms of Action," *British Journal of Nutrition* 114, no. 1 (2015): 1-14; B. Jarmolowska et al., "Changes of Beta-Casomorphin Content in Human Milk During Lactation," *Peptides* 28, no. 10 (2007): 1982-86.

33. Euridice Martinez Steele et al., "Ultra-Processed Foods and Added Sugars in the US Diet: Evidence from a Nationally Representative Cross-Sectional Study," *BMJ Open* 6 (2016).

34. Camille Amadieu et al., "Nutrient Biomarker Patterns and Long-Term Risk of Dementia in Older Adults," *Alzheimer's & Dementia* 13, no. 10 (2017).

35. Brittanie M. Volk et al., "Effects of Step-wise Increases in Dietary Carbohydrate on Circulating Saturated Fatty Acids and Palmitoleic Acid in Adults with Metabolic Syndrome," *PLOS ONE* 9, no. 11 (2014): e113605.

36. Cassandra Forsythe et al., "Comparison of Low Fat and Low Carbohydrate Diets on Circulating Fatty Acid Composition and Markers of Inflammation," *Lipids* 43, no. 1 (2008): 65-77.

37. Felice Jacka et al., "Western Diet Is Associated with a Smaller Hippocampus: A Longitudinal Investigation," *BMC Medicine* 13 (2015): 215.

38. A. Wu et al., "A Saturated-Fat Diet Aggravates the Outcome of Traumatic Brain Injury on Hippocampal Plasticity and Cognitive Function by Reducing Brain-Derived Neurotrophic Factor," *Neuroscience* 119, no. 2 (2003): 365-75.

39. David DiSalvo, "How a High-Fat Diet Could Damage Your Brain," Forbes.com, November 30, 2015, http://www.forbes.com/sites/daviddisalvo/2015/11/30/how-a-high-fat-diet-could-damage-your-brain/#2f784e59661c.

40. G. L. Bowman et al., "Nutrient Biomarker Patterns, Cognitive Function, and MRI Measures of Brain Aging," *Neurology* 78, no. 4 (2011).

41. Beatrice Golomb, "A Fat to Forget: Trans Fat Consumption and Memory," *PLOS ONE* 10, no. 6 (2015).

42. Marta Zamroziewicz et al., "Parahippocampal Cortex Mediates the Relationship between Lutein and Crystallized Intelligence in Healthy, Older Adults," *Frontiers in Aging Neuroscience* 8 (2016).

43. M. J. Brown et al., "Carotenoid Bioavailability Is Higher from Salads Ingested with Full-Fat than with Fat-Reduced Salad Dressings as Measured with Electromechanical Detection," *American Journal of Clinical Nutrition* 80, no. 2 (2004): 396-403.

44. Amy Patterson Neubert, "Study: Top Salads with Eggs to Better Absorb Vegetables' Carotenoids," Purdue University, June 4, 2015, http://www.purdue.edu/newsroom/re leases/2015/Q2/study-top-salads-with-eggs-to-better-absorb-vegetables-carotenoids-.html.

CHAPTER 3: OVERFED, YET STARVING

1. Loren Cordain et al., "Plant-Animal Subsistence Ratios and Macronutrient Energy Estimations in Worldwide Hunter-Gatherer Diets," *American Journal of Clinical Nutrition* 71, no. 3 (2000): 682-92.

2. Steele, "Ultra-Processed Foods."

3. Blumberg, "Vitamin and Mineral Intake."

4. Lewis Killin et al., "Environmental Risk Factors for Dementia: A Systematic Review," *BMC Geriatrics* 16 (2016): 175.

5. Creighton University, "Recommendation for Vitamin D Intake Was Miscalculated, Is Far Too Low, Experts Say," ScienceDaily, March 17, 2015, https://www.sciencedaily.com/releases/2015/03/150317122458.html.

6. A. Rosanoff, C. M. Weaver, and R. K. Rude, "Suboptimal Magnesium Status in the United States: Are the Health Consequences Underestimated?" *Nutrition Review* 70, no. 3 (2012): 153-64.

7. Pauline Anderson, "Inflammatory Dietary Pattern Linked to Brain Aging," Medscape, July 17, 2017, https://www.medscape.com/viewarticle/883038.

8. Timothy Lyons, "Glycation and Oxidation of Proteins: A Role in the Pathogenesis of Atherosclerosis," in *Drugs Affecting Lipid Metabolism* (Kluwer Academic Publishers, 1993), 407-20.

9. J. Uribarri et al., "Circulating Glycotoxins and Dietary Advanced Glycation Endprod ucts: Two Links to Inflammatory Response, Oxidative Stress, and Aging," *Journals of Gerontology, Series A: Biological Sciences and Medical Sciences* 62, no. 4 (2007): 427-33.

10. P. I. Moreira et al., "Oxidative Stress and Neurodegeneration," *Annals of the New York Academy of Sciences* 1043 (2005): 545-52.

11. N. Sasaki et al., "Advanced Glycation End Products in Alzheimer's Disease and Other Neurodegenerative Diseases," *American Journal of Pathology* 153, no. 4 (1998): 1149-55.

12. M. S. Beeri et al., "Serum Concentration of an Inflammatory Glycotoxin, Methylglyoxal, Is Associated with Increased Cognitive Decline in Elderly Individuals," *Mechanisms of Ageing and Development* 132, no. 11-12 (2011): 583-87; K. Yaffe et al., "Advanced Glycation End Product Level, Diabetes, and Accelerated Cognitive Aging," *Neurology* 77, no. 14 (2011): 1351-56; Weijing Cai et al., "Oral Glycotoxins Are a Modifiable Cause of Dementia and the Metabolic Syndrome in Mice and Humans," *Proceedings of the National Academy of Sciences* 111, no. 13 (2014): 4940-45.

13. American Academy of Neurology, "Lower Blood Sugars May Be Good for the Brain," ScienceDaily, October 23, 2013, https://www.sciencedaily.com/releases/2013/10/131023165016.htm.

14. American Academy of Neurology, "Even in Normal Range, High Blood Sugar Linked to Brain Shrinkage," ScienceDaily, September 4, 2012, https://www.sciencedaily.com/releases/2012/09/120904095856.htm.

15. Mark A. Virtue et al., "Relationship between GHb Concentration and Erythrocyte Survival Determined from Breath Carbon Monoxide Concentration," *Diabetes Care* 27, no. 4 (2004): 931-35.

16. C. Luevano-Contreras and K. Chapman-Novakofski, "Dietary Advanced Glycation End Products and Aging," *Nutrients* 2, no. 12 (2010): 1247-65.

17. S. Swamy-Mruthinti et al., "Evidence of a Glycemic Threshold for the Development of Cataracts in Diabetic Rats," *Current Eye Research* 18, no. 6 (1999): 423-29.

18. N. G. Rowe et al., "Diabetes, Fasting Blood Glucose and Age-Related Cataract: The Blue Mountains Eye Study," *Ophthalmic Epidemiology* 7, no. 2 (2000): 106-14.

19. M. Krajcovicova-Kudlackova et al., "Advanced Glycation End Products and Nutrition," *Physiological Research* 51, no. 2 (2002): 313-16.

20. Nicole J. Kellow et al., "Effect of Dietary Prebiotic Supplementation on Advanced Glycation, Insulin Resistance and Inflammatory Biomarkers in Adults with Pre-diabetes: A Study Protocol

for a Double-Blind Placebo-Controlled Randomised Crossover Clinical Trial," *BMC Endocrine Disorders* 14, no. 1 (2014): 55.

21. V. Lecoultre et al., "Effects of Fructose and Glucose Overfeeding on Hepatic Insulin Sensitivity and Intrahepatic Lipids in Healthy Humans," *Obesity (Silver Spring)* 21, no. 4 (2013): 782-85.

22. Qingying Meng et al., "Systems Nutrigenomics Reveals Brain Gene Networks Linking Metabolic and Brain Disorders," *EBioMedicine* 7 (2016): 157-66.

23. Do-Geun Kim et al., "Non-alcoholic Fatty Liver Disease Induces Signs of Alzheimer's Disease (AD) in Wild-Type Mice and Accelerates Pathological Signs of AD in an AD Model," *Journal of Neuroinflammation* 13 (2016).

24. M. Ledochowski et al., "Fructose Malabsorption Is Associated with Decreased Plasma Tryptophan," *Scandinavian Journal of Gastroenterology* 36, no. 4 (2001): 367-71.

25. M. Ledochowski et al., "Fructose Malabsorption Is Associated with Early Signs of Mental Depression," *European Journal of Medical Research* 17, no. 3 (1998): 295-98.

26. Shannon L. Macauley et al., "Hyperglycemia Modulates Extracellular Amyloid-13 Concentrations and Neuronal Activity in Vivo," *Journal of Clinical Investigation* 125, no. 6 (2015): 2463.

27. Paul K. Crane et al., "Glucose Levels and Risk of Dementia," *New England Journal of Medicine* 2013, no. 369 (2013): 540-48.

28. Derrick Johnston Alperet et al., "Influence of Temperate, Subtropical, and Tropical Fruit Consumption on Risk of Type 2 Diabetes in an Asian Population," *American Journal of Clinical Nutrition* 105, no. 3 (2017).

29. Y. Gu et al., "Mediterranean Diet and Brain Structure in a Multiethnic Elderly Cohort," *Neurology* 85, no. 20 (2015): 1744-51.

30. Staubo, "Mediterranean Diet."

31. E. E. Devore et al., "Dietary Intakes of Berries and Flavonoids in Relation to Cognitive Decline," *Annals of Neurology* 72, no. 1 (2012): 135-43.

32. Martha Clare Morris et al., "MIND Diet Associated with Reduced Incidence of Alzheimer's Disease," *Alzheimer's & Dementia* 11, no. 9 (2015): 1007-14.

33. O'Connor, "Coca-Cola Funds Scientists."

34. Christopher J. L. Murray et al., "The State of US Health, 1990-2010: Burden of Diseases, Injuries, and Risk Factors," *Journal of the American Medical Association* 310, no. 6 (2013): 591-606.

35. Susan Jones, "11,774 Terror Attacks Worldwide in 2015; 28,328 Deaths Due to Terror Attacks," CNSNews.com, June 3, 2016, http://www.cnsnews.com/news/articlw/Susan-jones/11774-number-terror-attacks-worldwide-dropped-13-2015.

36. Robert Proctor, "The History of the Discovery of the Cigarette-Lung Cancer Link: Evidentiary Traditions, Corporate Denial, Global Toll," *Tobacco Control 21,* no. 2 (2011): 87-91.

GENIUS FOOD #3: BLUEBERRIES

1. C. M. Williams et al., "Blueberry-Induced Changes in Spatial Working Memory Correlate with Changes in Hippocampal CREB Phosphorylation and Brain-Derived Neurotrophic Factor (BDNF) Levels," *Free Radical Biological Medicine* 45, no. 3 (2008): 295-305.

2. R. Krikorian et al., "Blueberry Supplementation Improves Memory in Older Adults," *Journal of Agricultural Food Chemistry* 58, no. 7 (2010): 3996-4000.

3. Elizabeth Devore et al., "Dietary Intakes of Berries and Flavonoids in Relation to Cognitive Decline," *Annals of Neurology* 72, no. 1 (2012): 135-43.

4. M. C. Morris et al., "MIND Diet Slows Cognitive Decline with Aging," *Alzheimer's & Dementia* 11, no. 9 (2015): 1015-22.

CHAPTER 4: WINTER IS COMING (FOR YOUR BRAIN)

1. K. de Punder and L. Pruimboom, "The Dietary Intake of Wheat and Other Cereal Grains and Their Role in Inflammation," *Nutrients* 5, no. 3 (2013): 771-87.

2. Ibid.

3. J. R. Kraft and W. H. Wehrmacher, "Diabetes—A Silent Disorder," *Comprehensive Therapy* 35, nos. 3-4 (2009): 155-59.

4. Jean-Sebastien Joyal et al., "Retinal Lipid and Glucose Metabolism Dictates Angiogenesis through the Lipid Sensor Ffarl," *Nature Medicine* 22, no. 4 (2016): 439-45.

5. Chung-Jung Chiu et al., "Dietary Carbohydrate and the Progression of Age-Related Macular Degeneration: A Prospective Study from the Age-Related Eye Disease Study," *American Journal of Clinical Nutrition* 86, no. 4 (2007): 1210-18.

6. Matthew Harber et al., "Alterations in Carbohydrate Metabolism in Response to Short-Term Dietary Carbohydrate Restriction," *American Journal of Physiology-Endocrinology and Metabolism* 289, no. 2 (2005): E306-12.

7. Brian Morris et al., "FOX03: A Major Gene for Human Longevity-A Mini-Review," *Gerontology* 61, no. 6 (2015): 515-25.

8. Ibid.

9. Valerie Renault et al., "FOX03 Regulates Neural Stem Cell Homeostasis," *Cell Stem Cell15* (2009): 527-39.

10. J. M. Bao et al., "Association between FOX03A Gene Polymorphisms and Human Longevity: A Meta-Analysis," *Asian Journal of Andrology* 16, no. 3 (2014): 446-52.

11. Brian Morris, "FOX03: A Major Gene for Human Longevity."

12. Catherine Crofts et al., "Hyperinsulinemia: A Unifying Theory of Chronic Disease?" *Diabesity* 1, no. 4 (2015): 34-43.

13. W. Q. Qui et al., "Insulin-Degrading Enzyme Regulates Extracellular Levels of Amyloid Beta-Protein by Degradation," *Journal of Biological Chemistry* 273, no. 49 (1998): 32730-38.

14. Y. M. Li and D. W. Dickson, "Enhanced Binding of Advanced Glycation Endproducts (AGE) by the ApoE4 Isoform Links the Mechanism of Plaque Deposition in Alzheimer's Disease," *Neuroscience Letters* 226, no. 3 (1997): 155-58.

15. Auriel Willette et al., "Insulin Resistance Predicts Brain Amyloid Deposition in Late Middle-Aged Adults," *Alzheimer's & Dementia 11,* no. 5 (2015): 504-10.

16. L. P. van der Heide et al., "Insulin Modulates Hippocampal Activity-Dependent Synaptic Plasticity in a N-Methyl-D-Aspartate Receptor and Phosphatidyl-Inositol-3-KinaseDependent Manner," *Journal of Neurochemistry* 94, no. 4 (2005): 1158-66.

17. H. Bruehl et al., "Cognitive Impairment in Nondiabetic Middle-Aged and Older Adults Is Associated with Insulin Resistance," Journal of Clinical and Experimental Neuropsychology 32, no. 5 (2010): 487-93.

18. Kaarin Anstey et al., "Association of Cognitive Function with Glucose Tolerance and Trajectories of Glucose Tolerance over 12 Years in the AusDiab Study," Alzheimer's Research & Therapy 7, no. 1 (2015): 48; S. E. Young, A. G. Mainous 3rd, and M. Carnemolla, "Hyperinsulinemia and Cognitive Decline in a Middle-Aged Cohort," Diabetes Care 29, no. 12 (2006): 2688-93.

19. B. Kim and E. L. Feldman, "Insulin Resistance as a Key Link for the Increased Risk of Cognitive Impairment in the Metabolic Syndrome," Exploratory Molecular Medicine 47 (2015): e149.

20. Dimitrios Kapogiannis et al., "Dysfunctionally Phosphorylated Type 1 Insulin Receptor Substrate in Neural-Derived Blood Exosomes of Preclinical Alzheimer's Disease," FASEB Journal 29, no. 2 (2015): 589-96.

21. G. Collier and K. O'Dea, "The Effect of Coingestion of Fat on the Glucose, Insulin, and Gastric Inhibitory Polypeptide Responses to Carbohydrate and Protein," American Journal of Clinical Nutrition 37, no. 6 (1983): 941-44.

22. Sylvie Normand et al., "Influence of Dietary Fat on Postprandial Glucose Metabolism (Exogenous and Endogenous) Using Intrinsically C-Enriched Durum Wheat," British Journal of Nutrition 86, no. 1 (2001): 3-11.

23. M. Sorensen et al., "Long-Term Exposure to Road Traffic Noise and Incident Diabetes: A Cohort Study," Environmental Health Perspectives 121, no. 2 (2013): 217-22.

24. R. H. Freire et al., "Wheat Gluten Intake Increases Weight Gain and Adiposity Associated with Reduced Thermogenesis and Energy Expenditure in an Animal Model of Obesity," International Journal of Obesity 40, no. 3 (2016): 479-87; Fabiola Lacerda Pires Soares et al., "Gluten-Free Diet Reduces Adiposity, Inflammation and Insulin Resistance Associated with the Induction of PPAR-Alpha and PPAR-Gamma Expression," Journal of Nutritional Biochemistry 24, no. 6 (2013): 1105-11.

25. Thi Loan Anh Nguyen et al., "How Informative Is the Mouse for Human Gut Microbiota Research?" Disease Models & Mechanisms 8, no. 1 (2015): 1-16.

26. Matthew S. Tryon et al., "Excessive Sugar Consumption May Be a Difficult Habit to Break: A View from the Brain and Body," Journal of Clinical Endocrinology & Metabolism 100, no. 6 (2015): 2239-47.

27. Marcia de Oliveira Otto et al., "Everything in Moderation-Dietary Diversity and Quality, Central Obesity and Risk of Diabetes," PLOS ONE 10, no. 10 (2015).

28. Sarah A. M. Kelly et al., "Whole Grain Cereals for the Primary or Secondary Prevention of Cardiovascular Disease," The Cochrane Library (2017).

GENIUS FOOD #4: DARK CHOCOLATE

1. Adam Brickman et al., "Enhancing Dentate Gyrus Function with Dietary Flavanols Improves Cognition in Older Adults," Nature Neuroscience 17, no. 12 (2014): 1798-803.

2. Georgina Crichton, Merrill Elias, and Ala'a Alkerwi, "Chocolate Intake Is Associated with Better Cognitive Function: The Maine-Syracuse Longitudinal Study," Appetite 100 (2016): 126-32.

CHAPTER 5: HEALTHY HEART, HEALTHY BRAIN

1. M. L. Alosco et al., "The Adverse Effects of Reduced Cerebral Perfusion on Cognition and Brain Structure in Older Adults with Cardiovascular Disease," Brain Behavior 3, no. 6 (2013): 626-36.

2. P. W. Siri-Tarino et al., "Meta-Analysis of Prospective Cohort Studies Evaluating the Association of Saturated Fat with Cardiovascular Disease," American Journal of Clinical Nutrition 91, no. 3 (2010): 535-46.

3. I. D. Frantz Jr. et al., "Test of Effect of Lipid Lowering by Diet on Cardiovascular Risk. The Minnesota Coronary Survey," Arteriosclerosis 9, no. 1 (1989): 129-35.

4. Christopher Ramsden et al., "Re-evaluation of the Traditional Diet-Heart Hypothesis: Analysis of Recovered Data from Minnesota Coronary Experiment (1968-73)," BMJ 353 (2016); Anahad O'Connor, "A Decades-Old Study, Rediscovered, Challenges Advice on Saturated Fat," New York Times, April 13, 2016, https://well.blogs.nytimes.com/2016/04/13/a-decades-old-study-rediscovered-challenges-advice-on-saturated-fat/.

5. Matthias Orth and Stefano Bellosta, "Cholesterol: Its Regulation and Role in Central Nervous System Disorders," Cholesterol (2012).

6. P. K. Elias et al., "Serum Cholesterol and Cognitive Performance in the Framingham Heart Study," Psychosomatic Medicine 67, no. 1 (2005): 24-30.

7. R. West et al., "Better Memory Functioning Associated with Higher Total and Low-Density Lipoprotein Cholesterol Levels in Very Elderly Subjects without the Apo-lipoprotein e4 Allele," American Journal of Geriatric Psychiatry 16, no. 9 (2008): 781-85.

8. B. G. Schreurs, "The Effects of Cholesterol on Learning and Memory," Neuroscience & Biobehavioral Reviews 34, no. 8 (2010): 1366-79; M. M. Mielke et al., "High Total Cholesterol Levels in Late Life Associated with a Reduced Risk of Dementia," Neurology 64, no. 10 (2005): 1689-95.

9. Credit Suisse, "Credit Suisse Publishers Report on Evolving Consumer Perceptions about Fat," PR Newswire, September 17, 2015, http://www.prnewswire.com/news-releases / credit-suisse-publishes-report-on-evolving-consumer-perceptions-about-fat-300 144839.html.

10. Marja-Leena Silaste et al., "Changes in Dietary Fat Intake Alter Plasma Levels of Oxidized Low-Density Lipoprotein and Lipoprotein(a)," Arteriosclerosis, Thrombosis, and Vascular Biology 24, no. 3 (2004): 495-503.

11. Patty W. Siri-Tarino et al., "Saturated Fatty Acids and Risk of Coronary Heart Disease: Modulation by Replacement Nutrients," Current Atherosclerosis Reports 12, no. 6 (2010): 384-90.

12. V. A. Mustad et al., "Reducing Saturated Fat Intake Is Associated with Increased Levels of LDL Receptors on Mononuclear Cells in Healthy Men and Women," Journal of Lipid Research 38, no. 3 (March 1997): 459-68.

13. L. Li et al., "Oxidative LDL Modification Is Increased in Vascular Dementia and Is Inversely Associated with Cognitive Performance," Free Radical Research 44, no. 3 (2010): 241-48.

14. Steen G. Hasselbalkh et al., "Changes in Cerebral Blood Flow and Carbohydrate Metabolism during Acute Hyperketonemia," American Journal of Physiology-Endocrinology and Metabolism 270, no. 5 (1996): E746-51.

15. E. L. Wightman et al., "Dietary Nitrate Modulates Cerebral

Blood Flow Parameters and Cognitive Performance in Humans: A Double-Blind, Placebo-Controlled, Crossover Investigation," *Physiological Behavior* 149 (2015): 149-58.

16. Riaz Memon et al., "Infection and Inflammation Induce LDL Oxidation In Vivo," *Arteriosclerosis, Thrombosis, and Vascular Biology* 20 (2000): 1536-42.

17. A. C. Vreugdenhil et al., "LPS-Binding Protein Circulates in Association with ApoB-Containing Lipoproteins and Enhances Endotoxin-LDL/VLDL Interaction," *Journal of Clinical Investigation* 107, no. 2 (2001): 225-34.

18. B. M. Charalambous et al., "Role of Bacterial Endotoxin in Chronic Heart Failure: The Gut of the Matter," *Shock* 28, no. 1 (2007): 15-23.

19. Stephen Bischoff et al., "Intestinal Permeability-A New Target for Disease Prevention and Therapy," *BMC Gastroenterology* 14 (2014): 189.

20. C. U. Choi et al., "Statins Do Not Decrease Small, Dense Low-Density Lipoprotein," *Texas Heart Institute Journal 37, no.* 4 (2010): 421-28.

21. Melinda Wenner Moyer, "It's Not Dementia, It's Your Heart Medication: Cholesterol Drugs and Memory," *Scientific American,* September 1, 2010, https://www.scientificamerican.com/article/its-not-dementia-its-your-heart-medication/.

22. "Coenzyme Q10," Linus Pauling Institute—Macronutrient Information Center, Oregon State University, http://lpi.oregonstate.edu/mic/dietary-factors/coenzyme-Q10.

23. I. Mansi et al., "Statins and New-Onset Diabetes Mellitus and Diabetic Complications: A Retrospective Cohort Study of US Healthy Adults," Journal *of General Internal Medicine* 30, no. 11 (2015): 1599-610.

24. Shannon Macauley et al., "Hyperglycemia Modulates Extracellular Amyloid-B Concentrations and Neuronal Activity In Vivo," *Journal of Clinical Investigation* 125, no. 6 (2015): 2463-67.

GENIUS FOOD #5: EGGS

1. C. N. Blesso et al., "Whole Egg Consumption Improves Lipoprotein Profiles and Insulin Sensitivity to a Greater Extent than Yolk-Free Egg Substitute in Individuals with Metabolic Syndrome," *Metabolism* 62, no. 3 (2013): 400-10.

2. Garry Handelman et al., "Lutein and Zeaxanthin Concentrations in Plasma after Dietary Supplementation with Egg Yolk," *American Journal of Clinical Nutrition* 70, no. 2 (1999): 247-51.

CHAPTER 6: FUELING YOUR BRAIN

1. L. Kovac, "The 20 W Sleep-Walkers," *EMBO Reports* 11, no. 1 (2010): 2.

2. NCD Risk Factor Collaboration, "Trends in Adult Body-Mass Index."

3. Institute for Basic Science, "Team Suppresses Oxidative Stress, Neuronal Death Associated with Alzheimer's Disease," ScienceDaily, February 25, 2016, https://www.sciencedaily.com/releases/2016/02/160225085645.htm.

4. J. Ezaki et al., "Liver Autophagy Contributes to the Maintenance of Blood Glucose and Amino Acid Levels," *Autophagy* 7, no. 7 (2011): 727-36.

5. H. White and B. Venkatesh, "Clinical Review: Ketones and

Brain Injury," *Critical Care* 15, no. 2 (2011): 219.

6. R. L. Veech et al., "Ketone Bodies, Potential Therapeutic Uses," *IUBMB Life* 51, no. 4 (2001): 241-47.

7. S. G. Jarrett et al., "The Ketogenic Diet Increases Mitochondria! Glutathione Levels," *Journal of Neurochemistry* 106, no. 3 (2008): 1044-51.

8. Sama Sleiman et al., "Exercise Promotes the Expression of Brain Derived Neurotrophic Factor (BDNF) through the Action of the Ketone Body 13-Hydroxybutyrate," *Cell Biology* (2016).

9. Hasselbalch, "Changes in Cerebral Blood Flow."

10. Jean-Jacques Hublin and Michael P. Richards, eds., *The Evolution of Hominin Diets: Integrating Approaches to the Study of Palaeolithic Subsistence* (Springer Science & Business Media, 2009).

11. S. T. Henderson, "Ketone Bodies as a Therapeutic for Alzheimer's Disease," *Neurotherapeutics* 5, no. 3 (2008): 470-80.

12. S. Brandhorst et al., "A Periodic Diet that Mimics Fasting Promotes Multi-System Regeneration, Enhanced Cognitive Performance, and Healthspan," *Cell Metabolism* 22, no. 1 (2016): 86-99.

13. Caroline Rae et al., "Oral Creatine Monohydrate Supplementation Improves Brain Performance: A Double-Blind, Placebo-Controlled, Cross-over Trial," *Proceedings of the Royal Society of London B: Biological Sciences* 270, no. 1529 (2003): 2147-50.

14. J. Delanghe et al., "Normal Reference Values for Creatine, Creatinine, and Carnitine Are Lower in Vegetarians," *Clinical Chemistry* 35, no. 8 (1989): 1802-3.

15. Rafael Deminice et al., "Creatine Supplementation Reduces Increased Homocysteine Concentration Induced by Acute Exercise in Rats," *European Journal of Applied Physiology* 111, no. 11 (2011): 2663-70.

16. David Benton and Rachel Donohoe, "The Influence of Creatine Supplementation on the Cognitive Functioning of Vegetarians and Omnivores," *British Journal of Nutrition* 105, no. 7 (2011): 1100-1105.

17. Rachel N. Smith, Amruta S. Agharkar, and Eric B. Gonzales, "A Review of Creatine Supplementation in Age-Related Diseases: More than a Supplement for Athletes," *F1000Research* 3 (2014).

18. Terry McMorris et al., "Creatine Supplementation and Cognitive Performance in Elderly Individuals," *Aging, Neuropsychology, and Cognition* 14, no. 5 (2007): 517-28.

19. M. P. Laakso et al., "Decreased Brain Creatine Levels in Elderly Apolipoprotein E ε4 Carriers," Journal *of Neural Transmission* 110, no. 3 (2003): 267-75.

20. A. L. Rogovik and R. D. Goldman, "Ketogenic Diet for Treatment of Epilepsy," *Canadian Family Physician* 56, no. 6 (2010): 540-42.

21. Zhong Zhao et al., "A Ketogenic Diet as a Potential Novel Therapeutic Intervention in Amyotrophic Lateral Sclerosis," *BMC Neuroscience* 7, no. 29 (2006).

22. R. Krikorian et al., "Dietary Ketosis Enhances Memory in Mild Cognitive Impairment," *Neurobiology of Aging* 425, no. 2 (2012): 425e19-27; Matthew Taylor et al., "Feasibility and efficacy data from a ketogenic diet intervention in Alzheimer's disease," *Alzheimer's & Dementia: Translational Research and Clinical*

Interventions (2017).

23. S. Djiogue et al., "Insulin Resistance and Cancer: The Role of Insulin and IGFs," *Endocrine-Related Cancer* 20, no. 1 (2013): R1-17.

24. Harber, "Alterations in Carbohydrate Metabolism."

25. Heikki Pentikäinen et al., "Muscle Strength and Cognition in Ageing Men and Women: The DR's EXTRA Study," *European Geriatric Medicine* 8 (2017).

26. Henderson, "Ketone Bodies as a Therapeutic."

27. E. M. Reiman et al., "Functional Brain Abnormalities in Young Adults at Genetic Risk for Late-Onset Alzheimer's Dementia," *Proceedings of the National Academy of Sciences USA 101,* no. 1 (2004): 284-89.

28. S. T. Henderson, "High Carbohydrate Diets and Alzheimer's Disease," *Medical Hypotheses* 62, no. 5 (2004): 689-700.

29. Hugh C. Hendrie et al., "APOE ε4 and the Risk for Alzheimer Disease and Cognitive Decline in African Americans and Yoruba," *International Psychogeriatrics* 26, no. 6 (2014): 977-985.

30. Henderson, "High Carbohydrate Diets."

31. Konrad Talbot et al., "Demonstrated Brain Insulin Resistance in Alzheimer's Disease Patients Is Associated with IGF-1 Resistance, IRS-1 Dysregulation, and Cognitive Decline," Journal *of Clinical Investigation* 122, no. 4 (2012).

32. Dale E. Bredesen, "Reversal of Cognitive Decline: A Novel Therapeutic Program," *Aging* 6, no. 9 (2014): 707.

33. S. C. Cunnane et al., "Can Ketones Help Rescue Brain Fuel Supply in Later Life? Implications for Cognitive Health during Aging and the Treatment of Alzheimer's Disease," *Frontiers in Molecular Neuroscience* 9 (2016): 53.

34. M. Gasior, M. A. Rogawski, and A. L. Hartman, "Neuroprotective and Disease-Modifying Effects of the Ketogenic Diet," *Behavioral Pharmacology* 17, nos. 5-6 (2006): 431-39.

35. S. L. Kesl et al., "Effects of Exogenous Ketone Supplementation on Blood Ketone, Glu-cose, Triglyceride, and Lipoprotein Levels in Sprague-Dawley Rats," *Nutrition & Metabolism London* 13 (2016): 9.

36. W. Zhao et al., "Caprylic Triglyceride as a Novel Therapeutic Approach to Effectively Improve the Performance and Attenuate the Symptoms Due to the Motor Neuron Loss in ALS Disease," *PLOS ONE 7,* no. 11 (2012): e49191.

37. D. Mungas et al., "Dietary Preference for Sweet Foods in Patients with Dementia," *Journal of the American Geriatric Society* 38, no. 9 (1990): 999-1007.

38. M. A. Reger et al., "Effects of Beta-Hydroxybutyrate on Cognition in Memory-Impaired Adults," *Neurobiology of Aging* 25, no. 3 (2004): 311-14.

GENIUS FOOD #6: GRASS-FED BEEF

1. Janet R. Hunt, "Bioavailability of Iron, Zinc, and Other Trace Minerals from Vegetarian Diets," *American Journal of Clinical Nutrition* 78, no. 3 (2003): 633S-39S.

2. Felice N. Jacka et al., "Red Meat Consumption and Mood and Anxiety Disorders," *Psychotherapy and Psychosomatics* 81, no. 3 (2012): 196-98.

3. Charlotte G. Neumann et al., "Meat Supplementation Improves Growth, Cognitive, and Behavioral Outcomes in Kenyan Children," *Journal of Nutrition* 137, no. 4 (2007): 1119-23.

4. Shannon P. McPherron et al., "Evidence for Stone-Tool-Assisted Consumption of Animal Tissues before 3.39 Million Years Ago at Dikika, Ethiopia," *Nature* 466, no. 7308 (2010): 857-60.

5. M. Gibis, "Effect of Oil Marinades with Garlic, Onion, and Lemon Juice on the Formation of Heterocyclic Aromatic Amines in Fried Beef Patties," *Journal of Agricultural Food Chemistry* 55, no. 25 (2007): 10240-47.

6. Wataru Yamadera et al., "Glycine Ingestion Improves Subjective Sleep Quality in Human Volunteers, Correlating with Polysomnographic Changes," *Sleep and Biological Rhythms* 5, no. 2 (2007): 126-31; Makoto Bannai et al., "Oral Administration of Glycine Increases Extracellular Serotonin but Not Dopamine in the Prefrontal Cortex of Rats," *Psychiatry and Clinical Neurosciences* 65, no. 2 (2011): 142-49.

CHAPTER 7: GO WITH YOUR GUT

1. Camilla Urbaniak et al., "Microbiota of Human Breast Tissue," *Applied and Environmental Microbiology* 80, no. 10 (2014): 3007-14.

2. American Society for Microbiology, "Cities Have Individual Microbial Signatures," ScienceDaily, April 19, 2016, https://www.sciencedaily.com/releases/2016/04/160 419144724.htm.

3. Ron Sender, Shai Fuchs, and Ron Milo, "Revised Estimates for the Number of Human and Bacteria Cells in the Body," *PLOS Biology* 14, no. 8 (2016): e1002533.

4. Mark Bowden, "The Measured Man," *Atlantic,* February 19, 2014, https://www.the atlantic.com/magazine/archive/2012/07/the-measured-man/309018/.

5. Robert A. Koeth et al., "Intestinal Microbiota Metabolism of L-Carnitine, a Nutrient in Red Meat, Promotes Atherosclerosis," *Nature Medicine* 19, no. 5 (2013): 576-85.

6. Jeff Leach, "From Meat to Microbes to Main Street: Is It Time to Trade In Your George Foreman Grill?" Human Food Project, April 18,2013, http://www.humanfood project.com/from-meat-to-microbes-to-main-street-is-it-time-to-trade-in-your-george-foreman-grill/.

7. Francesca De Filippis et al., "High-Level Adherence to a Mediterranean Diet Beneficially Impacts the Gut Microbiota and Associated Metabolome," *Gut* 65, no. 11 (2015).

8. Roberto Berni Canani, Margherita Di Costanzo, and Ludovica Leone, "The Epigenetic Effects of Butyrate: Potential Therapeutic Implications for Clinical Practice," *Clinical Epigenetics* 4, no. 1 (2012): 4.

9. K. Meijer, P. de Vos, and M. G. Priebe, "Butyrate and Other Short-Chain Fatty Acids as Modulators of Immunity: What Relevance for Health?" *Current Opinion in Clinical Nutrition & Metabolic Care* 13, no. 6 (2010): 715-21.

10. A. L. Marsland et al., "Interleukin-6 Covaries Inversely with Cognitive Performance among Middle-Aged Community Volunteers," *Psychosomatic Medicine* 68, no. 6 (2006): 895-903.

11. Yasumichi Arai et al., "Inflammation, but Not Telomere Length, Predicts Successful Ageing at Extreme Old Age: A Longitudinal Study of Semi-supercentenarians," *EBioMedicine* 2, no. 10 (2015): 1549-58.

12. Christopher J. L. Murray et al., "Global, Regional, and National Disability-Adjusted Life Years (DALYs) for 306 Diseases and Injuries and Healthy Life Expectancy (HALE) for 188 Countries, 1990-2013: Quantifying the Epidemiological Transition," *Lancet*

386, no. 10009 (2015): 2145-91.

13. Bamini Gopinath et al., "Association between Carbohydrate Nutrition and Successful Aging over 10 Years," *Journals of Gerontology* 71, no. 10 (2016): 1335-40.

14. H. Okada et al., "The 'Hygiene Hypothesis' for Autoimmune and Allergic Diseases: An Update," *Clinical & Experimental Immunology* 160, no. 1 (2010): 1-9.

15. S. Y. Kim et al., "Differential Expression of Multiple Transglutaminases in Human Brain. Increased Expression and Cross-Linking by Transglutaminases 1 and 2 in Alzheimer's Disease," *Journal of Biological Chemistry* 274, no. 43 (1999): 30715-21; G. Andringa et al., "Tissue Transglutaminase Catalyzes the Formation of Alpha-Synuclein Crosslinks in Parkinson's Disease," *FASEB Journal18*, no. 7 (2004): 932-34; A. Gadoth et al., "Transglutaminase 6 Antibodies in the Serum of Patients with Amyotrophic Lateral Sclerosis," *JAMA Neurology* 72, no. 6 (2015): 676-81.

16. C. L. Ch'ng et al., "Prospective Screening for Coeliac Disease in Patients with Graves' Hyperthyroidism Using Anti-gliadin and Tissue Transglutaminase Antibodies," *Clinical Endocrinology Oxford* 62, no. 3 (2005): 303-6.

17. Clare Wotton and Michael Goldacre, "Associations between Specific Autoimmune Diseases and Subsequent Dementia: Retrospective Record-Linkage Cohort Study, UK," *Journal of Epidemiology & Community Health* 71, no. 6 (2017).

18. C. L. Ch'ng, M. K. Jones, and J. G. Kingham, "Celiac Disease and Autoimmune Thyroid Disease," *Clinical Medicine Research* 5, no. 3 (2007): 184-92.

19. Julia Bollrath and Fiona Powrie, "Feed Your T$_{regs}$ More Fiber," *Science* 341, no. 6145 (2013): 463-64.

20. Paola Bressan and Peter Kramer, "Bread and Other Edible Agents of Mental Disease," *Frontiers in Human Neuroscience* 10 (2016).

21. Alessio Fasano, "Zonulin, Regulation of Tight Junctions, and Autoimmune Diseases," *Annals of the New York Academy of Sciences* 1258, no. 1 (2012): 25-33.

22. R. Dantzer et al., "From Inflammation to Sickness and Depression: When the Immune System Subjugates the Brain," *Nature Reviews Neuroscience* 9, no. 1 (2008): 46-56.

23. A. H. Miller, V. Malefic, and C. L. Raison, "Inflammation and Its Discontents: The Role of Cytokines in the Pathophysiology of Major Depression," *Biological Psychiatry* 65, no. 9 (2009): 732-41.

24. "Depression," World Health Organization, February 2017, http://www.who.int/media centre/factsheets/fs369/en/.

25. Alessio Fasano, "Zonulin and Its Regulation of Intestinal Barrier Function: The Biological Door to Inflammation, Autoimmunity, and Cancer," *Physiological Reviews* 91, no. 1 (2011): 151-75; E. Lionetti et al., "Gluten Psychosis: Confirmation of a New Clinical Entity," *Nutrients 7*, no. 7 (2015): 5532-39.

26. Melanie Uhde et al., "Intestinal Cell Damage and Systemic Immune Activation in Individuals Reporting Sensitivity to Wheat in the Absence of Coeliac Disease," *Gut* 65, no. 12 (2016).

27. Blaise Corthésy, H. Rex Gaskins, and Annick Mercenier, "Crosstalk between Probiotic Bacteria and the Host Immune System," *journal of Nutrition* 137, no. 3 (2007): 781S-90S.

28. S. Bala et al., "Acute Binge Drinking Increases Serum Endotoxin and Bacterial DNA Levels in Healthy Individuals," *PLOS ONE* 9, no. 5 (2014): e96864.

29. V. Purohit et al., "Alcohol, Intestinal Bacterial Growth, Intestinal Permeability to Endotoxin, and Medical Consequences: A Summary of a Symposium," *Alcohol* 42, no. 5 (2008): 349-61.

30. Manfred Lamprecht and Anita Frauwallner, "Exercise, Intestinal Barrier Dysfunction and Probiotic Supplementation," *Acute Topics in Sport Nutrition* 59 (2012): 47-56.

31. Angela E. Murphy, Kandy T. Velazquez, and Kyle M. Herbert, "Influence of High-Fat Diet on Gut Microbiota: A Driving Force for Chronic Disease Risk," *Current Opinion in Clinical Nutrition and Metabolic Care* 18, no. 5 (2015): 515.

32. J. R. Rapin and N. Wiernsperger, "Possible Links between Intestinal Permeability and Food Processing: A Potential Therapeutic Niche for Glutamine," *Clinics Sao Paulo* 65, no. 6 (2010): 635-43.

33. E. Gaudier et al., "Butyrate Specifically Modulates MUC Gene Expression in Intestinal Epithelial Goblet Cells Deprived of Glucose," *American Journal of Physiology—Gastrointestinal and Liver Physiology* 287, no. 6 (2004): 61168-74.

34. Thi Loan Anh Nguyen et al., "How Informative Is the Mouse for Human Gut Microbiota Research?" *Disease Models & Mechanisms* 8, no. 1 (2015): 1-16.

35. Benoit Chassaing et al., "Dietary Emulsifiers Impact the Mouse Gut Microbiota Promoting Colitis and Metabolic Syndrome," *Nature* 519, no. 7541 (2015): 92-96.

36. Ian Sample, "Probiotic Bacteria May Aid Against Anxiety and Memory Problems," *Guardian,* October 18, 2015,http://www. theguardian.com/science/2015/oct/18/probiotic-bacteria-bifido-bacterium-longum-1714-anxiety-memory-study.

37. Merete Ellekilde et al., "Transfer of Gut Microbiota from Lean and Obese Mice to Antibiotic-Treated Mice," *Scientific Reports* 4 (2014): 5922; Peter J. Turnbaugh et al., "An Obesity-Associated Gut Microbiome with Increased Capacity for Energy Harvest," *Nature* 444, no. 7122 (2006): 1027-131.

38. Kirsten Tillisch et al., "Brain Structure and Response to Emotional Stimuli as Related to Gut Microbial Profiles in Healthy Women," *Psychosomatic Medicine* 79, no. 8 (2017).

39. Giada De Palma et al., "Transplantation of Fecal Microbiota from Patients with Irritable Bowel Syndrome Alters Gut Function and Behavior in Recipient Mice," *Science Translational Medicine* 9, no. 379 (2017): eaaf6397.

40. Leach, "From Meat to Microbes to Main Street"; Gary D. Wu et al., "Linking Long-Term Dietary Patterns with Gut Microbial Enterotypes," *Science* 334, no. 6052 (2011): 105-8.

41. Bruce Goldman, "Low-Fiber Diet May Cause Irreversible Depletion of Gut Bacteria over Generations," Stanford Medicine News Center, January 13, 2016, http://med.stanford.edu/news/all-news /2016/01/low-fiber-diet-may-cause-irreversible-depletion-of-gut-bacteria.html,

42. T. K. Schaffer et al., "Evaluation of Antioxidant Activity of Grapevine Leaves Extracts *(Vitis labrusca)* in Liver of Wistar Rats," *Anais da Academia Brasileira de Ciencias* 88, no. (2016): 187-96; T. Taira et al., "Dietary Polyphenols Increase Fecal Mucin and Immunoglobulin A and Ameliorate the Disturbance in Gut Microbiota Caused by a High Fat *Diet," journal of Clinical Biochemical Nutrition* 57, no. 3 (2015): 212-16.

43. Pranita Tacoma and Sara Cosgrove, "Addressing the Appropriateness of Outpatient Antibiotic Prescribing in the United States," journal *of the American Medical Association* 315, no. 17 (2016): 1839-41.

44. R. Dunn et al., "Home Life: Factors Structuring the Bacterial Diversity Found within and between Homes," *PLOS ONE* 8, no. 5 (2013): e64133;Uppsalet Universitet, "Early Contact with Dogs Linked to Lower Risk of Asthma," ScienceDaily, November 2, 2015, haps://www.sciencedaily.com/releases/2015/11/151102143636.htm.

45. M. Samsam, R. Ahangari, and S. A. Naser, "Pathophysiology of Autism Spectrum Disorders: Revisiting Gastrointestinal Involvement and Immune Imbalance," *WorldJournal of Gastroenterology* 20, no. 29 (2014): 9942-51.

46. Elisabeth Svensson et al., "Vagotomy and Subsequent Risk of Parkinson's Disease," *Annals of Neurology* 78, no. 4 (2015): 522-29.

47. Floyd Dewhirst et al., "The Human Oral Microbiome," *Journal of Bacteriology* 192, no. 19 (2010): 5002-17.

48. M. Ide et al., "Periodontitis and Cognitive Decline in Alzheimer's Disease," *PLOS ONE* 11, no. 3 (2016): e0151081.

CHAPTER 8: YOUR BRAIN'S CHEMICAL SWITCHBOARD

1. Uwe Rudolph, "GABAergic System," *Encyclopedia of Molecular Pharmacology,* 515-19.

2. William McEntee and Thomas Crook, "Glutamate: Its Role in Learning, Memory, and the Aging Brain," *Psychopharmacology* 111, no. 4 (1993): 391-401.

3. "Disease Mechanisms," ALS Association, accessed November 7, 2017, http://www.alsa.org/research/focus-areas/disease-mechanisms.

4. Javier A. Bravo et al., "Ingestion of *Lactobacillus* Strain Regulates Emotional Behavior and Central GABA Receptor Expression in a Mouse via the Vagus Nerve," *Proceedings of the National Academy of Sciences* 108, no. 38 (2011): 16050-55.

5. Expertanswer, *"Lactobacillus reuteri* Good for Health, Swedish Study Finds," Science Daily, November 4, 2010, https://www.sciencedaily.com/releases/2010/11/101102131302.htm.

6. Richard Maddock et al., "Acute Modulation of Cortical Glutamate and GABA Content by Physical Activity," *Journal of Neuroscience* 36, no. 8 (2016): 2449-57.

7. Eric Herbst and Graham Holloway, "Exercise Increases Mitochondrial Glutamate Oxidation in the Mouse Cerebral Cortex," *Applied Physiology, Nutrition, and Metabolism* 41, no. 7 (2016): 799-801.

8. Boston University, "Yoga May Elevate Brain GABA Levels, Suggesting Possible Treatment for Depression," Science-Daily, May 22, 2007,http://www.sciencedaily.com/releases/2007/05/070521145516.htm.

9. T. M. Makinen et al., "Autonomic Nervous Function during Whole-Body Cold Exposure before and after Cold Acclimation," *Aviation, Space, and Environmental Medicine* 79, no. 9 (2008): 875-82.

10. K. Rycerz and J. E. Jaworska-Adamu, "Effects of Aspartame Metabolites on Astrocytes and Neurons," *Folia Neuropathological* 51, no. 1 (2013): 10-17.

11. Xueya Cai et al., "Long-Term Anticholinergic Use and the Aging Brain," *Alzheimer's & Dementia* 9, no. 4 (2013): 377-85.

12. Shelly Gray et al., "Cumulative Use of Strong Anticholinergics and Incident De-mentia: A Prospective Cohort Study," *JAMA Internal Medicine* 175, no. 3 (2015): 401-7.

13. Richard Wurtman, "Effects of Nutrients on Neurotransmitter Release," in *Food Com-ponents to Enhance Performance: An Evaluation of Potential Performance-Enhancing Food Components for Operational Rations,* ed. Bernadette M. Marriott (Washington, DC: National Academies Press, 1994).

14. Institute of Medicine, "Choline," in *Dietary Reference Intakes for Thiamin, Riboflavin, Niacin, Vitamin B_6, Folate, Vitamin B_{12}, Pantothenic Acid, Biotin, and Choline* (Washing-ton, DC: National Academies Press, 1998).

15. Helen Jensen et al., "Choline in the Diets of the US Population: NHANES, 2003-2004," *FASEB Journal* 21 (2007): LB46.

16. Roland Griffiths et al., "Psilocybin Produces Substantial and Sustained Decreases in Depression and Anxiety in Patients with Life-Threatening Cancer," *Journal of Psycho-pharmacology* 30, no. 12 (2016).

17. S. N. Young, "Acute Tryptophan Depletion in Humans: A Review of Theoretical, Practical, and Ethical Aspects," *Journal of Psychiatry & Neuroscience* 38, no. 5 (2013): 294-305.

18. S. N. Young and M. Leyton, "The Role of Serotonin in Human Mood and Social Inter-action. Insight from Altered Tryptophan Levels," *Pharmacology Biochemistry and Behav-ior 11,* no. 4(2002): 857-65.

19. S. N. Young et al., "Bright Light Exposure during Acute Tryptophan Depletion Pre-vents a Lowering of Mood in Mildly Seasonal Women," *European Neuropsychopharma-cology* 18, no. 1 (2008): 14-23.

20. R. P. Patrick and B. N. Ames, "Vitamin D and the Omega-3 Fatty Acids Control Se-rotonin Synthesis and Action, Part 2: Relevance for ADHD, Bipolar Disorder, Schizo-phrenia, and Impulsive Behavior," *FASEB Journal* 29, no. 6 (2015): 2207-22.

21. Roni Caryn Rabin, "A Glut of Antidepressants," *New York Times,* August 12, 2013, https://well.blogs.nytimes.com/2013/08/12/a-glut-of-antidepressants/?mcubz=0.

22. Jay Fournier et al., "Antidepressant Drug Effects and Depression Severity: A Patient-Level Meta-analysis," *Journal of the American Medical Association* 303, no. 1 (2010): 47-53.

23. Ibid.; A. L. Lopresti and P. D. Drummond, "Efficacy of Curcum-in, and a Saffron /Curcumin Combination for the Treatment of Major Depression: A Randomised, Double-Blind, Placebo-Controlled Study," *Journal of Affective Disorders* 201 (2017): 188-96.

24. F. Chaouloff ct al., "Motor Activity Increases Tryptophan, 5-Hydroxyindoleacetic Acid, and Homovanillic Acid in Ventricular Cerebrospinal Fluid of the Conscious Rat" *Jour-nal of Neurochemistry* 46, no. 4 (1986): 1313-16.

25. Stephane Thobois et al., "Role of Dopaminergic Treatment in Dopamine Receptor Down-Regulation in Advanced Parkinson Disease: A Positron Emission Tomographic Study," *JAMA Neurology* 61, no. 11 (2004): 1705-9.

26. Richard A. Friedman, "A Natural Fix for A.D.H.D.," *New York Times,* October 31, 2014, https://www.nytimes.com/2014/11/02/opinion/sunday/a-natural-fix-for-adhd.html?mcubz=0.

27. Matt McFarland, "Crazy Good: How Mental Illnesses Help Entrepreneurs Thrive," *Washington Post,* April 29, 2015, https://www.washingtonpost.com/news/innovations/wp/2015/04/29/crazy-good-how-mental-illnesses-help-entrepreneurs-thrive/?utm_term=.37b4bc5bc699.

28. P. Rada, N. M. Avena, and B. G. Hoebel, "Daily Bingeing on Sugar Repeatedly Re-leases Dopamine in the Accumbens Shell," *Neuroscience* 134, no. 3 (2005): 737-44.

29. Fengqin Liu et al., "It Takes Biking to Learn: Physical Activity Improves Learning a Second Language," *PLOS ONE* 12, no. 5 (2017): e0177624.

30. B. J. Cardinal et al., "If Exercise Is Medicine, Where Is Exercise in Medicine? Review of U.S. Medical Education Curricula for Physical Activity-Related Content," *Journal of Physical Activity and Health* 12, no. 9 (2015): 1336-45.

31. K. Kukkonen-Harjula et al., "Haemodynamic and Hormonal Re-sponses to Heat Expo-sure in a Finnish Sauna Bath," *European Journal of Applied Physiology and Occupational Physiology* 58, no. 5 (1989): 543-50.

32. T. Laatikainen et al., "Response of Plasma Endorphins, Prolactin and Catecholamines in Women to Intense Heat in a Sauna," *European Journal of Applied Physiology and Occupational Physiology* 57, no. 1 (1988): 98-102.

33. P. Sramek et al., "Human Physiological Responses to Immersion into Water of Different Temperatures," *European Journal of Applied Physiology* 81, no. 5 (2000): 436-42.

34. McGill University, "Vulnerability to Depression Linked to Noradrenaline," Eu-rekAlert!, February 15, 2016, https://www.eurekalert.org/pub_releases/2016-02/mu-vtd021216.php.

35. M. T. Heneka et al., "Locus Ceruleus Controls Alzheimer's Disease Pathology by Mod-ulating Microglial Functions through Norepinephrine," *Proceedings of the National Acad-emy of Sciences USA* 107, no. 13 (2010): 6058-63.

36. Ibid.

37. University of Southern California, "Researchers Highlight Brain Region as 'Ground Zero' of Alzheimer's Disease: Essential for Maintaining Cognitive Function as a Person Ages, the Tiny Locus Coeruleus Region of the Brain Is Vulnerable to Toxins and Infection," ScienceDaily, February 16, 2016, https://www.sciencedaily.com/releases/2016/02/160216142835.htm.

38. A. Samara, "Single Neurons Needed for Brain Asymmetry Stud-ies," *Frontiers in Genet-ics* 16, no. 4 (2014): 311.

39. M. S. Parihar and G. J. Brewer, "Amyloid-β as a Modulator of Synaptic Plasticity," *Journal of Alzheimer's Disease* 22, no. 3 (2010): 741-63.

40. Ganesh Shankar and Dominic Walsh, "Alzheimer's Disease: Synaptic Dysfunction and Aβ," *Molecular Neurodegeneration* 4, no. 48 (2009).

41. Gianni Pezzoli and Emanuele Cereda, "Exposure to Pesticides or Solvents and Risk of Parkinson Disease," *Neurology* 80, no. 22 (2013): 2035—41.

42. T. P. Brown et al., "Pesticides and Parkinson's Disease—Is There a Link?" *Environmen-tal Health Perspectives* 114, no. 2 (2006): 156-64.

43. Grant Kauwe et al., "Acute Fasting Regulates Retrograde Syn-aptic Enhancement through a 4E-BP-Dependent Mechanism," *Neuron* 92, no. 6 (2016): 1204-12.

44. Jonah Lehrer, "The Neuroscience of Inception," *Wired,* July 26, 2010, https://www.wired.com/2010/07/the-neuroscience-of-in-ception/.

45. Steven James et al., "Hominid Use of Fire in the Lower and Mid-dle Pleistocene: A Review of the Evidence," *Current Anthropol-*

ogy 30, no. 1 (1989).

GENIUS FOOD #8: BROCCOLI

1. S. K. Ghawi, L. Methven, and K. Niranjan, "The Potential to Intensity Sulforaphane Formation in Cooked Broccoli *(Brassica oleracea var. italica)* Using Mustard Seeds *(Sinapis alba), "* *Food Chemistry* 138, nos. 2-3 (2013): 1734-41.

CHAPTER 9: SACRED SLEEP (AND THE HORMONAL HELP-ERS)

1. J. Zhang et al., "Extended Wakefulness: Compromised Meta-bolics in and Degeneration of Locus Ceruleus *Neurons, "Journa of Neuroscienee* 34, no. 12 (2014): 4418-31.

2. C. Benedict et al., "Acute Sleep Deprivation Increases Serum Levels of Neuron-Specific Enolase (NSE) and S100 Calcium Binding Protein B (S-100B) in Healthy Young Men," *Sleep* 37, no. 1 (2014): 195-98.

3. National Sleep Foundation, "Bedroom Poll," accessed Novem-ber 7, 2017, https://sleep foundation.org/sites/default/files/bedroompoll/NSF_Bedroom_Poll_Report.pdf.

4. American Psychological Association, "Stress in America: Our Health at Risk," January 11, 2012, http://www.apa.org/news/press/releases/stress/2011/final-2011.pdf.

5. A. P. Spira et al., "Self-Reported Sleep and β-amyloid Deposi-tion in Community-Dwelling Older Adults," *JAMA Neurology* 70, no. 12 (2013): 1537-43.

6. Huixia Ren et al., "Omega-3 Polyunsaturated Fatty Acids Pro-mote Amyloid-β Clearance from the Brain through Mediating the Function of the Glymphatic System," *FASEB Journal* 31, no. 1 (2016).

7. A. Afaghi, H. O'Connor, and C. M. Chow, "Acute Effects of the Very Low Carbohydrate Diet on Sleep Indices," *Nutritional Neuroscience* 11, no. 4 (2008): 146-54.

8. Marie-Pierre St-Onge et al., "Fiber and Saturated Fat Are Asso-ciated with Sleep Arousals and Slow Wave *Sleep, "* *Journal of Clinical Sleep Medicine* 12, no. 1 (2016): 19-24.

9. Seung-Gul Kang et al., "Decrease in fMRI Brain Activation during Working Memory Performed after Sleeping under 10 Lux Light," *Scientific Reports* 6 (2016): 36731.

10. Cibele Aparecida Crispim et al., "Relationship between Food Intake and Sleep Pattern in Healthy Individuals," *Journal of Clinical Sleep Medicine* 7, no. 6 (2011): 659.

11. E. Donga et al., "A Single Night of Partial Sleep Deprivation Induces Insulin Resistance in Multiple Metabolic Pathways in Healthy Subjects," *Journal of Endocrinology Metabolism* 95, no. 6 (2010): 2963-68.

12. University of Chicago Medical Center, "Weekend Catch-Up Sleep Can Reduce Diabetes Risk Associated with Sleep Loss," ScienceDaily, January 18, 2016, https://www . sciencedaily.com/releases/2016/01/160118184342.htm.

13. S. M. Schmid et al., "A Single Night of Sleep Deprivation Increases Ghrelin Levels and Feelings of Hunger in Nor-mal-Weight Healthy Men," *Journal of Sleep Research* 17, no. 3 (2008): 3313-14.

14. M. Dirlewanger et al., "Effects of Short-Term Carbohydrate or Fat Overfeeding on Energy Expenditure and Plasma Leptin Concentrations in Healthy Female Subjects," *International Journal of Obesity* 24, no. 11 (2000): 1413-18; M. Wabitsch et al., "Insulin and Cortisol Promote Leptin Production in Cul-

tured Human Fat Cells," *Diabetes* 45, no. 10 (January 1996): 1435-38.

15. W. A. Banks et al., "Triglycerides Induce Leptin Resistance at the Blood-Brain Barrier," *Diabetes* 53, no. 5 (2004): 1253-60.

16. E. A. Lawson et al., "Leptin Levels Are Associated with Decreased Depressive Symptoms in Women across the Weight Spectrum, Independent of Body Fat," *Clinical Endocrinology—Oxford* 76, no. 4 (2012): 520-25.

17. L. D. Baker et al., "Effects of Growth Hormone-Releasing Hormone on Cognitive Function in Adults with Mild Cognitive Impairment and Healthy Older Adults: Results of a Controlled Trial," *Archives of Neurology* 69, no. 11 (2012): 1420-29.

18. Helene Norrelund, "The Metabolic Role of Growth Hormone in Humans with Particular Reference to Fasting," *Growth Hormone & IGF Research* 15, no. 2 (2005): 95-122.

19. Intermountain Medical Center, "Routine Periodic Fasting Is Good for Your Health, and Your Heart, Study Suggests," ScienceDaily, May 20, 2011, https://www.sciencedaily .com/releases/2011/04/110403090259.htm.

20. Kukkonen-Harjula et al., "Haemodynamic and Hormonal Responses."

21. S. Debette et al., "Visceral Fat Is Associated with Lower Brain Volume in Healthy Middle-Aged Adults," *Annals of Neurology* 68, no. 2 (2010): 136-44.

22. E. S. Epel et al., "Stress and Body Shape: Stress-Induced Cortisol Secretion Is Consistently Greater among Women with Central Fat," *Psychosomatic Medicine* 62, no. 5 (2000): 623-32.

23. W. Turakitwanakan, C. Mekseepralard, and P. Busarakumtragul, "Effects of Mindfulness Meditation on Serum Cortisol of Medical Students," Journal *of the Medical Association of Thailand* 96, supplement 1 (2013): S90-95.

24. R. Berto, "The Role of Nature in Coping with Psycho-Physiological Stress: A Literature Review on Restorativeness," *Behavioral Sciences* 4, no. 4 (2014): 394-409.

25. T. Watanabe et al., "Green Odor and Depressive-like State in Rats: Toward an Evidence-Based Alternative Medicine?" *Behavioural Brain Research* 224, no. 2 (2011): 290-96.

26. C. D. Conrad, "Chronic Stress-Induced Hippocampal Vulnerability: The Glucocorticoid Vulnerability Hypothesis," *Reviews in the Neurosciences* 19, no. 6 (2008): 395-411.

27. J. J. Kulstad et al., "Effects of Chronic Glucocorticoid Administration on Insulin-Degrading Enzyme and Amyloid-Beta Peptide in the Aged Macaque," *Journal of Neuropathology & Experimental Neurology* 64, no. 2 (2005): 139-46.

NIUS FOOD #9:WILD SALMON

1. Staubo, "Mediterranean Diet."

CHAPTER 10: THE VIRTUES OF STRESS (OR, HOW TO BECOME A MORE ROBUST ORGANISM)

1. Elsevier Health Sciences, "Prolonged Daily Sitting Linked to 3.8 Percent of All-Cause Deaths," EurekAlert!, March 26, 2016, haps://www.eurekalert.org/pub_re leases/2016-03/ehs-pds032316.php.

2. University of Utah Health Sciences, "Walking an Extra Two Minutes Each Hour May Offset Hazards of Sitting Too Long," ScienceDaily, April 30, 2015, https://www.sci encedaily.com/releases/2015/04/150430170715.htm.

3. University of Cambridge, "An Hour of Moderate Exercise a Day Enough to Counter Health Risks from Prolonged Sitting," ScienceDaily, July 27, 2016, https://www.science daily.com/releases/2016/07/160727194405.htm.

4. Kirk Erickson et al., "Exercise Training Increases Size of Hippocampus and Improves Memory," *Proceedings of the National Academy of Sciences* 108, no. 7 (2010): 3017-22.

5. Dena B. Dubai et al., "Life Extension Factor Klotho Enhances Cognition," *Cell Reports* 7, no. 4 (2014): 1065-76.

6. Keith G. Avin et al., "Skeletal Muscle as a Regulator of the Longevity Protein, Klotho," *Frontiers in Physiology* 5 (2014).

7. J. C. Smith et al., "Semantic Memory Functional MRI and Cognitive Function after Exercise Intervention in Mild Cognitive Impairment," *Journal of Alzheimer's Disease* 37, no. 1 (2013).

8. Jennifer Steiner et al., "Exercise Training Increases Mitochondrial Biogenesis in the *Brain," Journal of Applied Physiology* 111, no. 4 (2011): 1066-71.

9. "Fit Legs Equals Fit Brain, Study Suggests," BBC.com, November 10, 2015, http:// www.bbc.com/news/health-34764693.

10. Mari-Carmen Gomez-Cabrera et al., "Oral Administration of Vitamin C Decreases Muscle Mitochondrial Biogenesis and Hampers Training-Induced Adaptations in Endurance Performance," *The American Journal of Clinical Nutrition* 87, no. 1 (2008): 142-49.

11. "Housing," Statistics Finland, May 15, 2017, http://www.stat.fi/tup/suoluk/suoluk _asuminen_en.html.

12. M. Goekint et al., "Influence of Citalopram and Environmental Temperature on Exercise-Induced Changes in BDNF," *Neuroscience Letters* 494, no. 2 (2011): 150-54.

13. Mark Maynard et al., "Ambient Temperature Influences the Neural Benefits of Exercise," *Behavioural Brain Research* 299 (2016): 27-31.

14. Simon Zhornitsky et al., "Prolactin in Multiple Sclerosis," *Multiple Sclerosis Journal* 19, no. 1 (2012): 15-23.

15. Laatikainen, "Response of Plasma Endorphins."

16. Wouter van Marken Lichtenbelt et al., "Healthy Excursions outside the Thermal Comfort Zone," *Building Research & Information* 45, no. 7 (2017): 1-9.

17. Denise de Ridder et al., "Always Gamble on an Empty Stomach: Hunger Is Associated with Advantageous Decision Making," *PLOS ONE* 9, no. 10 (2014): E111081.

18. M. Alirezaei et al., "Short-Term Fasting Induces Profound Neuronal Autophagy," *Autophagy* 6, no. 6 (2010): 702-10.

19. Megumi Hatori et al., "Time-Restricted Feeding without Reducing Caloric Intake Prevents Metabolic Diseases in Mice Fed a High-Fat Diet," *Cell Metabolism* 15, no. 6 (2012): 848-60.

20. F. B. Aksungar, A. E. Topkaya, and M. Akyildiz, "Interleukin-6, C-Reactive Protein and Biochemical Parameters during Prolonged Intermittent Fasting," *Annals of Nutrition and Metabolism* 51, no. 1 (2007): 88-95; J. B. Johnson et al., "Alternate Day Calorie Restriction Improves Clinical Findings and Reduces Markers of Oxidative Stress and Inflammation in Overweight Adults with Moderate Asthma,"" *Free Radical Biology & Medicine* 42, no. 5 (2007): 665-74.

21. Kauwe, "Acute Fasting."

22. Gary Wisby, "Krista Varady Weighs In on How to Drop Pounds," UIC Today, February 5, 2013, https://news.uic.edu/krista-varady-

weighs-in-on-how-to-drop-pounds-fast.

23. Jan Moskaug et al., "Polyphenols and Glutathione Synthesis Regulation," *American Journal of Clinical Nutrition* 81, no. 1 (2005): 2775-835.

24. P. G. Paterson et al., "Sulfur Amino Acid Deficiency Depresses Brain Glutathione Concentration," *Nutritional Neuroscience* 4, no. 3 (2001): 213-22.

25. Caroline M. Tanner et al., "Rotenone, Paraquat, and Parkinson's Disease," *Environmental Health Perspectives* 119, no. 6 (2011): 866-72.

26. Claudiu-Ioan Bunea et al., "Carotenoids, Total Polyphenols and Antioxidant Activity of Grapes *(Vitis vinifera)* Cultivated in Organic and Conventional Systems," *Chemistry Central Journal* 6, no. 1 (2012): 66.

27. Vanderbilt University Medical Center, "Eating Cruciferous Vegetables May Improve Breast Cancer Survival," Science-Daily, April 3, 2012, https://www.sciencedaily.com /releases/2012/04/120403153531.htm.

28. B. E. Townsend and R. W. Johnson, "Sulforaphane Reduces Lipopolysaccharide Induced Proinflammatory Markers in Hippocampus and Liver but Does Not Improve Sickness Behavior," *Nutritional Neuroscience* 20, no. 3 (2017): 195-202.

29. K. Singh et al., "Sulforaphane Treatment of Autism Spectrum Disorder (ASD)," *Proceedings of the National Academy of Science USA* 111, no. 43 (2014): 15550-55.

GENIUS FOOD #10: ALMONDS

1. Z. Liu et al., "Prebiotic Effects of Almonds and Almond Skins on Intestinal Microbiota in Healthy Adult Humans," *Anaerobe* 26 (2014): 1-6.

2. A. Wu, Z. Ying, and F. Gomez-Pinilla, "The Interplay between Oxidative Stress and Brain-Derived Neurotrophic Factor Modulates the Outcome of a Saturated Fat Diet on Synaptic Plasticity and Cognition," *European Journal of Neuroscience* 19, no. 7 (2004): 1699-707.

3. A. J. Perkins et al., "Association of Antioxidants with Memory in a Multiethnic Elderly Sample Using the Third National Health and Nutrition Examination Survey," *American Journal of Epidemiology* 150, no. 1 (1999): 37-44.

4. R. Yaacoub et al., "Formation of Lipid Oxidation and Isomerization Products during Processing of Nuts and Sesame Seeds," *Journal of Agricultural and Food Chemistry* 56, no. 16 (2008): 7082-90.

5. A. Veronica Witte et al., "Effects of Resveratrol on Memory Performance, Hippocampal Functional Connectivity, and Glucose Metabolism in Healthy Older Adults," *Journal of Neuroscience* 34, no. 23 (2014): 7862-70.

CHAPTER 11: THE GENIUS PLAN

1. Tao Huang et al., "Genetic Susceptibility to Obesity, Weight-Loss Diets, and Improvement of Insulin Resistance and Beta-Cell Function: The POUNDS Lost Trial," American Diabetes Association—76th Scientific Sessions (2016).

2. Karina Fischer et al., "Cognitive Performance and Its Relationship with Postprandial Metabolic Changes after Ingestion of Different Macronutrients in the Morning," *British Journal of Nutrition* 85, no. 3 (2001): 393-405.

3. E. Fiedorowicz et al., "The Influence of p-Opioid Receptor Agonist and Antagonist Peptides on Peripheral Blood Mononuclear Cells (PBMCs)," *Peptides* 32, no. 4 (2011): 707-12.

4. Anya Topiwala et al., "Moderate Alcohol Consumption as Risk Factor for Adverse Brain Outcomes and Cognitive Decline: Longitudinal Cohort Study," *BMJ357* (2017): j2353.

5. P. N. Prinz et al., "Effect of Alcohol on Sleep and Nighttime Plasma Growth Hormone and Cortisol Concentrations," *Journal of Clinical and Endocrinology and Metabolism* 51, no. 4 (1980): 759-64.

6. S. D. Pointer et al., "Dietary Carbohydrate Intake, Insulin Resistance and Gastrooesophageal Reflux Disease: A Pilot Study in European- and African-American Obese Women," *Alimentary Pharmacology & Therapeutics* 44, no. 9 (2016): 976-88.

7. St-Onge, "Fiber and Saturated Fat."

CHAPTER 12: RECIPES AND SUPPLEMENTS

1. William Shankle et al., "CerefolinNAC Therapy of Hyperhomocysteinemia Delays Cortical and White Matter Atrophy in Alzheimer's Disease and Cerebrovascular Disease," Journal *of Alzheimer's Disease* 54, no. 3 (2016): 1073-84.

2. Ibid.

超級大腦飲食計畫

擊敗失智、調校大腦，讓你更聰明、更快樂、更有創造力

Genius Foods: Become Smarter, Happier, and More Productive While Protecting Your Brain for Life

作　　者	麥克斯 盧加維爾（Max Lugavere）、保羅 葛雷沃醫師　（Paul Grewal M.D.）
譯　　者	李寧怡
封面設計	呂德芬
責任編輯	張海靜、李寧怡
行銷業務	王綏晨、邱紹溢
行銷企畫	曾志傑、劉文雅
副總編輯	張海靜
總 編 輯	王思迅
發 行 人	蘇拾平
出　　版	如果出版
發　　行	大雁出版基地
	地址 台北市松山區復興北路 333 號 11 樓之 4
	電話 02-2718-2001
	傳真 02-2718-1258
	讀者傳真服務 02-2718-1258
	讀者服務信箱 E-mail andbooks@andbooks.com.tw
	劃撥帳號 19983379
	戶名 大雁文化事業股份有限公司
出版日期	2023 年 8 月 二版
定　　價	520 元
I S B N	978-626-7334-12-6

Copyright © 2018 by Max Lugavere
This edition arranged with Kaplan/DeFiore Rights
Through Andrew Nurnberg Associates International Limited

歡迎光臨大雁出版基地官網
www.andbooks.com.tw
訂閱電子報並填寫回函卡

國家圖書館出版品預行編目（CIP）資料

超級大腦飲食計畫：擊敗失智、調校大腦,讓你更聰明、更快樂、更有創造力 / 麥克斯.盧加維爾(Max Lugavere), 保羅.葛雷沃(Paul Grewal)合著；李寧怡譯. -- 再版. -- 臺北市：如果出版：大雁出版基地發行, 2023.08
　　面；　公分
譯自：Genius foods：become smarter, happier, and more productive while protecting your brain for life.
ISBN 978-626-7334-12-6(平裝)
1.CST: 健康飲食 2.CST: 營養 3.CST: 健腦法
411.3　　　　　　　　　　112010478